Kohlhammer | *Pflege*

Wissen und Praxis

Die Autoren:

Prof. Dr. med. **Joachim Martius**, Chefarzt der Gynäkologie und Geburtshilfe und Ärztlicher Direktor am Krankenhaus Agatharied.
Dr. med. **Alex Novotny**, Leitender Oberarzt der Gynäkologie und Geburtshilfe am Krankenhaus Agatharied.

Joachim Martius
Alex Novotny

Gynäkologie, Geburtshilfe und Neonatologie

Lehrbuch für Pflegeberufe

12., vollständig überarbeitete und erweiterte Auflage

Verlag W. Kohlhammer

Wichtiger Hinweis
Pharmakologische Daten verändern sich fortlaufend durch klinische Erfahrung, pharmakologische Forschung und Änderung von Produktionsverfahren. Verlag und Autor haben große Sorgfalt darauf gelegt, dass alle in diesem Buch gemachten Angaben dem derzeitigen Wissensstand entsprechen. Eine Gewährleistung können Verlag und Autor hierfür jedoch nicht übernehmen. Daher ist jeder Benutzer angehalten, die gemachten Angaben, insbesondere in Hinsicht auf Arzneimittelnamen, enthaltene Wirkstoffe und spezifische Anwendungsbereiche anhand des Medikamentenbeipackzettels und der entsprechenden Fachinformationen zu überprüfen und in eigener Verantwortung im Bereich der Patientenversorgung zu handeln. Aufgrund der Auswahl häufig angewendeter Arzneimittel besteht kein Anspruch auf Vollständigkeit.

12., vollständig überarbeitete und erweiterte Auflage 2006

Umschlag und Grafiken: Müller Steeneck, Grafik-Design
Gesamtherstellung: W. Kohlhammer
Druckerei GmbH + Co. KG, Stuttgart
Printed in Germany

ISBN-10: 3-17-018346-X
ISBN-13: 978-3-17-018346-9

Vorwort zur 12. Auflage

Seit dem ersten Erscheinen dieses Buchs im Jahre 1970 sind inzwischen 36 Jahre vergangen. So ist es wohl richtig, von einer langen und bewährten Tradition zu sprechen. Meinem Vater G. Martius, der ein begeisterter Lehrer war, und der alle 11 vorherigen Auflagen verantwortlich begleitet hat, lag dieses Lehrbuch immer besonders am Herzen.

Um die Tradition fortzuführen, haben wir die vorliegende 12. Auflage des Lehrbuchs gründlich überarbeitet und auch Ergänzungen einzelner Kapitel vorgenommen. Unser Ziel bestand darin, den Schülerinnen und Schülern der Pflegeberufe auch diesmal ein umfassendes Wissen über die Gynäkologie, die Geburtshilfe und die Neonatologie zu vermitteln. Besonderen Wert haben wir dabei auf die modernen diagnostischen und therapeutischen Verfahren gelegt.

Unser besonderer Dank gilt dem Kohlhammer Verlag und seinen Mitarbeiterinnen Frau Sabine Mann und Frau Barbara Heidecker für die freundliche und kompetente Unterstützung.

Die Autoren widmen die 12. Auflage des Lehrbuchs dem Andenken von Prof. Dr. med. Gerhard Martius.

Agatharied im Dezember 2005

J. Martius
A. Novotny

Inhaltsverzeichnis

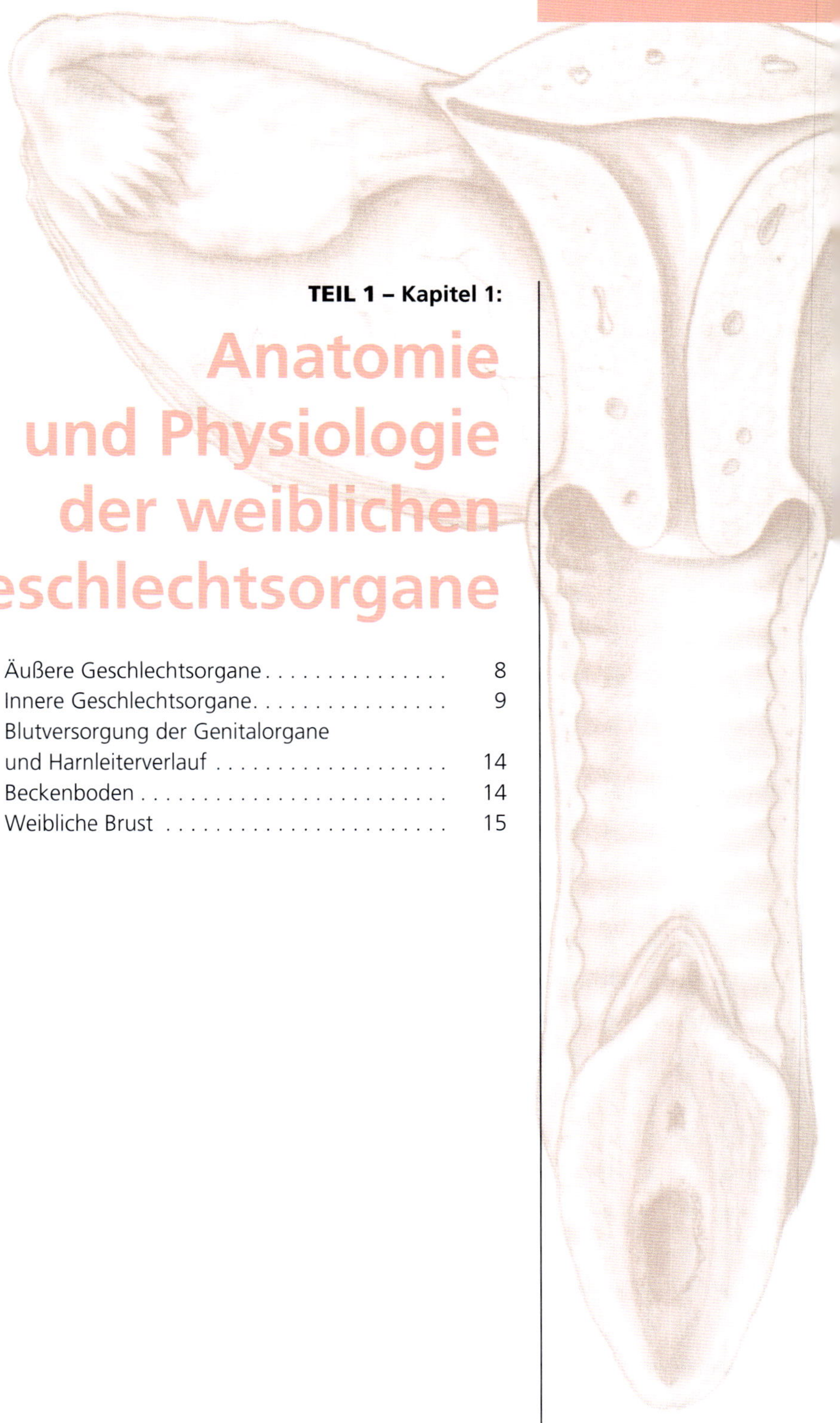

TEIL 1 – Kapitel 1:

Anatomie und Physiologie der weiblichen Geschlechtsorgane

1 Anatomie und Physiologie der weiblichen Geschlechtsorgane

Bei der Darstellung der Anatomie der weiblichen Geschlechtsorgane hat sich die Unterteilung in äußere und innere Organe bewährt.

Äußere Geschlechtsorgane

Zu den äußeren Geschlechtsorganen zählen:

- der Schamberg (mons pubis),
- die großen Schamlippen (labia majora),
- die kleinen Schamlippen (labia minora),
- die Klitoris,
- der Scheideneingang (Introitus vaginae) und
- das Hymen

Innere Geschlechtsorgane

Zu den inneren Geschlechtsorganen zählen:

- die Scheide (Vagina),
- die Gebärmutter (Uterus) mit Halsteilen (Zervix) und Gebärmutterkörper (Corpus uteri),
- die Eileiter (Tuben) und
- die Eierstöcke (Ovarien)

1.1 Äußere Geschlechtsorgane

Schamberg

Als **Schamberg** (Mons pubis) wird eine aus einem Fettpolster bestehende Vorwölbung über der Schamfuge (Symphyse) bezeichnet. Seine unterschiedlich stark ausgebildete Behaarung ist bei der Frau im Gegensatz zum Mann nach oben horizontal begrenzt.

Große Schamlippen

Die **großen Schamlippen** (große Labien) umschließen als zwei behaarte Hautfalten mit reichlich subkutanem Fettgewebe die Schamspalte. Sie reichen vom Schamberg bis zum Damm und vereinigen sich dort U-förmig. Der Damm ist das Gewebe zwischen der hinteren Vereinigung der großen Labien und dem After, ist also ein Teil des Beckenbodens.

Kleine Schamlippen

Die **kleinen Schamlippen** sind schmale, zahlreiche Talgdrüsen enthaltende Hautfalten ohne Fettgewebe oder Muskulatur, die von der Klitoris ausgehen und wie ein umgekehrtes V zwischen den großen Labien liegen.

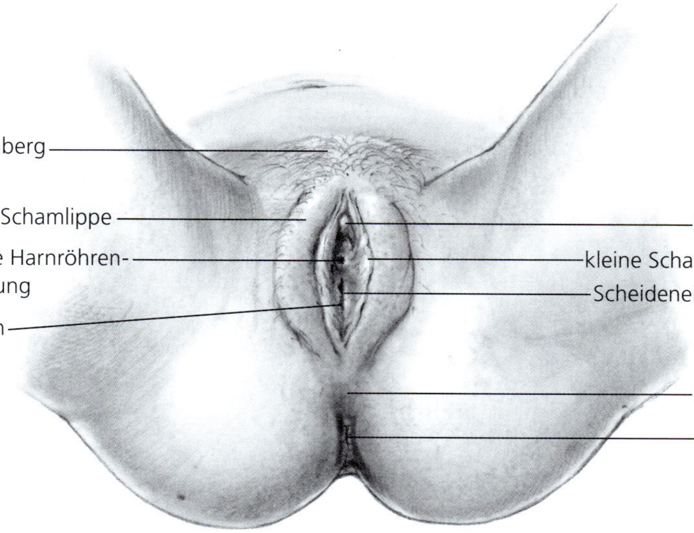

Abb. 1: Äußere weibliche Geschlechtsorgane (Vulva) und Umgebung. Die kleinen Labien sind gespreizt dargestellt. Der Scheidenvorhof mit der Klitoris, der Harnröhrenmündung, dem Hymen und dem Scheideneingang sind sichtbar.

Klitoris

Die **Klitoris** ist ein am unteren Symphysenrand befestigter nervenreicher Schwellkörper, der durch eine von den kleinen Labien gebildete Vorhaut (Präputium) dachförmig bedeckt ist. Zwischen den kleinen Labien liegt der **Scheidenvorhof** (Introitus vaginae). In ihn münden die Ausführungsgänge der im hinteren Drittel der großen Labien gelegenen Bartholinischen Drüsen. Sie produzieren ein fadenziehendes klares Sekret, das bei sexueller Erregung vermehrt ausgeschieden wird. Etwa 2 cm unter der Klitoris befindet sich die Harnröhrenmündung.

Pflegehinweis: Neben der Harnröhrenöffnung münden beiderseits die parallel zur Harnröhre liegenden schleimproduzierenden **Skene-Gänge.** Ihre individuell unterschiedlich großen Öffnungen können beim Legen eines Katheters ggf. leicht mit der Harnröhre verwechselt werden.

Hymen

Der **Scheideneingang** (Introitus vaginae) wird vom Jungfernhäutchen (Hymen) bis auf eine kleine Öffnung verschlossen. Der **Hymen** stellt die Grenze zwischen den äußeren und den inneren Genitalorganen dar. Er reißt gewöhnlich beim ersten Verkehr ein (**Defloration**), wird aber erst bei der Geburt des ersten Kindes bis auf kleine Reste zerstört.

1.2 Innere Geschlechtsorgane

Vagina (Scheide)

Die **Scheide** (Vagina) ist ein bis 10 cm langer, elastischer, muskulöser Schlauch, dessen vordere und hintere Wand aufeinander liegen, so dass im Querschnitt die Form eines H entsteht. Erst beim Verkehr (Kohabitation) oder bei einer Untersuchung wird die Vagina entfaltet. Sie ist von einem mehrschichtigen Plattenepithel ausgekleidet und besitzt keine Drüsen. Die ständig in der Scheide vorhandene geringe Flüssigkeitsmenge reagiert durch ihren Milchsäuregehalt chemisch sauer (pH-Wert in der Geschlechtsreife ≤ 4,5). Die nach A. Döderlein benannten stäbchenförmigen **Laktobazillen** bilden Milchsäure aus den glykogenhaltigen Scheidenepithelien. Durch sie wird das Wachstum potenziell pathogener Keime gehemmt, was einen Schutz des inneren Genitale vor aufsteigenden Infektionen bewirkt. Die Einlagerung von Glykogen in die Scheidenepithelien erfolgt unter dem Einfluss der Östrogene. So ist zu erklären, dass Frauen mit einem Östrogenmangel (z. B. junge Mädchen vor der Pubertät oder Frauen nach der Menopause) zu Scheidenentzündungen neigen.

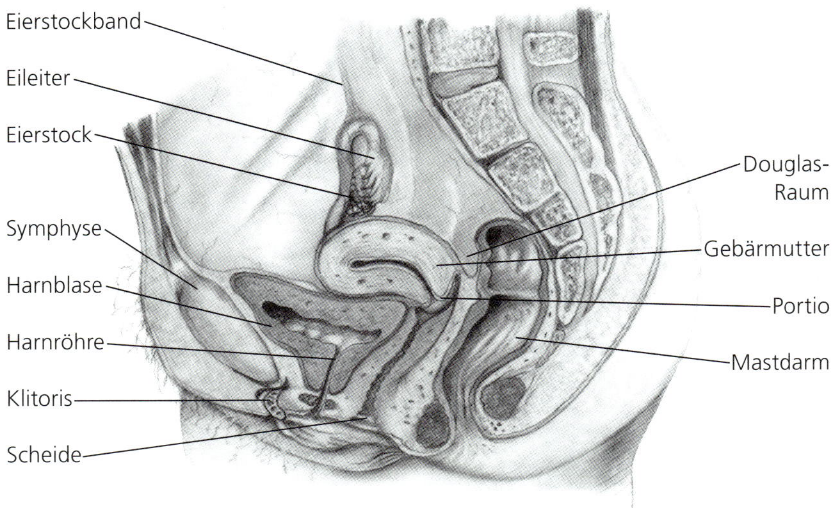

Abb. 2: Innere weibliche Geschlechtsorgane und umliegende Organe (Seitenansicht). Der Uterus liegt nach vorn gekippt und nach vorn geknickt, der Uteruskörper befindet sich bei leerer Blase über der Blasenhinterwand. Der Douglas-Raum ragt als tiefster Punkt der Bauchhöhle bis in Höhe des hinteren Scheidengewölbes hinunter.

[!]

Merke: In der Geschlechtsreife sorgen die Laktobazillen über die Bildung von Milchsäure für einen niedrigen pH-Wert in der Scheide und hemmen so das Wachstum von potenziell pathogenen Mikroorganismen.

Die Scheidenhaut weist Querfalten auf, die unter der äußeren Harnröhrenmündung den Harnröhrenwulst bilden. Er ist – wie die Klitoris – stark schmerzempfindlich, so dass dessen Berührung bei einer inneren Untersuchung vermieden werden sollte.

In ihrem oberen Teil erweitert sich die Scheide zu einem kleinen vorderen und größeren hinteren **Scheidengewölbe** (☞ Abb. 2). In dieses ragt der so genannte Scheidenteil des Gebärmutterhalses (Zervix) als Portio vaginalis uteri hinein. Vom hinteren Scheidengewölbe aus können die beim Koitus entleerten Spermatozoen in den Muttermund und damit in die Gebärmutter leichter eindringen, wenn der Uterus normal (nach vorne geneigt) liegt.

Uterus (Gebärmutter)

Der **Uterus** (☞ Abb. 2 und Abb. 3) hat die Form einer Birne. Man unterscheidet einen Gebärmutterhals (Kollum, Zervix) und einen Gebärmutterkörper (Korpus). Die Öffnung des Gebärmutterhalses an der Portio wird als **äußerer Muttermund** bezeichnet. Er ist rund oder oval und wird erst durch Einrisse nach einer Geburt zum quer gespaltenen „Mund" mit einer vorderen und hinteren Muttermundslippe. Der **Gebärmutterhalskanal** mündet in die Gebärmutterhöhle (Cavum uteri). Seine Drüsen produzieren den Zervixschleim, der wie ein Pfropf den Zervixkanal abdichtet. Am Übergang zum Cavum uteri befindet sich ein zweiter, der so genannte **innere Muttermund**.

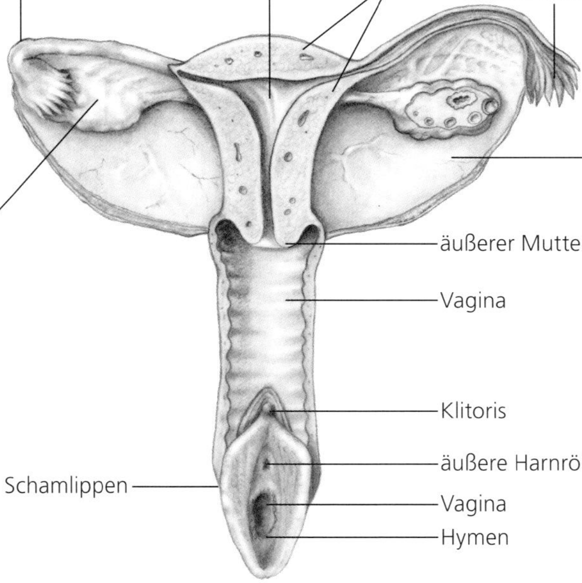

Abb. 3: Vagina, Uterus und Adnexe (Schnittansicht). In die Gebärmutterhöhle münden an den Tubenecken beidseits die Eileiter. Auf der rechten Seite hat sich das Fimbrienende des Eileiters zur Eiabnahme über den Eierstock gestülpt.

Aufbau der Uteruswand

Die **Uteruswand** besteht aus drei Schichten:

- der Schleimhaut (Endometrium),
- der Muskulatur (Myometrium) und dem die Gebärmutter bedeckenden
- Bauchfell (Perimetrium).

Lage

Der Uterus ist physiologischerweise nach vorn geneigt (Anteversion), der Gebärmutterkörper ist zusätzlich gegen den Halsteil nach vorn abgeknickt (Anteflexion). Er wird von den runden Mutterbändern (Ligamenta rotunda), die vom oberen Teil des Uterus (Fundus uteri) durch den Leistenkanal hindurchziehen und sich in den großen Labien auffasern, und durch andere in Höhe des inneren Muttermundes ansetzende Bänder (Ligamenta sacrouterina, Ligamenta cardinalia) in einer federnden Schwebelage im kleinen Becken gehalten.

[!]

Merke: Das Gewicht des Uterus beträgt ca. 50 g, der Abstand vom äußeren Muttermund bis zum höchsten Abschnitt der Gebärmutterhöhle beträgt ca. 7–8 cm.

Douglas-Raum

Zwischen Gebärmutter und dem hinten liegenden Mastdarm (Rektum) befindet sich der tiefste Punkt der Bauch- bzw. Peritonealhöhle, der so genannte **Douglas-Raum**. Er ragt bis in die Höhe des Scheidengewölbes hinunter und ist von Bauchfell ausgekleidet (☞ Abb. 2).

Tuben (Eileiter)

Von der rechten und linken Ecke des Uterusfundus, den so genannten Tubenwinkeln, ziehen die beiden 10–12 cm langen **Eileiter** (Tuben) zur seitlichen Beckenwand. Ihre in der freien Bauchhöhle endende Öffnung (Ampulle) ist trichterförmig und mit zahlreichen Fransen (Fimbrien) versehen. Der durch die Uteruswand laufende Teil der Tube ist mit einem Lumen von etwa 1 mm am engsten. Die Tubenschleimhaut besteht aus einem einschichtigen Flimmerepithel. Die Schleimhautfalten sind besonders in der Ampulle labyrintartig verzweigt. Der Fimbrientrichter legt sich vor einem Eisprung (Ovulation) um das Eibläschen (Follikel) und nimmt die frei werdende Eizelle auf (Eiabnahme).

Ovarien (Eierstöcke)

Die **Eierstöcke** (Ovarien) (☞ Abb. 3) sind ovale Organe von ca. 4 cm Länge und 2 cm Breite. Sie sind durch Bänder an der seitlichen Beckenwand aufgehängt (Lig. infundibulo pelvicum) und mit dem Uterus verbunden (Lig. ovarii proprium). Somit werden diese wichtigen Organe von beiden Seiten mit Blut versorgt.

Zum Zeitpunkt der Geburt sind etwa 2 Millionen **Primärfollikel**, d. h. mit einer einschichtigen Epithellage umgebene, ruhende Oozyten, in den Eierstöcken vorhanden. Die Vielzahl der Eizellen wird bis zur Pubertät auf ca. 40.000 reduziert. Von ihnen entwickeln sich im Laufe der Geschlechtsreife nur bis zu 400 über einen Sekundärfollikel mit verbreitertem Epithelsaum zum bläschenförmigen **Tertiärfollikel** und dann zum sprungreifen **Graaf-Follikel**. Sein Durchmesser beträgt etwa 18–23 mm. Durch das Follikelwachstum wird nicht nur die Abgabe einer befruchtungsfähigen Eizelle vorbereitet. Zugleich erfolgt von hier aus die hormonelle Regulation (Bildung von Östrogenen und Gestagenen) der Schleimhautveränderungen in der Gebärmutter während des monatlichen Zyklus.

Adnexe

Als **Adnexe** oder auch Gebärmutteranhänge werden zusammenfassend die Eileiter und Eierstöcke beidseits bezeichnet (☞ Abb. 3).

Retroversion und Retroflexion des Uterus

Bei der Retroversion ist der Uterus nach hinten verlagert und die Portio nach vorn gerichtet (☞ Abb. 4). Wenn zusätzlich der Corpus uteri nach rückwärts abgeknickt ist, liegt eine Retroflexio-Retroversio uteri vor. Lageveränderungen dieser Art sind konstitutionell, durch Bänderschwäche oder durch ungenügende Rückbildung des Stützgewebes nach Geburten bedingt. Der so genannten Rückwärtsverlagerung der Gebärmutter wird bis heute eine zu große klinische Bedeutung zugemessen, so dass manchmal unnötige operative Eingriffe vorgenommen werden.

Viele Frauen mit einem retroflektierten Uterus geben keinerlei Beschwerden an. Verstärkte Regelblutungen können durch Stauung der Uterusvenen hervorgerufen werden. Manche Patientinnen klagen über Dysmenorrhoen oder Kohabitationsbeschwerden.

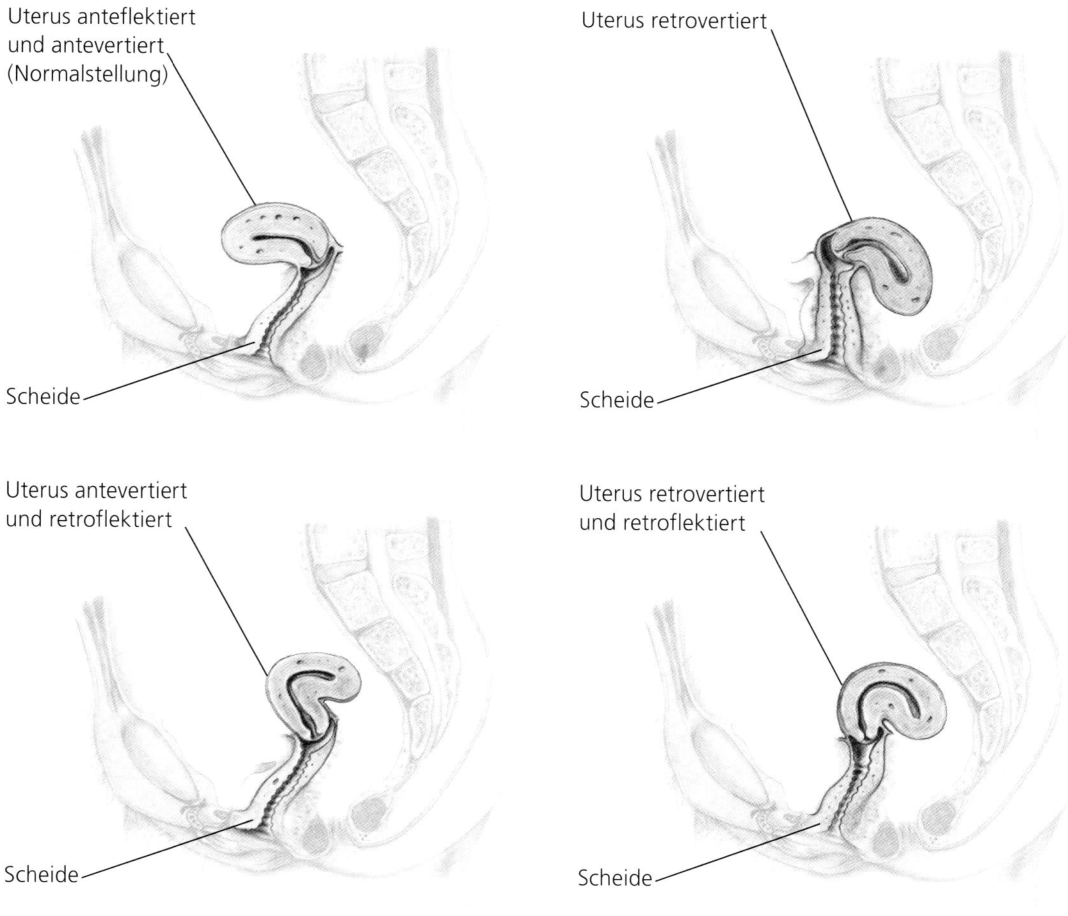

Abb. 4: Lageveränderungen des Uterus

1.3 Blutversorgung der Genitalorgane und Harnleiterverlauf

Anatomische Grundlagen

Die beiden Ovarien werden durch die **Arteria ovarica** versorgt, die beiderseits in Höhe der Nieren aus der absteigenden Aorta (Aorta caudalis) entspringt und die Eierstöcke über das Ligametum infundibulo pelvicum, das seitliche Eierstockband, erreicht.

Die beiden **Arteriae uterinae** treten nach ihrem Abgang aus der inneren Beckenarterie (linke und rechte A. iliaca interna) in Höhe des inneren Muttermundes von der Seite kommend in die Gebärmutterwand ein. Ein absteigender Ast versorgt den Halsteil der Gebärmutter und das Scheidengewölbe. Der aufsteigende Ast zieht an der Seitenkante des Uterus nach oben und gibt Gefäße an das Ovar und die Eileiter ab, die zusätzlich Gefäßbrücken zur Arteria ovarica besitzen.

Schräg durch das Beckenbindegewebe (Parametrium) gelangen die **Harnleiter** (Ureteren) unterhalb der A. uterina zur Harnblase. Bei Operationen muss auf diese enge Nachbarschaft besonders geachtet werden, da es sonst zu unbeabsichtigten Durchtrennungen der Harnleiter bzw. zu einer Unterbindung mit nachfolgendem Harnstau kommen kann.

1.4 Beckenboden

Hinweis: Beim aufrechten Gang des Menschen kommt dem Beckenboden als Abschluss der Bauchhöhle nach unten eine wichtige statische Funktion zu, was eine deutliche Erschwernis bei der Geburt beim Menschen (im Vergleich mit anderen Säugetieren) bedeutet.

Aufbau des Beckenbodens

Der **Beckenboden** besteht aus **drei Muskelschichten:**

- Die innere Muskelplatte wird vom zwerchfellförmigen **Musculus levator ani** gebildet, der aus zwei so genannten Levatorschenkeln zusammengesetzt ist, die in der Mitte einen Schlitz offen lassen. Durch diese Öffnung treten der Enddarm, die Harnröhre und die Vagina nach unten aus.
- Das **Diaphragma urogenitale**, die mittlere Muskelschicht, liegt zwischen den Schambeinästen.
- Die äußeren Muskeln des Beckenbodens, die **Schließmuskelschicht,** sind der zirkulär um die Scheide laufende Scheidenschließmuskel (**Musculus**

bulbospongiosus) und der äußere Schließmuskel des Anus (**Sphincter ani externus**).

1.5 Weibliche Brust

Hinweis: Die weibliche Brust (Mamma) als Organ der Milchbildung für die Versorgung des Neugeborenen entsteht zwar größtenteils in der Pubertät, nach den neuesten Erkenntnissen ist aber die endgültige physiologische Entwicklung der Brust erst **am Ende der ersten ausgetragenen Schwangerschaft** abgeschlossen.

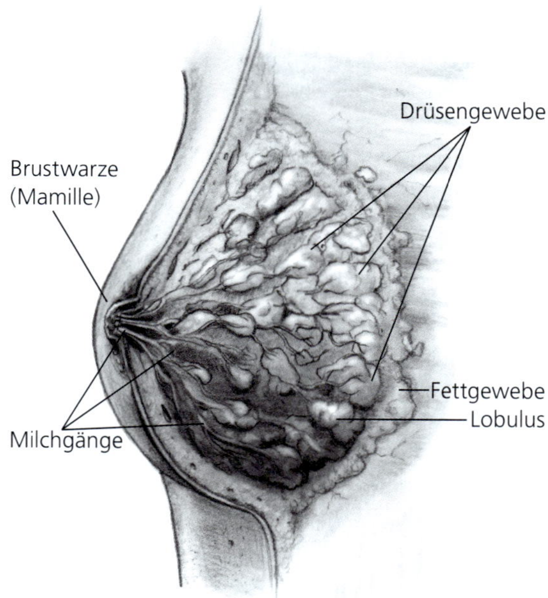

Abb. 5: Die weibliche Brust

Topografie, Anatomie und Histologie

Die Brust hat eine leicht asymmetrisch runde Form und liegt anatomisch im Subkutangewebe an der vorderen Thoraxwand zwischen der 4. und 7. Rippe. Ihre Unterlage bildet größtenteils die Faszie des großen Brustmuskels (M. pectoralis major), die Oberfläche die Haut mit einem subkutanen Fettmantel und einer dünnen Bindegewebsschicht, die den Drüsenkörper durchdringt und somit in einzelne Lappen teilt (Cooper-Ligamente) und gleichzeitig durch die Fixierung auf die Fascia pectoralis stützt. Inhalt der Brust ist ein im Fett eingebetteter Drüsenkörper. Die Drüse beginnt in der Peripherie mit einzelnen winzigen Körperchen (Azini), deren Auskleidung (apokrines Zylinderepithel) für die Milchbildung zuständig ist. Jeweils 20–40 Azini bilden eine sekretorische Einheit, ein Läppchen (Lobulus), das die Milch durch einen feinen Gang (Ductulus) weiter leitet. Mehrere Lobuli bilden schließlich einen Lappen (Lobus), ähnlich verbinden sich die Milchgänge zu immer größeren Milchgängen (Ductus), bis schließlich etwa 8–15 Hauptmilchgänge (Ductus lactiferus) aus der ganzen Brust in die Brustwarze (Mamille) einmünden. Der Warzenhof (Areola mammae), die stärker pigmentierte Haut um die Brustwarze, ist mit besonderen (apokrinen) Schweißdrüsen und Talgdrüsen (Montgomery-Drüsen) ausgestattet.

Physiologie

Die ersten Milchgänge und die Brustwarzen sind schon beim Neugeborenen beiden Geschlechts angelegt. In der Pubertät wachsen bei Mädchen unter dem Einfluss von Östrogen und Gestagenen die Gänge stark, und es bilden sich auch erste Drüsenläppchen. Zu ihrer vollkommenen Ausreifung (und somit einer deutlichen Größenzunahme der Brust) kommt es erst in der **ersten Schwangerschaft**. Für die Milchbildung nach der Geburt ist hauptsächlich das Hypophysenhormon **Prolaktin** zuständig und für eine bessere Entleerung der Brust durch Unterstützung des Transports in den Milchgängen auch das **Oxytocin**. Nach dem Ende der Stillzeit atrophiert das Drüsengewebe und teilweise auch das stützende Fettgewebe wieder, was nach der stattgefundenen Dehnung der Haut eine Verkleinerung der Brust mit der Veränderung ihrer Konsistenz und Form zur Folge hat.

Blut-, Lymph- und Nervenversorgung

An der Versorgung der Brust beteiligen sich periphäre Äste von zahlreichen Arterien aus der Umgebung (A. mammaria int., A. thoracica lat., A. subscapularis, A. thoracodorsalis, Ae. intercostales), der venöse Abfluss folgt den Arterien. Die lymphatische Versorgung geht vorwiegend – aber nicht ausschließlich – über mehrere Gruppen von Lymphknoten der Axilla. Zunehmend wichtig im Rahmen der Behandlung des Mammakarzinoms wird der so genannte **Sentinel-Lymphknoten** („Wächter-Lymphknoten"), der unweit des kraniolateralen Rands der Mamma am Eingang in die Axilla allen anderen Lymphknoten vorgeschaltet ist. Aus den medialen Anteilen der Brust geht die Lymphe allerdings durch die Thoraxwand auch direkt in das vordere Mediastinum.

Die sensitiven Nerven, die die Haut und insbesondere die Brustwarzen versorgen und sehr empfindlich machen, kommen von allen Seiten über den Hautmantel.

Kapitel 2:

Diagnostik in der Gynäkologie

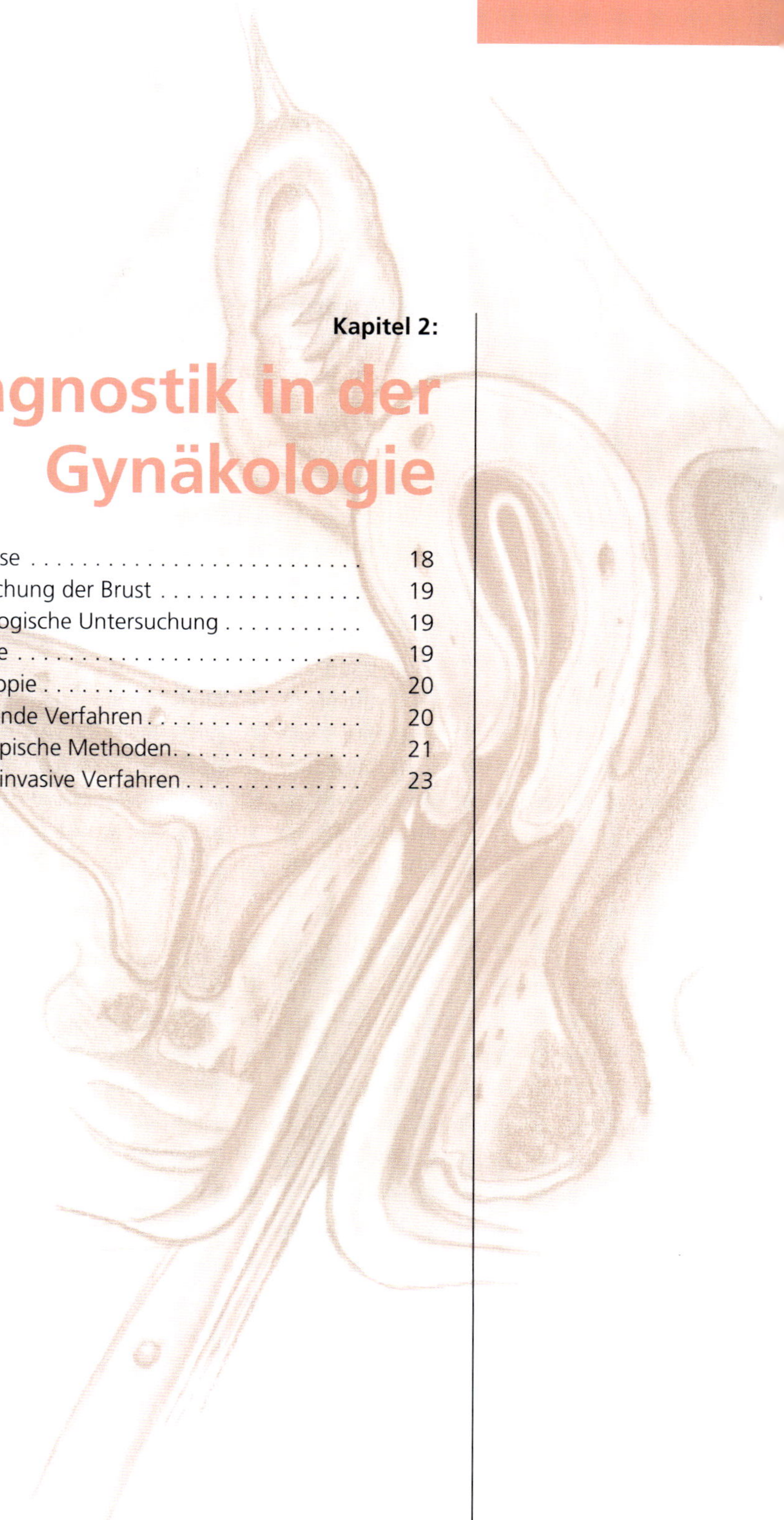

2 Diagnostik in der Gynäkologie

2.1 Anamnese

Merke: Wie in anderen Fachbereichen beginnt auch die gynäkologische Diagnostik mit einer gründlichen Anamnese. Gerade im Gebiet der Frauenheilkunde ist es wichtig, dass vor jeder Untersuchung genügend Zeit für ein vertrauliches Gespräch zwischen Arzt und Patientin unter vier Augen bleibt.

Themen des Anamnesegesprächs

Mögliche Themen des Anamnesegesprächs sind die zeitliche Entwicklung der Beschwerden und ihre Vorgeschichte (eigene Anamnese), die möglichen erblichen Faktoren (sog. familiäre Anamnese) und die Einflüsse der näheren Umwelt (soziale bzw. Arbeitsanamnese). Wichtig ist eine auf Genitalorgane bezogene spezifische gynäkologische Anamnese (z. B. vorausgegangene Schwangerschaften und Geburten, Ablauf der Periodenblutungen und ihre Störungen, Unterleibs- und/oder Kreuzschmerzen und Ausfluss (Fluor) aus der Scheide, frühere Erkrankungen der Genitalorgane, vorausgegangene Operationen, die Einnahme von Medikamenten oder bestehende chronische Erkrankungen).

Pflegehinweis: Die Informationssammlung steht am Beginn des Pflegeprozesses und bildet die Grundlage für alle weiteren Schritte (Problemerfassung, Festlegung von Pflegezielen, Planung der Pflegemaßnahmen, Durchführung der Pflege und Evaluation). Die Pflegenden haben die Möglichkeit, die Pflegeanamnese anhand standardisierter Checklisten oder Fragebögen, die als „Grundgerüst" dienen sollen, vorzubereiten und zu führen. In jedem Fall sollte jedoch stets die Individualität jeder Patientin und jeder Erkrankung berücksichtigt werden. In diesem Zusammenhang sollten auch Beobachtungen und Wahrnehmungen in Bezug auf Mimik, Gestik, Körperhaltung etc. Berücksichtigung finden.

2.2 Untersuchung der Brust

Vorgehen

Die Untersuchung der Brüste findet sowohl im Sitzen oder Stehen als auch in Rückenlage liegend statt. Sie beginnt mit der Inspektion, wobei besonders auf die Form und Seitengleichheit der Brüste und die Beschaffenheit der Haut (Orangenhaut, Abflachungen, Einziehungen) zu achten ist. Es folgt die Tastuntersuchung (Palpation) der Brüste Quadrant für Quadrant, der retromamillären Zentralregion und abschließend der Achselhöhlen (Axillae).

Achtung: Für die Früherkennung des Mammakarzinoms ist eine regelmäßige Selbstuntersuchung der Brüste durch eine gut informierte und angeleitete Frau von entscheidender Wichtigkeit (☞ Abb. 46, S. 145).

2.3 Gynäkologische Untersuchung

Ablauf einer gynäkologischen Untersuchung

Die gynäkologische Untersuchung wird üblicherweise auf einem speziellen gynäkologischen Stuhl durchgeführt. Sie beginnt mit der **Inspektion** der **Bauchdecke** und der **äußeren Geschlechtsteile** (Vulva, Scheideneingang). Nach leichtem Spreizen der Schamlippen wird eine weitere Inspektion der **Scheide** und der **Portio uteri** durch Einführen von Instrumenten (Spekula) ermöglicht, die die Scheidenwand entfalten. Dann folgt die **Palpation** der **Genitalorgane** im kleinen Becken durch die so genannte **bimanuelle Untersuchung.** Dabei werden ein oder zwei Finger in die Scheide eingeführt und gleichzeitig mit der äußeren Hand oberhalb der Symphyse entgegengehalten. Beurteilt werden die Form und die Größe der inneren Geschlechtsorgane sowie deren mögliche Druckempfindlichkeit. Die gynäkologische Untersuchung kann durch eine rektale Untersuchung ergänzt werden.

2.4 Abstriche

Vorgehensweise und Beurteilung

Im Rahmen der gynäkologischen Routineuntersuchung hat es sich sehr bewährt, ein so genanntes Nativpräparat von der Scheidenflüssigkeit anzufertigen und mikroskopisch zu untersuchen. Dabei wird, z.B. mit einem Watteträger, Scheidenflüssigkeit entnommen und auf einem Objektträger mit 1–2 Tropfen physiologischer Kochsalzlösung (NaCl 0,9 %) vermischt und anschließend mit einem Deckgläschen versorgt. Das frisch angefertigte

Präparat wird anschließend unter dem Lichtmikroskop beurteilt. Entzündliche Veränderungen (vermehrter Nachweis von Leukozyten), Hyphen bzw. Sporen bei Pilzinfektionen, die beweglichen Trichomonaden, so genannte clue-cells (bakterielle Vaginose), können unter dem Mikroskop in der Regel gut erkannt werden. Im Nativpräparat einer gesunden Scheide dominiert die **Lactobazillenflora** (reichlich Stäbchenbakterien), und Leukozyten finden sich, wenn überhaupt, nur vereinzelt. Das Nativpräparat ermöglicht die Diagnose von Infektionen im Bereich der Scheide.

2.5 Kolposkopie

Mithilfe eines Kolposkops können während der gynäkologischen Untersuchung Veränderungen im Bereich des Muttermundes, der Vagina oder der Vulva im Sinne einer beleuchteten Lupe vergrößert dargestellt werden. Die Kolposkopie des Muttermundes gilt als sinnvolle ergänzende diagnostische Untersuchungsmethode, um frühzeitig prämaligne bzw. maligne Veränderungen zu erkennen.

2.6 Bildgebende Verfahren

Bedeutung des vaginalen Ultraschalls in der Diagnostik

Einen wichtigen Fortschritt in der gynäkologischen Untersuchung stellt die Einführung des vaginalen Ultraschalls dar. Mit seiner Hilfe gelingt in aller Regel eine gute Darstellung des Uterus und oft auch der Adnexe weitgehend unabhängig von einer sonst störenden Adipositas. Zur Beurteilung der Blase und Nieren, zur Lage des Uterus und zur Darstellung von größeren Adnextumoren hat nach wie vor auch die abdominale Sonografie ihren Aussagewert.

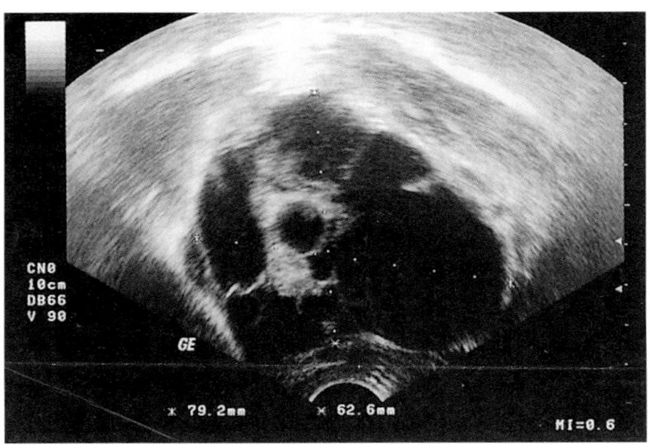

Abb. 6: (Vaginal) Sonografischer Befund des rechten Ovars (polyzystisches Ovar)

Die Röntgenuntersuchung beschränkt sich heute im kleinen Becken auf eine **Computertomografie** mit oder ohne Kontrastmittel. Bei der Untersuchung der Brust ist die **Mammografie** nach wie vor das wichtigste bildgebende Verfahren im Sinne einer generellen Suchmethode (sog. Mammografie-Screenings), aber auch zur weiteren Abklärung von auffälligen Tastbefunden. Die **Sonografie** gilt als wichtige ergänzende Untersuchungsmethode. Auch die moderne **Magnetresonanztomografie** (MRT) kann sowohl für die Brust als auch für die Untersuchung der Beckenorgane der Frau bei bestimmten Fragestellungen zur Anwendung kommen.

Weitere bildgebende Verfahren

2.7 Endoskopische Methoden

Definition: Unter der Endoskopie versteht man die verschiedenen Techniken zur optischen Darstellung innerer Organe.

[i]

Mithilfe von biegsamen oder starren endoskopischen Instrumenten (Optiken) können die Harnblase (**Zystoskopie**), der Magen-Darm-Trakt (**Gastroskopie**, **Koloskopie**, **Rektoskopie**), die Gebärmutter (**Hysteroskopie**) und auch Gelenke (**Arthroskopie**) inspiziert werden. Zur Abklärung von unklaren Befunden innerhalb des Bauchraums kommen heute zunehmend die so genannten minimal invasiven endoskopischen Eingriffe im Sinne der Bauchspiegelung (**Laparoskopie** bzw. **Pelviskopie** im Bereich des kleinen Beckens) zum Einsatz. Dabei werden aus einem kleinen Schnitt am unteren Nabelrand zuerst eine Spezialnadel (Verresnadel) in den Bauchraum eingeführt und mehrere Liter CO_2-Gas in den Bauchraum gefüllt. Danach wird in die so gebildete Gasblase ein ca. 10 mm dickes Hohlinstrument (Trokar) eingeführt und durch dieses die Optik mit Licht und Kamera installiert. Schon unter Sicht können zusätzliche kleine Inzisionen der Bauchdecke durchgeführt werden, um mit verschiedenen winzigen Instrumenten im Bauchraum unter Kamerasicht gezielt zu operieren.

Methoden

Merke: Endoskopische Eingriffe im Bauchraum beschränken sich nicht mehr nur auf die Diagnostik: In zunehmendem Maße ersetzt die operative Endoskopie inzwischen den Bauchschnitt (**Laparotomie**).

[!]

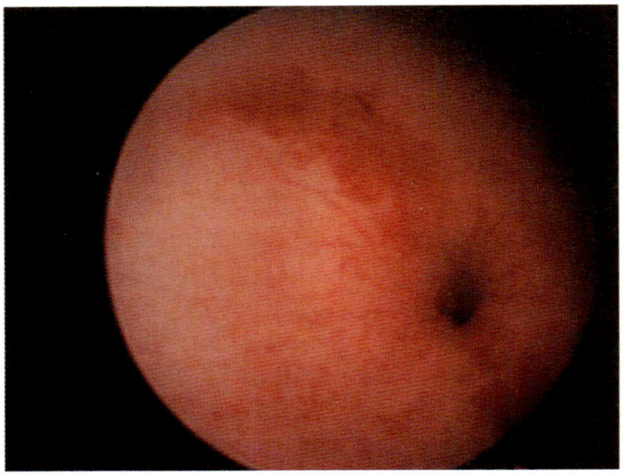

Abb. 7: Hysteroskopischer Befund – verstärkte Gefäßzeichnung im Cavum uteri, rechts Eingang in die Tube

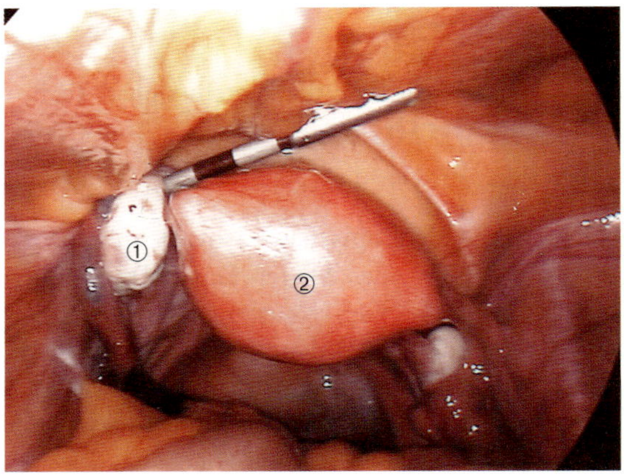

Abb. 8: Pelviskopie – Normalbefund Uterus und beide Adnexe
1 Adnexe
2 Uterus

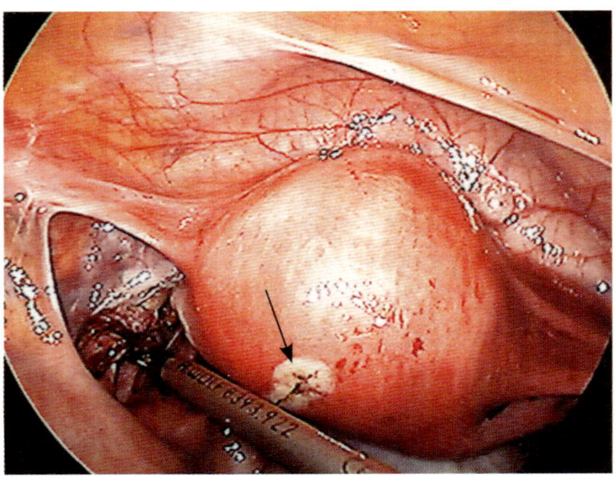

Abb. 9: Laparoskopischer Befund – Uterus nach Abtragung eines Myoms (weiße, koagulierte Stelle) und Adnektomie links

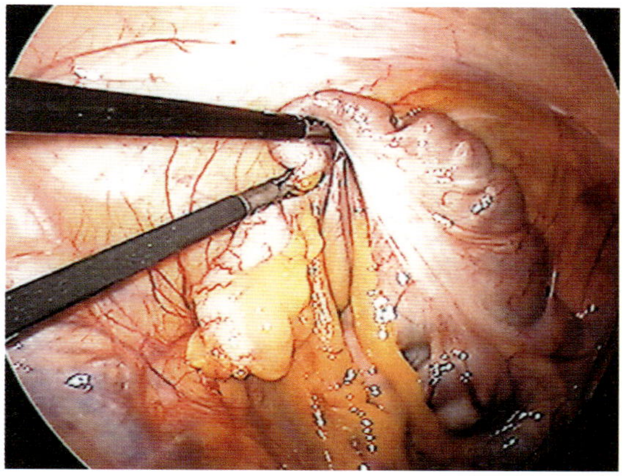

Abb. 10: Laparoskopischer Befund – Chronische Appendizitis, Darstellung vor der endoskopischen Appendektomie

2.8 Weitere invasive Verfahren

Zur weiteren Abklärung unklarer Befunde im Bereich der Brust bzw. der äußeren und inneren Geschlechtsorgane dienen verschiedene Techniken zur Gewinnung von Gewebeproben (**Histologie, Bakteriologie**). In der Brust werden auffällige Befunde zunehmend gezielt punktiert (**Feinnadelbiopsie**). Hier genügt häufig eine lokale Betäubung. Von der Vulva oder Portio uteri können Gewebeproben mit kleinen Spezialzangen entnommen werden („**Knipsbiopsie**“, **Konisation**). Durch die Scheide können Ovarialzysten zur Gewinnung von Zytologie mit oder ohne Unterstützung der Sonografie punktiert und abgesaugt werden. Auch die Douglaspunktion des Abdomens durch das hintere Scheidengewölbe zur Gewinnung von Sekreten aus dem Bauchraum (**Exsudat, Blut, Eiter**) ist relativ einfach und hat nach wie vor ihre Berechtigung. Zuletzt bleiben noch die zahlreichen Möglichkeiten der Gewinnung von Gewebeproben bei der schon erwähnten diagnostischen Pelviskopie.

Kapitel 3:

Ovulationszyklus und Zyklusstörungen

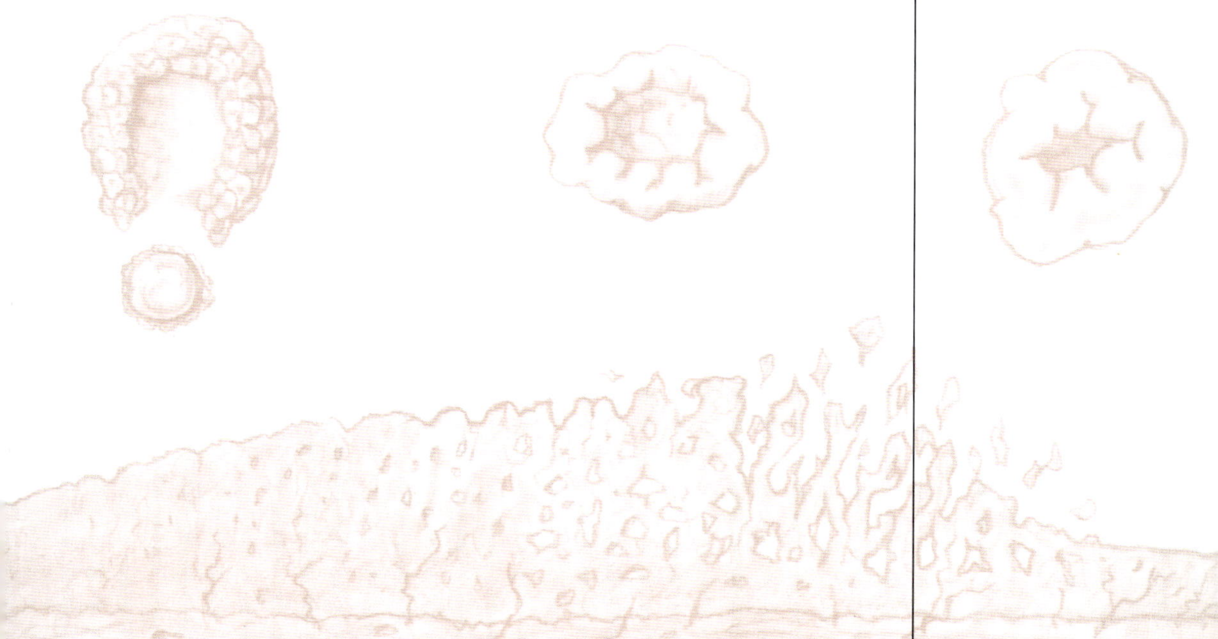

3 Ovulationszyklus und Zyklusstörungen

3.1 Ovarieller biphasischer Zyklus

Der Lebensablauf der Frau lässt sich unter Berücksichtigung der Eierstocksfunktion in die in Abb. 11 dargestellten Abschnitte unterteilen:

Abb. 11: Die verschiedenen Lebensphasen der Frau in Abhängigkeit von den genitalen Funktionsabläufen in Jahren

	Menarche 12–14 Jahre ↓		Menopause 48–52 Jahre ↓	
Kindheit	Pubertät	Geschlechtsreife	Klimakterium	Senium
	10–16	16–45	45–55	ab 60

Pubertät

Nach der Kindheit beginnt die **Pubertät**. In dieser Zeitspanne, die allgemein vom 10. bis zum 16. Lebensjahr reicht, bilden sich die sekundären Geschlechtsmerkmale aus. Als solche bezeichnet man die Entwicklung der Brustdrüse, die Scham- und Achselbehaarung und eine für den weiblichen Organismus typische Verteilung des Fettgewebes. Gleichzeitig nehmen die Eierstöcke ihre Tätigkeit auf, bis schließlich in der Mitte der Pubertät die erste Regelblutung (Menarche) eintritt.

Geschlechtsreife

Ungefähr vom 16. bis zum 45. Lebensjahr befindet sich die Frau in der **Geschlechtsreife**. Diese der Fortpflanzung dienende Phase ist durch das Heranreifen und Platzen von Eibläschen (Follikeln) und das zyklische Einsetzen von Regelblutungen gekennzeichnet.

Klimakterium

Der Geschlechtsreife folgt das **Klimakterium** ab der Mitte des 5. Lebensjahrzehnts. In dieser Zeit erlischt zunehmend die Funktion der Eierstöcke. Zunächst unterbleiben regelmäßige Ovulationen, bis nach und nach die Hormonbildung in den Ovarien versiegt. Als **Menopause** bezeichnet man den Zeitpunkt der letzten Regelblutung. Mit **Prämenopause** und **Postmenopause** bezeichnet man Zeitabschnitte vor und nach dem Eintritt der letzten Regelblutung, die individuell unterschiedlich lang ausfallen.

Senium

Die letzte Lebensphase wird als **Greisenalter** (Senium) bezeichnet und ist medizinisch durch eingreifende Abbauvorgänge gekennzeichnet.

Definition: Als **Zyklus** wird der Zeitraum vom Beginn einer Regelblutung (Menstruation, Menses, Periode, Regel) bis zum Einsetzen der nächsten Periode bezeichnet.

[i]

Dauer

In der Regel dauert ein biphasischer Zyklus 28 Tage (☞ Abb. 12) mit einer Schwankungsbreite von ± 3 Tagen. In der ersten Phase wächst ein Follikel im Ovar heran, bis er zwischen dem 10. und 14. Zyklustag in Form einer **Ovulation** springt und die Eizelle freigibt. Die Eizelle wird vom Eileiter aufgenommen und kann nun hier befruchtet werden. Anschließend gelangt sie durch den Flimmerstrom des Tubenepithels in die Gebärmutterhöhle (Eitransport).

Hormone

Im Follikel wird das **Follikelhormon** (Östrogen) gebildet, das abgesehen von der Wirkung an der Gebärmutterschleimhaut in besonderem Maße das äußere Erscheinungsbild und die Psyche der Frau prägt. Nach der Ovulation wird das Follikelbett in einen nach seiner Farbe benannten **Gelbkörper** (Corpus luteum) umgewandelt, und es beginnt die zweite Phase des Zyklus (biphasischer Zyklus). Das von den Zellen des Corpus luteum produzierte Hormon heißt **Gelbkörperhormon** (Progesteron oder Gestagen als Oberbegriff auch für synthetische Gelbkörperhormone). Damit sind die Eierstöcke nicht nur Speicherorgane für die Eizellen, sondern auch bedeutende Drüsen mit innerer Sekretion.

Steuerung

In dieser Eigenschaft unterliegen die Ovarien ebenso wie die Nebennierenrinde oder die Schilddrüse der Steuerung des übergeordneten **Zwischenhirn-Hypophysen-Systems**. Ein über dieses System vom Hypophysenvorderlappen freigesetztes **follikelstimulierendes Hormon (FSH)** lässt die Follikel heranreifen. Die in der Mitte des Zyklus vom Hypophysenvorderlappen ausgeschüttete Substanz, das **Luteinisierungshormon (LH)**, löst die Ovulation aus und beeinflusst die Entwicklung des Gelbkörpers. FSH und LH sind Glykoproteine, die die Funktion der Keimdrüsen steuern und als **Gonadotropine** bezeichnet werden.

Die Regulation des Hypophysenvorderlappens und dessen Anregung zur Sekretion der Gonadotropine erfolgt durch Nervenzellen des Hypothalamus (Zwischenhirn). Diese zentrale Regulation der zyklischen Vorgänge im Hormonhaushalt der Frau erklärt das Auftreten von Zyklusstörungen bei stärkeren seelischen und auch körperlichen Belastungen (z. B. Stressamenorrhoe). Im Hypothalamus wird dazu das so genannte **Gonadotropin-Releasing-Hormon** (GnRH) in einem charakteristischen Rhythmus pulsatil (stoßweise) freigesetzt. Die GnRH-Produktion unterliegt wiederum hormonellen Rückkoppelungsmechanismen, deren Steuerung durch die von den Ovarien gebildeten Hormone erfolgt (☞ Abb. 12).

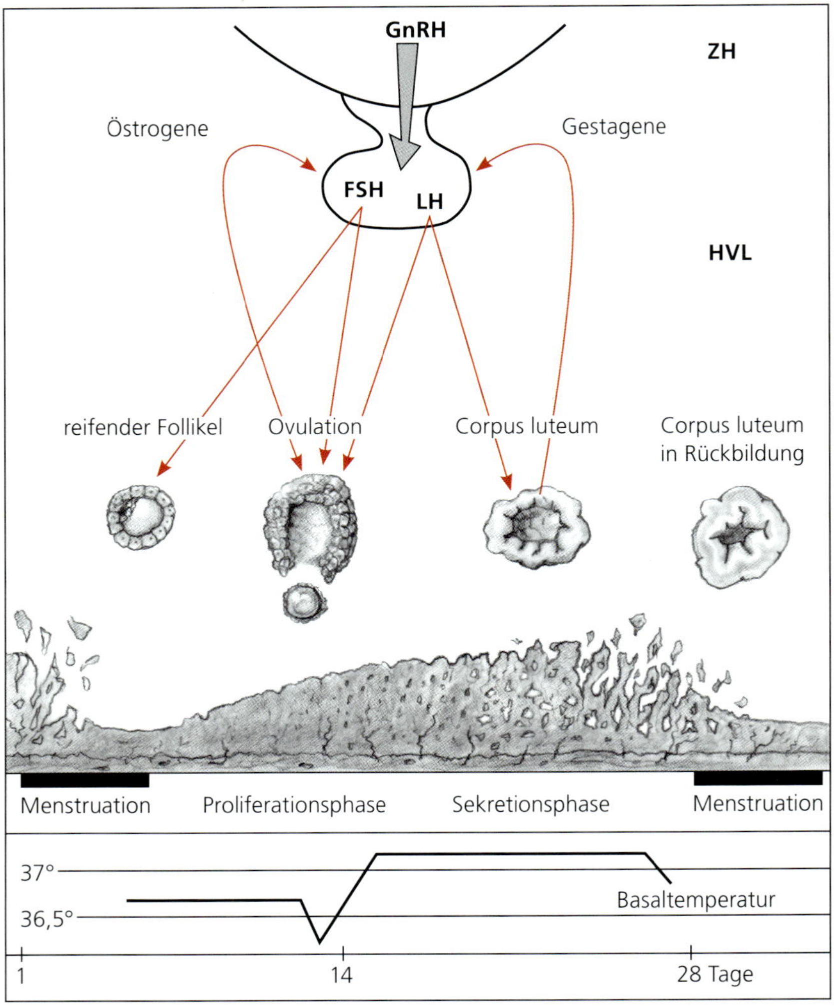

Abb. 12: Die Steuerung des Zyklus durch Zwischenhirn und Hypophyse. Die im Zwischenhirn (ZH) gebildeten Gonadotropin-Releasing-Hormone (GnRH) regen den Hypophysenvorderlappen (HVL) zyklisch zur Bildung des follikelstimulierenden Hormons (FSH) und des Luteinisierungshormons (LH) an. Auf diese Weise wird die Reifung eines Follikels, der Eisprung und die Bildung des Gelbkörpers im Eierstock ausgelöst. Die im Eierstock gebildeten Hormone, das Follikelhormon und das Gelkörperhormon, bewirken wiederum das Wachstum der Gebärmutterschleimhaut und deren Umwandlung zur Sekretionsphase. Unter dem Einfluss des Gelbkörperhormons steigt in der 2. Zyklusphase die Basaltemperatur an (nach Ufer).

Ovulationsblutungen

[i]

Definition: Als Ovulationsblutungen werden leichte Schmierblutungen um den Zeitpunkt des Eisprungs bezeichnet, die entwicklungsbiologisch im Grunde der bei einigen Säugetieren üblichen Blutung bei der Ovulation entsprechen (Brunft).

Ursache

Die Ursache für dieses vollkommen harmlose Phänomen ist beim Menschen eine kurzfristige Verminderung der Östrogenproduktion des reifen Follikels nach dem Eisprung am Übergang zum Corpus luteum (Gelbkörper).

3.2 Zyklische Veränderungen der Frau

Zyklusphasen

Unter dem Einfluss der Sexualhormone laufen zyklische Veränderungen an den weiblichen Genitalorganen ab. Die Uterusschleimhaut reagiert auf die wechselnde Ausschüttung von Follikel- und Gelbkörperhormon. Die Östrogene bewirken dabei Wachstum des Endometriums (**Proliferationsphase**). Nach der Ovulation wird das Endometrium unter Einwirkung von Progesteron in eine besonders gut durchblutete, von lebhaft sezernierenden, weitlumigen Drüsen durchsetzte Schleimhaut umgewandelt (**Sekretionsphase**). Diese Vorgänge sind auf die Einbettung und Ernährung eines befruchteten Eis ausgerichtet. Bleibt eine Befruchtung aus, geht die Eizelle zugrunde und wird resorbiert. Daraufhin schrumpft der Gelbkörper und stellt seine Hormonbildung ein. Er wird zu einer weißlichen Narbe, dem so genannten **Corpus albicans** (Weißkörper). Durch diesen Vorgang wird das Endometrium an einem weiteren Wachstum gehindert, von Blutungen aus eigenen Gefäßen zerstört und bis auf eine basale Schicht aus der Gebärmutter ausgestoßen. Diese Zyklusphase bezeichnet man als **Menstruation**, die meistens 3–5 Tage dauert. Die Blutmenge, die bei jeder Blutung verloren geht, beträgt 50 bis maximal 150 ml. Ein nach der Menstruation im Ovar heranreifender Follikel lässt unter dem Einfluss des von ihm gebildeten Follikelhormons die Gebärmutterschleimhaut wieder proliferieren, womit ein neuer Zyklus beginnt.

Menstruation

Veränderungen des Vaginalepithels

Auf die hormonalen Phasen des Menstruationszyklus reagiert das **Vaginalepithel** ebenfalls mit typischen Veränderungen seiner Zellen, so dass aus dem Zellbild im Mikroskop wesentliche Rückschlüsse auf die Eierstocksfunktion möglich sind. Der von den **Zervixdrüsen** sezernierte Schleim ist zur Zeit der Ovulation besonders dünnflüssig, um danach eine zähe Beschaffenheit anzunehmen. Aus diesem Grund ist die Zervix nach der Ovulation, aber auch unter dem Einfluss von oral aufgenommenen Gestagenen (etwa in Form der Ovulationshemmer – „Pille") für Spermatozoen nur schwer passierbar.

Hinweis: Manche Frauen erkennen den Zeitpunkt ihrer Ovulation an dem zu diesem Zeitpunkt vermehrt gebildeten, sehr weit ziehbaren Zervixsekret.

Basaltemperatur

Anhand regelmäßiger Morgentemperaturmessungen, der so genannten **Basaltemperaturmessung**, ist eine Temperaturerhöhung von 0,6 °C innerhalb von einem kurz andauernden Temperaturminimum (Zeitpunkt der Ovulation) nach der Ovulation festzustellen. Dieser Effekt wird durch eine Reaktion des Temperaturzentrums im Gehirn erklärt (thermogenetischer Effekt des Progesterons ☞ Abb. 12 und Abb. 13). Die Basaltemperaturmessung ist damit ein wichtiges und einfaches Diagnostikum zur Überwachung der Eierstocksfunktion (☞ Kap. 7).

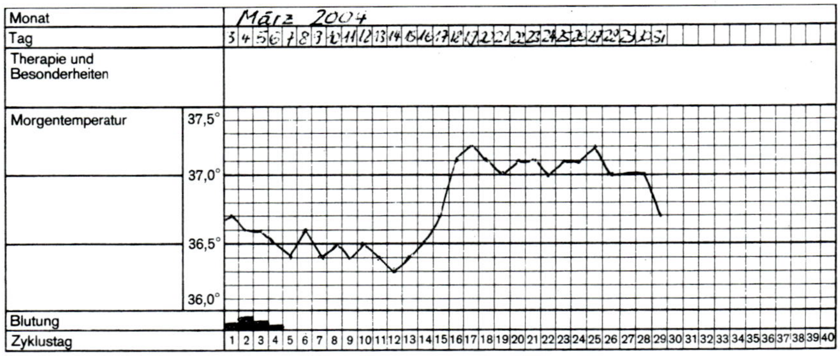

Abb. 13: Basaltemperaturkurve

Prämenstruelles Syndrom

Definition: Beschwerden, die vor dem Einsetzen der Menstruation eine Störung des Allgemeinbefindens und der Leistungsfähigkeit hervorrufen, werden unter dem Sammelbegriff **prämenstruelles Syndrom** (PMS) zusammengefasst.

Symptome und Therapie

Die Frauen klagen z.B. über eine verstärkte Wassereinlagerung und ein Spannungsgefühl in den Brüsten. Nicht selten wird über Kopfschmerzen, Nervosität, Depressionen und Übelkeit berichtet. Die genaue Ursache des prämenstruellen Syndroms ist nach wie vor ungeklärt. Zur Behandlung des prämenstruellen Syndroms hat es sich bewährt, in der zweiten Hälfte des Zyklus ein Gelbkörperhormon (z.B. Utrogest®) oral oder vaginal zu verabreichen. In ausgeprägten Fällen können auch Psychopharmaka oder Diuretika notwendig werden. In Form von Naturheilkunde-Mitteln kann gegen die Beschwerden auch Mönchspfeffer verabreicht werden, der eine Senkung des Prolaktinspiegels bewirkt.

3.3 Zyklusstörungen

Symptome

Während der Geschlechtsreife unterliegt der hormonelle Haushalt der Frau einem komplizierten, sich gegenseitig beeinflussenden Steuerungsmechanismus. Beteiligt an dieser Regulation sind das zentrale Nervensystem, der Hypothalamus, der Hypophysenvorderlappen und die Ovarien. Je nach Ausprägung der zu Grunde liegenden Funktionsstörung können unterschiedliche Symptome hervorgerufen werden. Zu nennen sind hier anovulatorische Zyklen (Ausbleiben des Eisprungs), Corpus luteum-Insuffizienzen, Blutungsstörungen bis hin zur Amenorrhoe, d.h. dem gänzlichen Ausbleiben der Regelblutung.

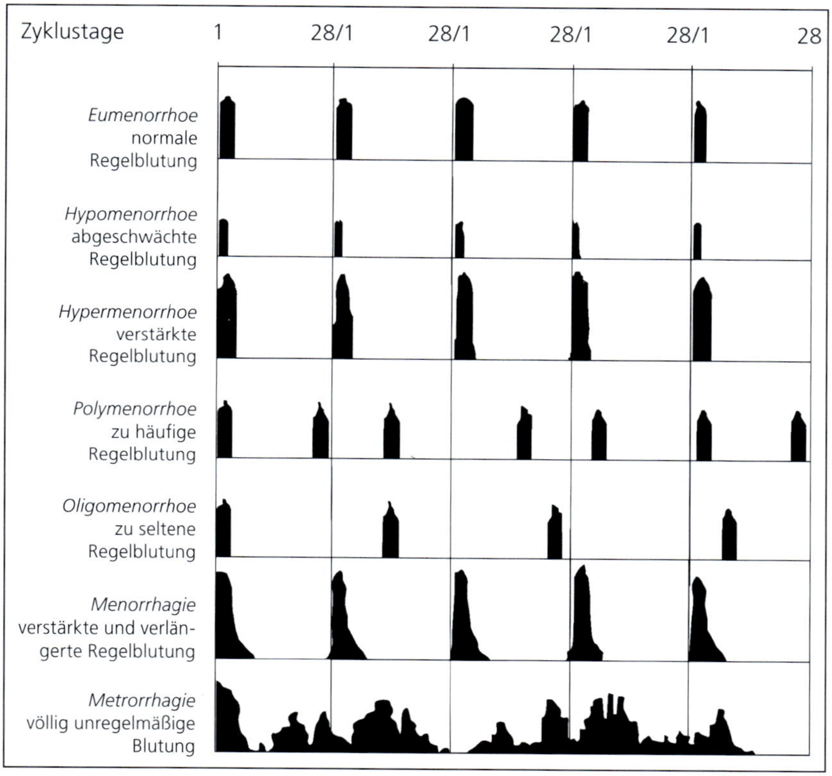

Abb. 14: Blutungstypen

3.3.1 Amenorrhoe

Definition: Wenn bei einem jungen Mädchen bis zum 16. Lebensjahr noch keine Regelblutung eingetreten ist, wird dies als **primäre Amenorrhoe** bezeichnet.

Ursachen

Als Ursachen kommen z.B. chromosomale Entwicklungsstörungen (Turner-Syndrom), Hemmungsmissbildungen der Genitalorgane (Fehlen von Uterus und Scheide) sowie hypotalamisch-hypophysäre Störungen (Pubertas tarda) in Frage. Im Einzelfall muss die Ursache der primären Amenorrhoe durch eine sorgfältige Anamnese, eine gynäkologische Untersuchung einschließlich Sonografie und wenn nötig durch hormonelle und genetische Analysen erfolgen. In manchen Fällen ist sogar eine Laparoskopie erforderlich.

[i]

Definition: Eine **sekundäre Amenorrhoe** liegt dann vor, wenn die Menstruationsblutung ausbleibt, nachdem sie bereits in regelmäßigen Abständen aufgetreten war.

In der Geschlechtsreife muss bei Frauen mit einer sekundären Amenorrhoe zunächst an die **physiologische Amenorrhoe** nach dem Eintritt einer Schwangerschaft gedacht werden. Auch schwere Allgemeinerkrankungen, ausgeprägte psychische Belastungen oder Essstörungen können eine so genannte **Stressamenorrhoe** verursachen. Weitere Ursachen einer sekundären Amenorrhoe sind Störungen der Prolaktinsekretion (Hyperprolaktinämie), ovarielle Störungen wie das Stein-Leventhal-Syndrom oder auch uterine Störungen (Endometriumverlust nach fehlerhafter Kürettage).

[i]

Definition: Als **Stein-Leventhal-Syndrom** bezeichnet man polyzystische Veränderungen im Bereich der Eierstöcke, die zu einer Amenorrhoe, Adipositas und zum Hirsutismus (männliche Körperbehaarung) führen.

Amenorrhoen können durch einen erhöhten Prolaktinspiegel im Blut verursacht werden. Diese Hyperprolaktinämie wird durch eine vermehrte hypophysäre Produktion des Hormons ausgelöst. Nicht selten findet sich bei diesen Patientinnen eine Sekretion der Brustdrüsen (Galaktorrhoe). Häufig gelingt es, durch die Gabe eines Prolaktinhemmers (z. B. Pravidel®) den Zyklus wieder zu normalisieren und somit auch eine Schwangerschaft zu ermöglichen.

[!]

Achtung: Bei allen Formen der Amenorrhoe müssen andere hormonelle Funktionsstörungen (z. B. im Bereich der Schilddrüse oder der Nebennieren) ausgeschlossen werden, da sie ebenfalls als Ursache in Frage kommen!

3.3.2 Dysfunktionelle Blutungen

[i]

Definition: Dysfunktionelle Blutungen sind unregelmäßige Blutabgänge aus der Gebärmutter, die besonders häufig zu Beginn und am Ende der Geschlechtsreife (juvenile oder klimakterische Blutungen) zu beobachten sind.

Ursachen

Bleibt der Sprung eines reifen Follikels aus, wird durch die nachfolgende übermäßige Östrogenproduktion und das Fehlen von Gelbkörperhormonen die Gebärmutterschleimhaut zu einer unnatürlich hohen Schicht aufgebaut. In dieser Situation genügen bereits geringe Schwankungen des Follikelhormonspiegels, um Blutungen auszulösen. Dieser Vorgang kann sich über mehrere Wochen hinziehen und zu einer starken Anämie führen. Histologisch werden diese Veränderungen der Endometriumschleimhaut bei fehlendem Eisprung als **glandulär-zystische Hyperplasie** bezeichnet. In der Regel sprechen diese juvenilen bzw. klimakterischen Dauerblutungen gut auf die orale Gabe eines Gestagen-Östrogen-Gemischs an. Das stark proliferierte Endometrium wird dadurch künstlich in eine Sekretionsphase überführt, worauf die Blutung rasch steht. Dem Absetzen der Therapie folgt nach einigen Tagen eine menstruationsähnliche Blutung. Insbesondere bei Frauen über 40 Jahren muss bei immer wieder auftretenden Blutungsstörungen zum Ausschluss einer bösartigen Erkrankung des Endometriums eine Ausschabung (Abrasio, Kürettage) vorgenommen werden (☞ Abb. 15).

Therapie

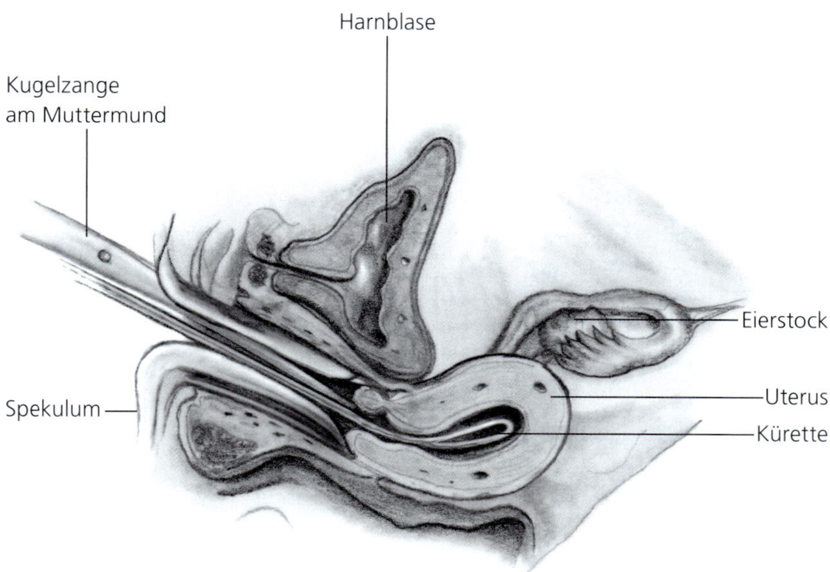

Abb. 15: Ausschabung der Uterushöhle (Kürettage). Die Portio wird mit Kugelzangen heruntergezogen. Nach der Dilatation des Halskanals wird die Gebärmutterschleimhaut mit der Kürette abgeschabt.

Weitere Beispiele für dysfunktionelle Blutungen sind **die prämenstruelle Vorblutung** im Rahmen einer Corpus luteum-Insuffizienz oder die **Mittelblutung** zur Zeit des Eisprungs als Folge einer kurzfristigen Verminderung der Östrogenproduktion (☞ S. 27 f.).

Weitere Beispiele

3.3.3 Oligomenorrhoe und Polymenorrhoe

Definition: Die zu seltene Menstruationsblutung, die **Oligomenorrhoe**, ist eine harmlose Zyklusveränderung, bei der lediglich die Follikel langsamer heranreifen, wodurch die erste Phase des Zyklus verlängert ist.

Eine Behandlung ist nicht erforderlich.

Definition: Bei der zu häufigen Periodenblutung, der **Polymenorrhoe** (blutungsfreie Intervalle < 25 Tage), ist seltener die Follikelreifungszeit, häufiger die Gelbkörperphase verkürzt.

Im letzten Fall handelt es sich um eine Corpus luteum-Insuffizienz, durch die auch eine Sterilität bedingt sein kann.

3.3.4 Hypomenorrhoe und Hypermenorrhoe

Definition: Eine kurze und schwache Blutung wird als **Hypomenorrhoe** bezeichnet.

Sie ist zumeist bedeutungslos und nicht behandlungsbedürftig. Sie kommt z. B. bei einer Uterushypoplasie oder auch unter der Einnahme von Ovulationshemmern („Pille") vor.

Definition: Die **Hypermenorrhoe** ist eine verstärkte Blutung bei regelmäßigem Zyklus.

Typische Ursachen für eine verstärkte Regelblutung sind gutartige Wucherungen des Uterusmuskels in Form von Myomen, Veränderungen des Endometriums, z. B. in Form von Polypen, oder in selteneren Fällen auch Störungen des Blutgerinnungssystems.

3.3.5 Menorrhagie und Metrorrhagie

Definition: Als **Menorrhagie** wird eine starke und verlängerte Blutung aus dem Uterus bezeichnet, die noch eine gewisse Periodizität aufweist. **Metrorrhagie** bedeutet sehr starke Blutungen aus dem Uterus, die jegliche feststellbare Periodizität verloren haben.

Bei der Menorrhagie ist die Ursache in hormonellen Dysfunktionen zu suchen und somit konservativ zu behandeln, während bei der Metrorrhagie häufiger tiefer greifende organische Ursachen vorliegen, die i. d. R. operativ behoben werden müssen.

3.4 Dysmenorrhoe

Definition: Die unter einer **Dysmenorrhoe** leidenden Frauen geben kolikartige Schmerzen im Unterbauch oder heftige Kreuzschmerzen zu Beginn, aber auch während der Menstruation an.

Ursachen und Therapie

Oft sind die betroffenen Frauen nicht in der Lage, ihren üblichen Lebensgewohnheiten nachzugehen. Als Ursachen der Dysmenorrhoe kommen organische Veränderungen am Uterus in Frage (Missbildungen, Uterus myomatosus, Endometriose, Entzündungen).

Eine der Erklärungen für eine Dysmenorrhoe könnte die verschiedene Art der Schleimhautablösung während der Periode sein. Wenn sie sich in zu großen, zusammenhängenden Stücken löst, kann sie vor dem inneren Muttermund ein Hindernis bilden. Der Uterus versucht, diese mit Kontraktionen auszustoßen, die durchaus den Wehen bei einem Abort (Abgang) vergleichbar sind.

Nach Ausschluss etwaiger organischer Ursachen bewirkt die Verabreichung eines Ovulationshemmers in vielen Fällen einen schmerzloseren Verlauf der Regelblutungen. Schmerzmedikamente (z. B. Acetylsalicylsäure, Paracetamol oder Ibuprofen) sind nicht immer zu umgehen. Frauenmanteltee und Johanniskraut gelten als bewährte Hausmittel.

Kapitel 4:

Missbildungen der weiblichen Geschlechtsorgane

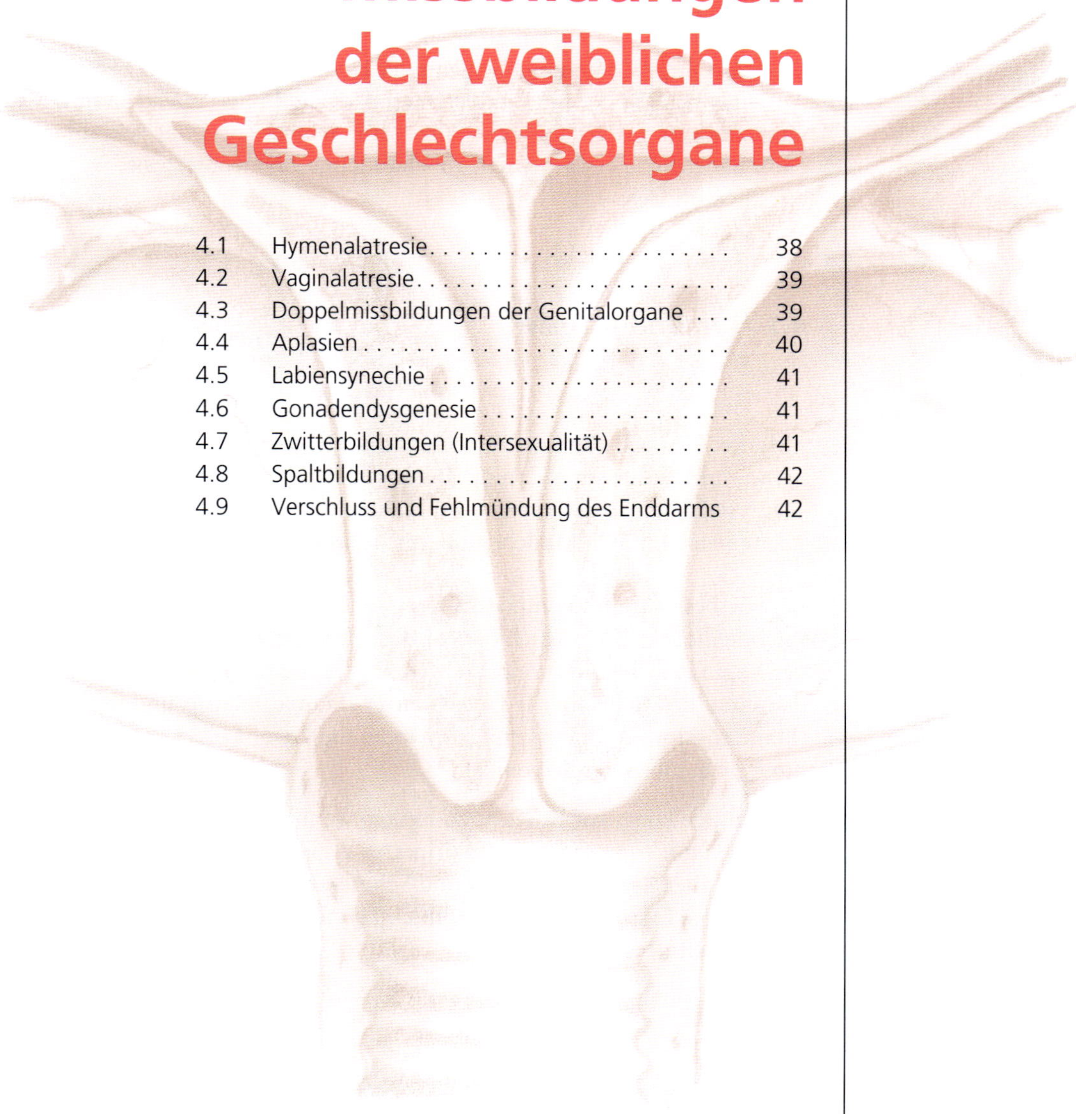

4 Missbildungen der weiblichen Geschlechtsorgane

[!]

Merke: In Abweichung von der normalen Anatomie gibt es eine Vielzahl von Fehlbildungen der Genitalorgane, die neben der **körperlichen** Behinderung auch eine schwere **psychische** Belastung für die betroffenen Patientinnen darstellen.

Früherkennung

Die frühzeitige Erkennung urogenitaler Fehlbildungen gehört bereits in den Aufgabenbereich der pränatalen Diagnostik und muss auch Inhalt der Untersuchungen im Neugeborenenalter sein. Schwer wiegende sekundäre Organschäden, wie etwa bei der unbehandelten Hymenalatresie, werden dadurch vermieden.

4.1 Hymenalatresie

[!]

Merke: Der **vollständige Verschluss des Hymens** (Atresia hymenalis) ist eine angeborene Veränderung. Bereits nach der Geburt sollte deshalb die Durchgängigkeit des Hymen im Rahmen der Erstuntersuchung bei jedem neugeborenen Mädchen überprüft werden.

Symptome

Bei Fortbestehen des kompletten Verschlusses fehlt nach dem Einsetzen der Periode die Abflussmöglichkeit für das Menstruationsblut. Es staut sich in der Vagina zurück und treibt sie weit auf (Hämatokolpos). Später kann ein Rückstau des Blutes in die Gebärmutter (Hämatometra) und in die Tuben (Hämatosalpinx) hinein erfolgen, wobei die Gefahr einer eitrigen Entzündung nicht zu unterschätzen ist.

Diagnose

Die richtige **Diagnose** ist leicht zu stellen, wenn beobachtet wird, dass junge Mädchen mit einer scheinbaren primären Amenorrhoe in regelmäßigen Abständen über Spannungsgefühl und Schmerzen im Unterleib klagen. Durch rechtzeitige Inzision des vorgewölbten Hymens lässt sich diese Fehlbildung leicht beseitigen.

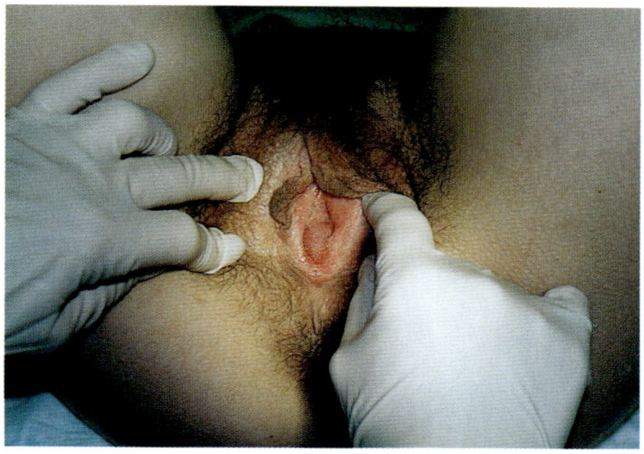

Abb. 16: Hymenalatresie: 14-jährige Patientin mit zunehmenden monatlichen Unterbauchschmerzen und primärer Amenorrhoe. Das bläulich verfärbte Hymen (in der Scheide angesammeltes altes Blut, Hämatokolpos) verschließt komplett den Scheideneingang.

4.2 Vaginalatresie

Der totale Verschluss der Vagina (Vaginalatresie) kann angeboren oder durch Infektionskrankheiten im Kindesalter erworben werden. Die Folgen entsprechen denen des Hymenalverschlusses (☞ Kap. 4.1). Die Möglichkeit, durch entsprechende operative Eingriffe die Vagina wieder herzustellen (**Neovagina**), bedeutet oft komplizierte plastisch-chirurgische Operationen.

4.3 Doppelmissbildungen der Genitalorgane

Entwicklungsgeschichtliche Ursachen

Die inneren Geschlechtsorgane der Frau entstehen beim Embryo aus den zwei **Müller-Gängen**, die später miteinander verschmelzen. Bleibt die Verschmelzung dieser Gänge aus, kommt es zur Bildung von Trennwänden (Septen) in der Scheide oder im Uterus. Wenn die Müller-Gänge überhaupt nicht zusammengeführt werden, resultiert daraus eine doppelte Scheide mit doppeltem Uterus (Uterus duplex mit septierter Scheide). Da diese Missbildungen zur Kinderlosigkeit oder zu Fehlgeburten führen können, werden ggf. operative Korrekturen erforderlich.

Hinweis: Neben den der in Abb. 17 abgebildeten Varianten der Uterus-Missbildungen gibt es noch eine Vielzahl von Zwischenstufen und weiter reichenden Fehlbildungen des inneren Genitale. Letztere entstehen durch eine Unterentwicklung des einen Müller-Gangs.

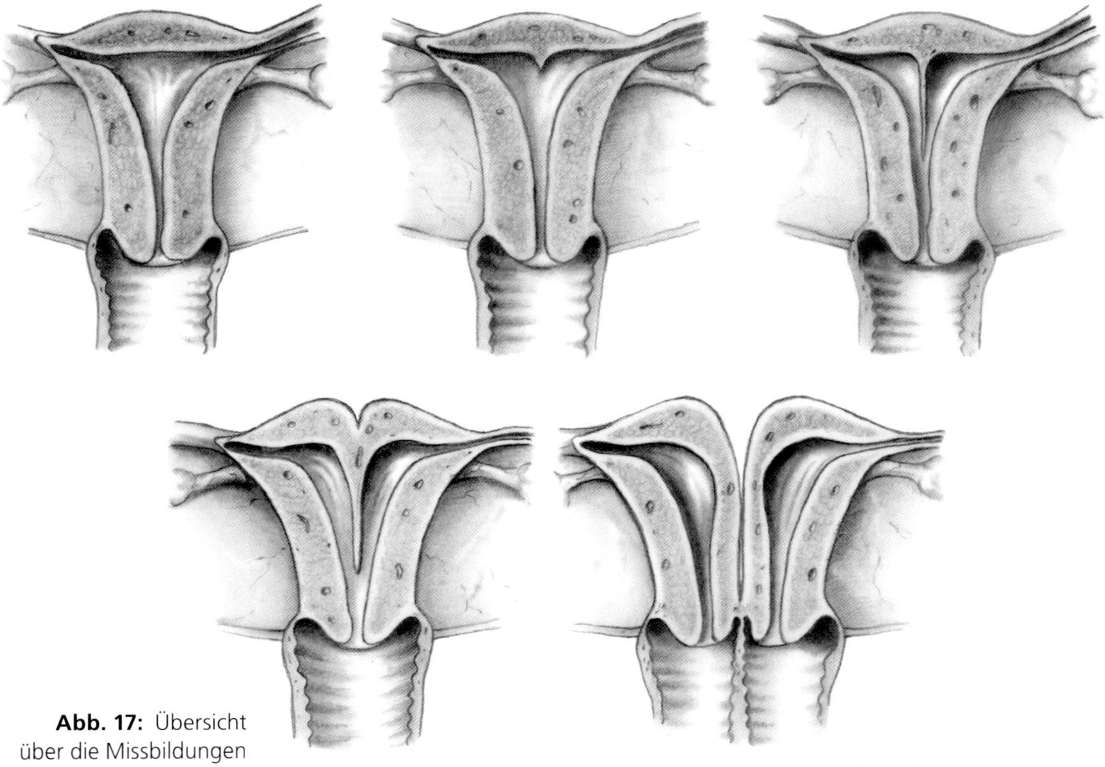

Abb. 17: Übersicht über die Missbildungen des Uterus

4.4 Aplasien

Aplasie der Vagina

Eine **Aplasie der Vagina** ist oft mit einem gleichzeitigen Fehlen von Uterus und Eileitern kombiniert. Diese Missbildung kann erhebliche psychische Störungen auslösen, wenn die Frau feststellt, dass der normale Geschlechtsverkehr sowie der Eintritt einer Schwangerschaft nicht erfolgen können. Im Rahmen von plastischen Eingriffen wird ein Hautlappen vom Oberschenkel oder eine ausgeschaltete Dickdarmschlinge zur Bildung einer künstlichen Vagina (Neovagina) herangezogen, womit sich zumindest die Kohabitationsfähigkeit herstellen lässt.

4.5 Labiensynechie

Labiensynechie

Nicht selten verursacht die Labiensynechie bei Mädchen im Kindesalter erhebliche Sorgen bei den Eltern. Durch eine Verklebung der kleinen Labien entsteht der Eindruck, als ob die Vagina nicht angelegt wäre. Die Ursache dieser Verklebung ist der relative Östrogenmangel bis zum Beginn der Pubertät. Die Behandlung besteht in der lokalen Verabreichung von östrogenhaltigen Salben für 10–14 Tage. In der Regel kommt es dadurch zu einem spontanen Auseinanderweichen der kleinen Labien.

4.6 Gonadendysgenesie

Definition: Als **Gonadendysgenesie** bezeichnet man das Fehlen von funktionsfähigen Ovarien.

[i]

Turner-Syndrom

Die betroffenen Patientinnen erscheinen äußerlich weiblich. Tuben, Uterus, Vagina und Vulva sind normal angelegt. Als Ursache kommen genetische Störungen in Betracht. So findet man bei der klassischen Gonadendysgenesie, dem **Turner-Syndrom,** eine XO-Konstellation. Im Gegensatz zum Gesunden fehlt hier eines der Gonosomen. Entsprechend wird die Diagnose über eine Chromosomenanalyse gestellt.

Symptome und Therapie

Das Turner-Syndrom ist durch charakteristische körperliche **Symptome** gekennzeichnet: primäre Amenorrhoe (☞ Kap. 3.3.1 Amenorrhoe), Kleinwuchs, Unterentwicklung der Geschlechtsorgane, Pterygium colli (Flügelfellbildung am Hals) und eine deutliche Verminderung der geistigen Fähigkeiten. Die Therapie besteht in einer zyklischen Gabe von Östrogenen und Gestagenen mit dem Ziel, die sekundären Geschlechtsmerkmale sich entwickeln zu lassen.

4.7 Zwitterbildung (Intersexualität)

Definition: Menschen, die gleichzeitig Merkmale beider Geschlechter aufweisen, werden als **Zwitter** bezeichnet.

[i]

Ursachen und Erscheinungsformen

Als Ursachen der Intersexualität kommen häufig genetische Störungen, aber auch z. B. eine exogene Hormonzufuhr in Frage.

Als **echte Zwitter** (Hermaphroditen) bezeichnet man Menschen mit sowohl männlichen als auch weiblichen Keimdrüsen.

Als **männliche Scheinzwitter** bezeichnet man Individuen, die genetisch männlich sind, (46, XY) äußerlich jedoch mehr oder weniger einen weiblichen Phänotyp aufweisen. Als Ursachen kommen zum einen ein Enzymdefekt in Frage, der die Bildung von männlichem Geschlechtshormon verhindert, oder ein Androgen-Rezeptordefekt, der dazu führt, dass die Endorgane auf das normal vorhandene männliche Hormon nicht ansprechen. Im Rahmen der Therapie werden die beim männlichen Scheinzwitter vorhandenen Hoden entfernt, da ein erhöhtes Entartungsrisiko besteht. Immer ist eine langjährige Substitutionstherapie mit Östrogenen notwendig, da die schon vorhandene, psychologisch gefestigte weibliche Identität zu unterstützen ist.

4.8 Spaltbildungen

[i]

Definition: Die **Epispadie** stellt eine Spaltung der Klitoris, der vorderen Harnröhrenwand und manchmal auch der gesamten Harnblasenvorderwand bei ebenfalls gespaltener Symphyse dar. Eine Spaltbildung der hinteren Harnröhrenwand wird als **Hypospadie** bezeichnet. Die Harnröhre mündet dann weit innen in der Vagina.

4.9 Verschluss und Fehlmündung des Enddarms

Hinweis: Ein Verschluss des Enddarms, die **Atresia ani,** muss gleich nach der Geburt diagnostiziert und operativ beseitigt werden. Der Geburtshelfer bzw. die Hebamme und die Gesundheits- und Kinderkrankenpflegerin sind verpflichtet, die regelrechte Öffnung des Anus und seine Durchgängigkeit zu kontrollieren. Weitaus ungünstiger ist das Fehlen des gesamten Enddarms, die **Atresia recti.**

Ist an normaler Stelle kein Anus vorhanden und mündet der Enddarm direkt unterhalb der Vagina in den Scheidenvorhof, so liegt ein **Anus vestibularis** vor. Eine operative Verlagerung des Enddarmausgangs an die eigentlich dafür vorgesehene Stelle sollte erst in einem Alter von mindestens sechs Jahren erfolgen. Das Kind ist dann in der Lage, die noch ungenügende Schließmuskelfunktion aktiv zu unterstützen.

Kapitel 5:

Psychosomatische Störungen

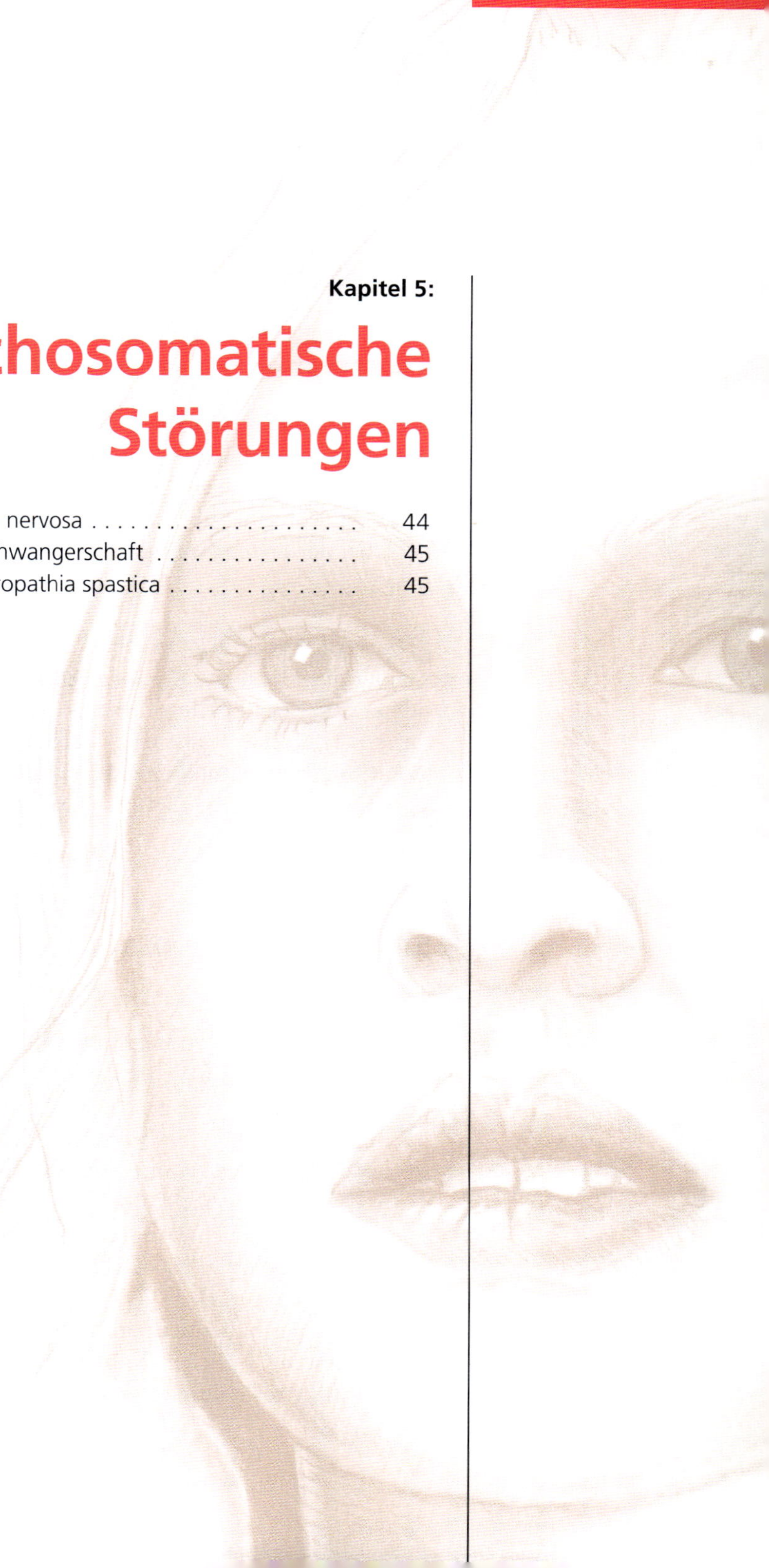

5 Psychosomatische Störungen

Bedeutung psychosomatischer Erkrankungen

Die Erkenntnis, dass es eine Reihe von körperlichen Funktionsstörungen gibt, denen keine im üblichen Sinne Krankheit erzeugende Ursache zu Grunde liegt, entspringt nicht erst der neuesten Zeit, in der besonders oft die Abhängigkeit des Körpers von der seelischen Verfassung hervorgehoben wird. Seelische Konflikte können auf verschiedene Weise zu scheinbar körperlich bedingten Organstörungen führen. In der Gynäkologie begegnet man diesen Beschwerden in der Sprechstunde besonders häufig. Deshalb sind die richtige Beurteilung der Anamnese und das Heraushören der psychischen Probleme, über die sich die meisten Patientinnen nicht ohne Weiteres bei der ersten Konsultation aussprechen, von entscheidender Bedeutung.

Hinweis: Die nichtorganischen Faktoren, die für die Auslösung einer sekundären Amenorrhoe, einer Dysmenorrhoe, des prämenstruellen Syndroms und der Beschwerden im Klimakterium in Frage kommen, können bereits eine Reihe von seelisch-körperlich abhängigen Störungen zum Inhalt haben. Noch ausgeprägter ist dies bei den folgenden in der gynäkologischen Praxis vorkommenden Zuständen der Fall.

5.1 Anorexia nervosa

Vorkommen

In der Pubertät oder zu Beginn des dritten Lebensjahrzehnts magern manche junge Mädchen bzw. Frauen ohne zunächst ersichtlichen Grund hochgradig ab. Wegen einer gleichzeitig auftretenden sekundären Amenorrhoe oder auch aufgrund eines primären Ausbleibens der Menstruation werden sie dem Gynäkologen vorgestellt. Nach Ausschluss organischer Erkrankungen und einer gezielten Befragung kristallisiert sich der psychogene Charakter der Magersucht (**Anorexia nervosa**) heraus. Die sehr sensiblen Mädchen bzw. Frauen finden sich entweder nicht mit den sich aus der Pubertät ergebenden körperlichen Veränderungen ab oder es bestehen Konfliktreaktionen, oft gegenüber den Eltern. Die Abmagerung ist ausschließlich durch die Ablehnung jeglicher Nahrungsaufnahme bedingt. Nach Beseitigung der Konfliktstoffe durch psychotherapeutische Maßnahmen und unter einer kalorienreichen Ernährung nehmen die jungen Patientinnen wieder an Gewicht zu. Gleichzeitig setzen die Regelblutungen ohne weitere Therapiemaßnahmen ein.

5.2 Scheinschwangerschaft

Definition: Eine weitere psychogene Störung stellt die stark wunschbedingte **Scheinschwangerschaft** (franz. grossesse nerveuse) dar. Das intensive Verlangen nach einer Schwangerschaft bei nicht geklärter Kinderlosigkeit kann täuschende körperliche Veränderungen hervorrufen.

Symptome und Diagnostik

Nach dem unbegründeten Ausbleiben der Regelblutungen nimmt der Bauchumfang durch Meteorismus (Blähungen) und Fettanlagerungen kontinuierlich zu. Die Patientinnen glauben selbst fest daran, schwanger zu sein, und stellen sich mit ihren Lebensgewohnheiten ganz auf diesen Zustand ein. Peristaltische Darmbewegungen werden als Kindsbewegungen gedeutet. Es wurden Fälle beschrieben, bei denen nach stundenlanger „Wehentätigkeit" ein Arzt gerufen wurde, der schließlich die Diagnose einer eingebildeten Schwangerschaft stellte. Der Uterus behält regelmäßig seine normale Größe, was zur Untermauerung der Diagnose mittels einer Sonografie heute einfach belegt werden kann.

Hinweis: Die geschilderten psychosomatischen Störungen sollten dazu Anlass geben, einen Psychotherapeuten zur Behandlung hinzuzuziehen.

5.3 Parametropathia spastica

Symptome

Chronische Schmerzen im kleinen Becken treten oftmals im Rahmen einer im kleinen Becken lokalisierten vegetativen Dystonie auf. Besonders häufig finden sich krampfhafte Spannungszustände des Bandapparates des Uterus, die als **Parametropathia spastica** bezeichnet werden. Diese Verkrampfung im kleinen Becken wird ausnahmslos durch psychische Konflikte der Frau ausgelöst. Die als derbe Stränge besonders imponierenden **Ligamenta sacrouterina** schmerzen bei jeder Untersuchung und bei der Kohabitation. Regelmäßig gelingt es, durch Anheben des Uterus einen danach benannten **Lüftungsschmerz** oder bei seitlichen Bewegungen einen **Portio-Schiebe-Schmerz** zu provozieren. Auch die Erweiterung der kleineren Venen im Becken (Varizen) und die Vermehrung der freien Flüssigkeit im Douglas-Raum gehören manchmal zu diesem Krankheitsbild.

Diagnostik

In der Annahme, dass es sich um entzündliche Vorgänge im kleinen Becken handelt, stehen viele Frauen jahrelang in ärztlicher Behandlung. Fehlende allgemeine Entzündungsreaktionen und der ausbleibende Therapieerfolg weisen indessen auf die funktionelle Störung hin. Durch eine diagnostische Laparoskopie (Bauchspiegelung) lassen sich organische Veränderungen einwandfrei ausschließen.

Therapiemöglichkeiten

Auch hier bilden psychotherapeutische Maßnahmen den Hauptbestandteil der Therapie. Unterstützende Maßnahmen sind krankengymnastische Entspannungsübungen und die vorübergehende Verordnung von sedierenden Medikamenten. Eine Beschwerdefreiheit ist erst dann zu erzielen, wenn die Patientin die Zusammenhänge der Parametropathie versteht und nicht länger das Gefühl hat, „unterleibskrank“ zu sein.

[!]

Merke: Insbesondere in der Frauenheilkunde spielen zahlreiche körperliche Funktionsstörungen der Frau, die Ausdruck einer seelischen Störung sind, eine bedeutende Rolle. Dem behandelnden Arzt obliegt die Aufgabe, diese psychogenen Ursachen der Erkrankung rechtzeitig zu erkennen, um unnötige langwierige Behandlungen zu vermeiden.

Kapitel 6:

Urogynäkologie

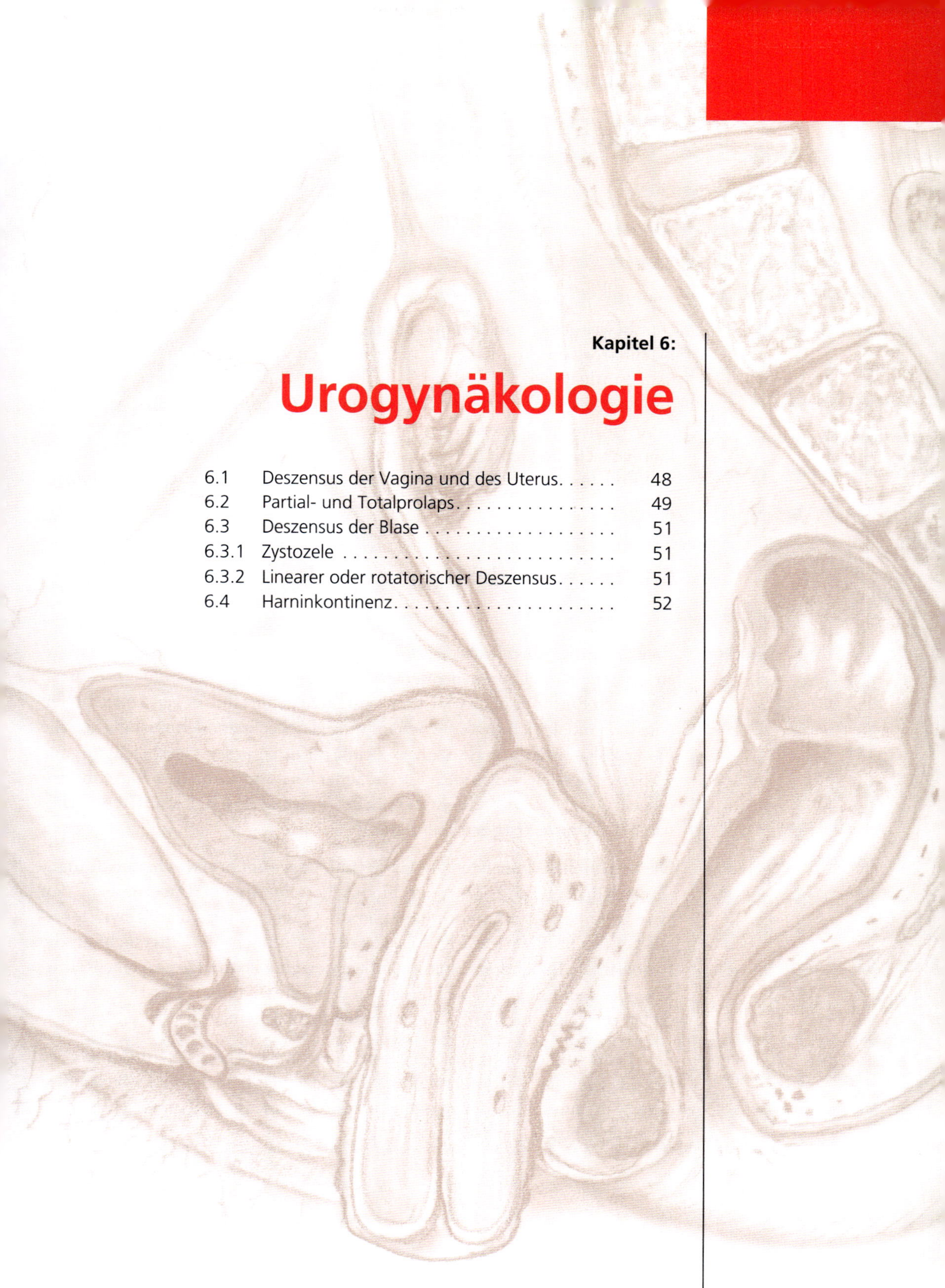

6 Urogynäkologie

Hintergrundwissen

Der bewegliche, von seinem Bandapparat gehaltene Uterus und dessen Nachbarorgane können sich innerhalb der Bauchhöhle verlagern. Unter dem Einfluss der Schwerkraft und bei einem unzureichenden Verschluss des Beckens nach unten (z. B. Trauma nach vaginaler Geburt, vaginalen geburtshilflichen Operationen, mangelhafte Rückbildung im Wochenbett) können sich die Genitalorgane senken. Auch das Körpergewicht (Adipositas) und anstrengende körperliche Arbeiten spielen eine wichtige Rolle.

6.1 Deszensus der Vagina und des Uterus

Ursachen

Eine Senkung (Deszensus) des inneren Genitale kommt bevorzugt bei Frauen mit einer angeborenen oder erworbenen Bindegewebsschwäche, nach vaginalen Entbindungen und nach vaginalen geburtshilflichen Operationen vor. Es handelt sich um eine Schädigung der Beckenbodenmuskulatur, die in der Folge ihre normale Stützfunktion für die inneren Geschlechtsorgane verliert. Die sich senkende vordere Scheidenwand zieht den Blasenboden mit herab (Zystozele), die hintere Scheidenwand das Rektum (Rektozele). Auch der Uterus tritt deutlich tiefer.

Symptome

Die betroffenen Frauen haben das Gefühl, dass „unten etwas herausdrängt" (Fremdkörpergefühl). Darüber hinaus besteht oft ein Unvermögen, den Urin zu halten (Harninkontinenz), und – seltener – bestehen Schwierigkeiten bei der Stuhlentleerung. Lässt man im Rahmen der Untersuchung die Patientin die Bauchpresse betätigen, werden eine Zystozele und eine Rektozele als augenfällige Vorwölbungen in der Vulva sichtbar. Der tiefer tretende Uterus gelangt dabei bis dicht an den Scheideneingang.

Operative Therapie

Zur Behebung einer Senkung ist eine operative Korrektur erforderlich. Sie hat das Ziel der Wiederherstellung der einzelnen Schichten des Beckenbodens. Oft muss nach der Hysterektomie die Scheide im Körper (Ligamentum sacrospinale) befestigt werden.

6.2 Partial- und Totalprolaps

Definition: Begünstigt durch die Abbauvorgänge im höheren Alter und bei stark erschlaffter Beckenbodenmuskulatur sinken die Scheidenwände und der Uterus teilweise oder total vor die Vulva. Diesen Zustand bezeichnet man als **Prolaps** (☞ Abb. 18).

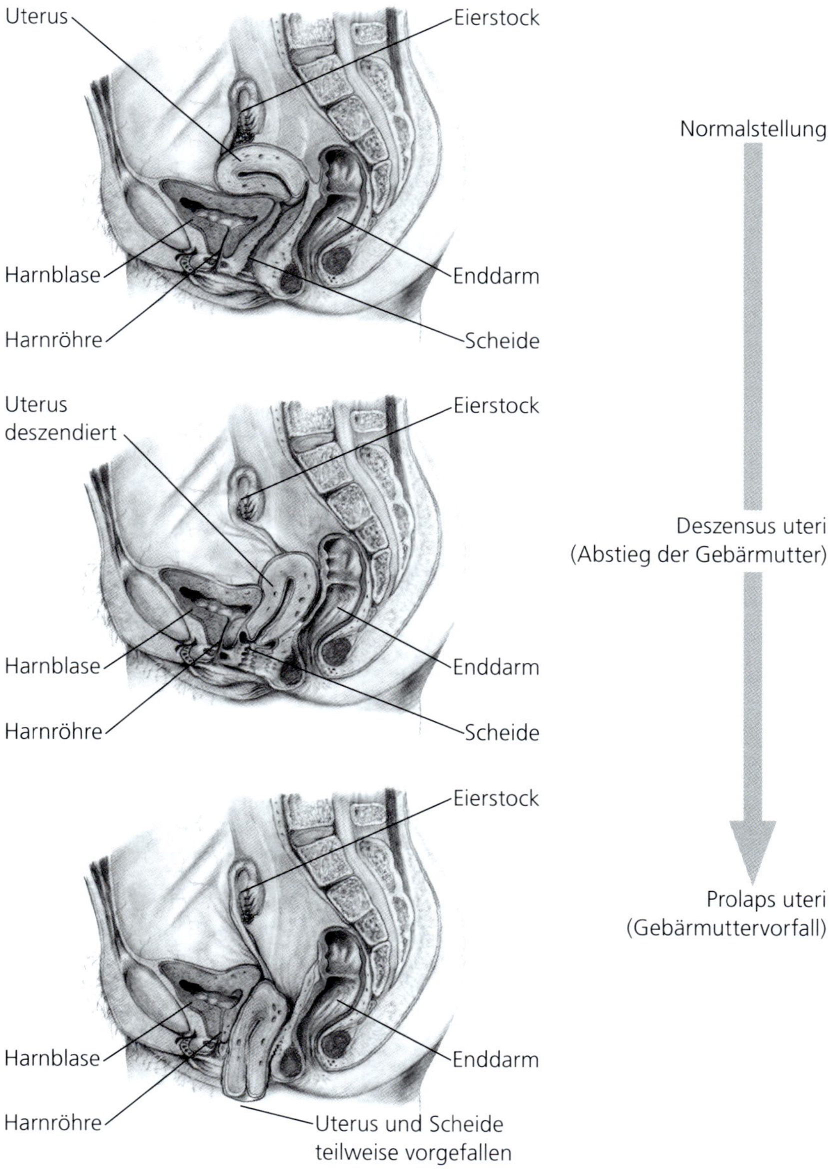

Abb. 18.1–18.3: Normalstellung, Deszensus und Prolaps der Gebärmutter

Symptome

Die Patientinnen werden durch den vorgefallenen Uterus beim Gehen und Sitzen ständig behindert. An der Portio entsteht oft ein Druckgeschwür, das leicht blutet. Manchmal gelingt die Blasenentleerung erst nach Zurückdrängen der Gebärmutter. Durch eine Restharnbildung wird die Entstehung von Blasen- und aszendierenden Harnwegsinfektionen gefördert.

Therapie

Abhängig vom Allgemeinzustand der Patientin wird ein operativer Eingriff vorgenommen. Bei guten Kreislaufverhältnissen wird wie beim Deszensus vorgegangen: Der Uterus wird entfernt und die Scheide im hinteren Anteil an einem Band des Beckens (Ligamentum sacrospinale) fixiert.

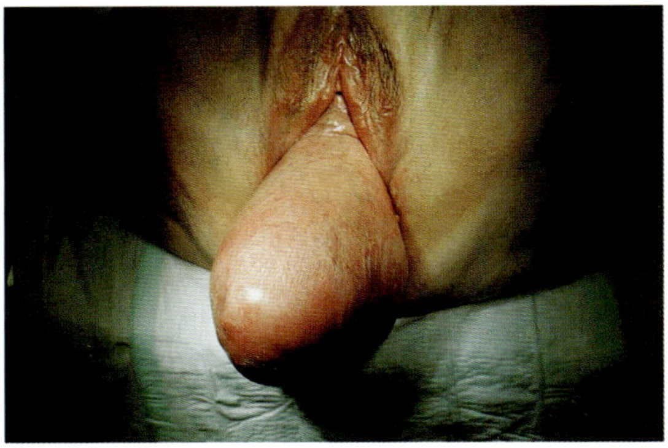

Abb. 19: Totalprolaps. 60-jährige Patientin mit jahrelanger Anamnese ohne wesentliche subjektive Beschwerden. Die umgestülpte Scheide beinhaltet den Uterus, die komplette Harnblase und in einem peritonealen Bruchsack mehrere Dünndarmschlingen.

Pessarbehandlung als seltene Therapieoption

Die **Pessarbehandlung** in Form der Einlage einer Schale in die Scheide kommt nur noch selten zur Anwendung, wenn eine Operation – z.B. aus familiären oder beruflichen Gründen – vorübergehend nicht möglich ist oder auch bei einer aus Alters- oder Krankheitsgründen nicht mehr gegebenen Operationsfähigkeit der Patientin. Die Schale überbrückt den zu weiten Levatorspalt und hält so das innere Genitale, aber auch die Blase und die mitherabgetretene vordere Rektumwand zurück.

Pflegehinweis: Das Pessar stellt einen Fremdkörper dar, der zu Entzündungen und evtl. sogar zur Bildung eines Geschwürs führen kann. Ein regelmäßiges Wechseln des Pessars bei gleichzeitiger lokaler Behandlung der Vaginalschleimhaut ist deshalb erforderlich.

Kommt es mit zunehmendem Alter nach einer operativen Uterusentfernung zum **Vorfall der blind endigenden Scheide,** wird der Scheidenstumpf operativ von der Scheide oder auch von einer Laparotomie aus an der hinteren Beckenwand fixiert.

6.3 Deszensus der Blase

Hinweis: Die **Blasensenkung** (Descensus vesicae) ist im Rahmen des genitalen Deszensus eine häufige Erkrankung. Sie kann mit der Entwicklung einer Stress-Harninkontinenz (Stress-HIK) verbunden sein.

6.3.1 Zystozele

Definition: Eine Senkung des Blasenbodens, die sich als Aussackung der vorderen Scheidenwand zeigt, bezeichnet man als **Zystozele.**

Schweregrade und Symptome

Die Zystozele kann verschieden stark ausgeprägt sein. Die Vorwölbung reicht manchmal bis vor den Scheideneingang, wo sie bei der Patientin ein Fremdkörpergefühl verursacht. Die Zystozele ist typischerweise keine Ursache für eine Harninkontinenz. Im Gegenteil: Eine größere Zystozele bedeutet nicht selten eine Harnsperre („Quetschhahnphänomen") mit der Bildung von Restharn. Die Blase entleert sich spontan schlecht bis gar nicht, die einzige Möglichkeit des Wasserlassens besteht in der manuellen Zurückdrängung der Zystozele mit dem Finger (digitale Reposition). Wird die Reposition aufgehoben, fällt die Zystozele wieder zurück, und der Urinstrahl wird abrupt unterbrochen. Die Patientin ist aber – insbesondere bei voller Blase – kontinent.

6.3.2 Linearer oder rotatorischer Deszensus

Die typische und sehr häufig vorhandene **Stress-Harninkontinenz**, d. h. der Harnverlust beim Niesen, Husten, Lachen etc., ist die Folge einer Senkung im Bereich des Blasenhalses, also an der Stelle, an der die Urethra in die Blase einmündet bzw. an welcher diese die Blase verlässt. Bei Abflachung des vesico-urethralen Winkels verläuft die Urethra nicht gebogen, sondern zu „starr", und die Patientin kann bei schon geringfügiger Betätigung der Bauchmuskulatur („Bauchpresse") den Urin nicht halten. Im Gegenteil zu einer Drang-HIK (**Urge**) erfolgt jedoch im Liegen oder beim Sitzen kein unwillkürlicher Urinabgang. Eine ausgeprägte Zystozele muss bei diesem Zustand gar nicht vorhanden sein, die subjektive Belastung der Patientin durch ihre Harninkontinenz kann jedoch erheblich sein.

Pflegehinweis: Man kann sehr oft beobachten, wie weit sich Frauen diesem Krankheitsbild anpassen und die Stress-HIK mit verschiedenen Taktiken „managen“ können, insbesondere die **Pollakisurie**, eine künstlich herbeigeführte Entleerung der Blase mehrmals pro Stunde, die, wie die häufig anzutreffende, oft erhebliche **Einschränkung der Flüssigkeitszufuhr**, ernste gesundheitliche Probleme mit sich bringen können.

6.4 Harninkontinenz

Anatomische Grundlagen

Der Blasenausgang ist nicht mit einem dem After vergleichbaren Sphinkter versehen, der in jeder Lage und Situation fähig wäre, eine Blasenentleerung zuverlässig zu verhindern. Vielmehr beteiligen sich am Blasenverschluss im Bereich der proximalen Urethra zahlreiche verschiedene Mechanismen, unter welchen die glatte und quergestreifte Muskulatur nur einen Teil ausmacht.

Häufigkeit: Die Stress-HIK kann durchaus als „moderne Seuche“ bezeichnet werden: Es wird geschätzt, dass bis zu 75 % aller 60-jährigen Frauen, die Kinder geboren haben, mehr oder weniger inkontinent sind, wobei die Dunkelziffer hier wohl hoch ist.

Ursachen

Als **Ursache** ist zusätzlich eine gewisse Bindegewebsschwäche zu nennen, weil bei dieser Erkrankung auch andere ähnliche Leiden, wie Nabel- oder Leistenhernien und Varizen, gehäuft auftreten. Die Zahl der Schwangerschaften, die Schwere der Kinder und die Geburtsverläufe spielen genauso eine Rolle wie das Körpergewicht der Patientin und eine starke physische Belastung durch körperliche Arbeit.

Diagnostik

Bei der **Diagnostik** ist oft schon die sorgfältige Anamnese, verbunden mit einer gründlichen gynäkologischen Untersuchung, ausreichend. Der Introitus vaginae klafft, die Blase wölbt sich schon im Bereich der Urethra vor, und die ganze vordere Scheidenwand ist abgeflacht, die typischen Querstriche der Scheidenhaut (Rugae) sind geglättet. Beim Husten kann man den Urinabgang direkt beobachten. Durch leichtes Anheben des Blasenhalses mit zwei gespreizten Fingern kann man prüfen, ob die Patientin bei diesem Manöver (Boney-Probe) kontinent wird. Bei unklaren Fällen wird eine für den Erfolg einer Operation unumgängliche Messung der Druckverhältnisse in der Urethra, in der Blase und im Bauchraum durchgeführt (Urodynamik), um zu entscheiden, ob es sich wirklich um eine Stress-HIK oder etwa eine Urge-HIK handelt. Auch die Mischformen von beiden sind nicht selten anzutreffen. Während die Urge-HIK konservativ je nach Ursache behandelt wird, kann bzw. muss bei der Stress-HIK operiert werden.

Therapieverfahren

Als **Standardverfahren** gelten heute die Kolposuspension nach Burch o.Ä. und das Einlegen eines suburethralen Bändchens (z.B. TVT, MONARC). Bei der ersten Operation wird die Bauchdecke bis zur Blase eröffnet (keine Laparotomie, das Peritoneum bleibt geschlossen) und die Scheidenwand lateral des Blasenhalses mit Fäden an Teilen des Leistenbandes (Ligamentum inguinale, das Coopersche Dreieck) fixiert. Die zweite Operation ist weniger aufwändig und für die Patientin deutlich schonender. Hier wird lediglich auf vaginalem Weg ein kurzer Schnitt der vorderen Scheidenwand unterhalb der proximalen Urethra durchgeführt, ein Kunststoffbändchen ohne Spannung (TVT, ***Tension free vaginal tape***) quer unter die Urethra gelegt und seitlich im Gewebe des Beckens oder der Bauchdecke durch die rauhe Struktur des Bändchens ohne weitere Maßnahmen fixiert.

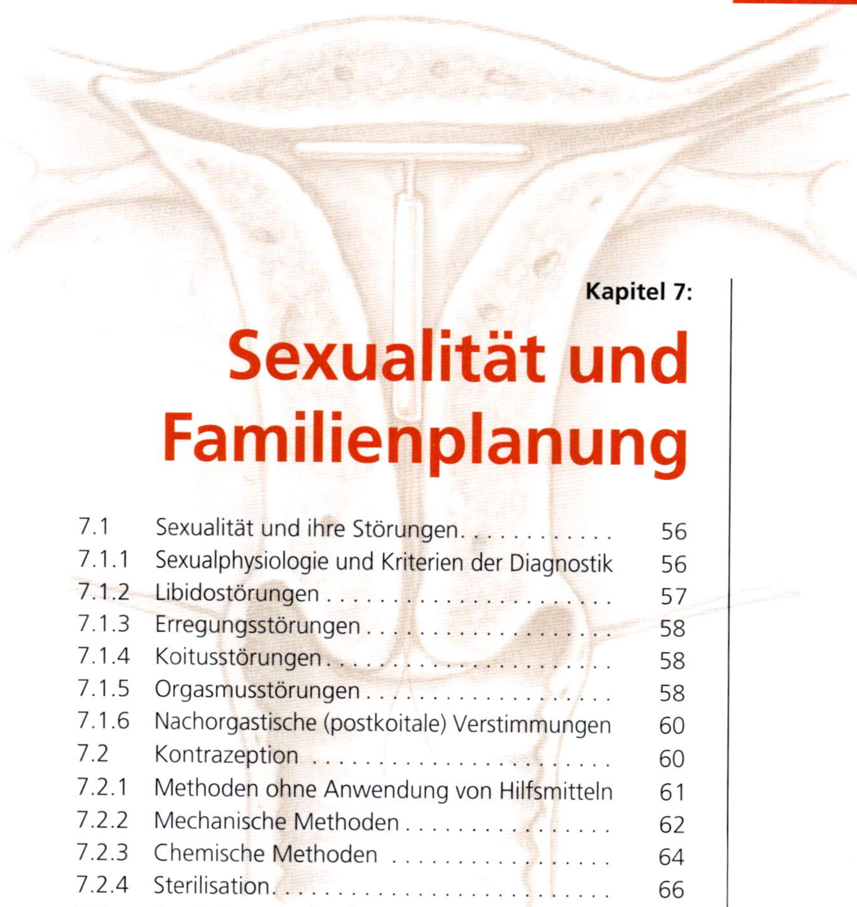

Kapitel 7:

Sexualität und Familienplanung

7 Sexualität und Familienplanung

7.1 Sexualität und ihre Störungen

Hintergrund

Wenn heute in der Fachliteratur der Prozentsatz von Frauen mit sexuellen Problemen zwischen 15 % und 75 % variiert, ist dieses weite Spektrum nur teilweise auf eine undifferenzierte Diagnostik zurückzuführen. Die sexuelle Liberalisierung und die große Offenheit der heutigen Zeit im Hinblick auf die Sexualität führen einerseits dazu, dass mehr Frauen ihre sexuellen Störungen beklagen und auf ihre Behandlung zurecht bestehen. Andererseits erzeugt diese Situation jedoch auch einen größeren „Leistungsdruck".

7.1.1 Sexualphysiologie und Kriterien der Diagnostik

Es gibt wohl kaum eine andere psychische Problematik, bei der die Grenzen zwischen „gesund" und „krank" oder „normal" und „abnorm" so fließend sind, wie bei der gestörten Sexualität. Nach übereinstimmender Meinung vieler Experten ist zwar die überwiegende Mehrzahl der funktionellen Sexualstörungen der Frau psychisch bedingt. Andererseits ist zu bedenken, dass sich die normale Sexualität auf dem anatomischen und physiologischen Boden der weiblichen Geschlechtsorgane abspielt und somit auch organische Ursachen für ihre Störungen denkbar und einer erfolgreichen Behandlung zugänglich sind.

Sexueller Reaktionszyklus

Da der sexuelle Reaktionszyklus **vier Phasen** hat, bietet sich an, auch die Einteilung der Störungen nach diesen Phasen vorzunehmen. Der sexuelle Reaktionszyklus besteht aus der **Erregungsphase** (☞ Kap. 7.1.2 und Kap. 7.1.3 Libido- und Erregungsstörungen), der **Plateauphase** (☞ Kap. 7.1.4 Koitusstörungen), der **Orgasmusphase** (☞ Kap. 7.1.5 Orgasmusstörungen) und der **Rückbildungsphase** (☞ Kap. 7.1.6 Nachorgastische oder postkoitale Verstimmungen). Obwohl es sich im Prinzip beim Mann und bei der Frau um dieselben Abläufe handelt, bestehen dennoch erhebliche physiologische Unterschiede:

Geschlechtsspezifische Unterschiede

- Der Ablauf ist bei Männern sehr uniform, bei Frauen ausgesprochen variabel.
- Die Dauer des Koitus ohne künstliche Beeinflussung, die psychogen oder medikamentös möglich ist, liegt bei Männern sehr konstant zwi-

schen 3 und 4 Minuten, das Orgasmuserlebnis ist bei der Ejakulation quasi automatisch „programmiert“. Frauen brauchen durchschnittlich 5 bis 10 Minuten, wobei nur etwa 15 % angeben, ab und zu auch mit weniger zufrieden zu sein, aber 35 % einen längeren Zeitraum benötigen würden; die Streubreiten der Antworten reichen bis zu 45 Minuten und länger. Ein Zeitraum von mehreren Wochen bis Monaten zwischen dem ersten Koitus und dem ersten Orgasmus ist bei Frauen vollkommen normal.

- Bei Männern besteht nach dem Orgasmus immer ein kürzerer oder auch längerer Zeitabschnitt (Refraktärzeit), in der sexuelle Handlungen nicht nur nicht angenehm, sondern oft unangenehm bis schmerzhaft sein können, während bei Frauen mehrere Orgasmen in einem Zyklus möglich, angenehm und nicht selten erwünscht sind.

Fazit

Daraus lässt sich ableiten, dass eine Darstellung der weiblichen sexuellen Störungen ohne Einbezug der männlichen nicht sinnvoll bzw. nicht möglich ist.

7.1.2 Libidostörungen

Definition: Unter Libidostörungen versteht man Störungen der sexuellen Appetenz („Lust auf Sex“), die bis zu sexueller Aversion gehen können.

Ursachen

Die Libidostärke schwankt stark inter- und intraindividuell. Es gibt große Unterschiede, die trotzdem nichts mit einer Erkrankung zu tun haben, wenn sie subjektiv nicht entsprechend belastend empfunden werden. Bei Frauen steigt die Libidostärke bis etwa zum 35. Lebensjahr an und fällt im Klimakterium oder auch später nur leicht ab, was durchaus mit der Entwicklung des Testosteron-Hormonspiegels, der auch für die weibliche Libidostärke wichtig ist, übereinstimmt. Trotz der Einstellung der Östrogenproduktion bleibt die Testosteronproduktion im Ovar und auch in der Nebennierenrinde der Frau noch lange im Senium erhalten. Das Nachlassen sexueller Aktivitäten bei älteren und alten Frauen hat wohl viel mehr mit der zunehmenden Libidoschwäche der älteren Männer zu tun, denn Studien beweisen, dass 50–60-jährige Frauen deutlich mehr Sex haben, wenn ihre Männer jünger sind, als gleich alte Frauen mit deutlich älteren Männern. Jedenfalls kann ein sehr unterschiedlich ausgeprägtes Interesse nach lustvollen sexuellen Handlungen zu Spannungen innerhalb der Partnerschaft führen.

7.1.3 Erregungsstörungen

[i]

Definition: Bei Frauen bedeutet eine Erregungsstörung, dass die Erregung im Hinblick auf die Dauer oder Stärke nicht für einen befriedigenden Geschlechtsverkehr ausreicht.

Ursachen

Bei Erregungsstörungen besteht das Hauptproblem in der fehlenden genitalen Hyperämie (entspricht beim Mann den ausgesprochen häufigen Erektionsstörungen) und der physiologischen Absonderung des Sekrets der Bartholinischen Drüsen (Lubrikation). Während bei dieser Störung rein „mechanisch" mit Gleitmitteln nachgeholfen werden kann, kommen dazu oft weitere psychogene Störungen. Manche Frauen „reagieren" zwar „normal", erleben aber die durchaus erregenden sexuellen Handlungen keinesfalls lustvoll und angenehm. Oft berichten sie, als würden sie sich selbst aus der Distanz vollkommen nüchtern „dabei" beobachten. Isolierte Erregungsstörungen sind bei Frauen im Vergleich zu entsprechenden Erektionsstörungen bei Männern eher selten.

7.1.4 Koitusstörungen

Vaginismus und Dyspareunie

Vonseiten der Frau zählt zu dieser Problematik der eher seltene **Vaginismus** (Verkrampfung der Beckenbodenmuskulatur bis zur Unmöglichkeit, einen Koitus zu beginnen oder in ganz seltenen Fällen auch zu beenden) und die häufiger auftretende **Dyspareunie**, d.h. Schmerzen beim Koitus. Diese Schmerzen haben nicht selten organische Ursachen, seien es intraabdominelle Verwachsungen von Uterus, Tuben oder Ovarien, verkürzte, verdickte und schmerzhafte Uterusligamente (Lig. sacrouterina, Parametrien), die Endometriose oder auch Myome. Obwohl auch hier eine psychogene Problematik möglich ist, muss aus der Sicht des Gynäkologen gesagt werden, dass immer wieder Frauen zu „psychisch auffälligen Neurotikerinnen" abgestempelt worden sind, die nach einer Operation ihr Sexualleben wieder lustvoll fortsetzen konnten. Viele Koitusstörungen erleben Frauen dann, wenn die Erektion ihrer Männer unvollständig ist oder zu schnell nachlässt (mit Ejaculatio praecox oder auch ohne). Der primäre, den Koitus unmöglich machende Vaginismus ist eher selten und steht regelmäßig mit einer psychischen Abwehrhaltung in Zusammenhang.

7.1.5 Orgasmusstörungen

Hintergrundwissen

Die oben erwähnten Bemerkungen über die sexuelle Physiologie verdeutlichen, dass schon bei einem „normalen" (also „natürlichen") sexuellen Verhalten ein gemeinsamer oder auch allein ein weiblicher Orgasmus beim Koitus keine Selbstverständlichkeit ist. Das sexuelle „Vorspiel", das fast jede Frau für ihr Orgasmuserlebnis braucht, existiert in der phylogenetisch ererbten einfachen psychovegetativen („natürlichen") Struktur des Mannes gar nicht und muss ihm manchmal mühsam „beigebracht" werden. Die andere Möglichkeit vonseiten des Mannes ist, seine Ausdauer beim reinen Koitus auf die erwähnten Zeiten zu steigern. Der optimale Weg zum schönen gemeinsamen Orgasmuserlebnis besteht i. d. R. im Kombinieren beider Methoden.

Definition: Bei der **Ejaculatio praecox** findet der Samenerguss schon vor dem Einführen des Penis in die Vagina, während des Einführens oder bis zu 60 Sekunden nach dem Einführen in die Vagina statt.

Dieses Ereignis wird wegen der einsetzenden refraktären Phase mit dem begleitenden Verlust der Erektion zum Nachteil der sexuellen Erlebnisse. Scheinbar paradoxerweise ist diese echte Ejaculatio praecox nicht nur selten, sondern für die Frau bzw. für beide auch weniger belastend als zu häufiges „Versagen" während des Koitus. Die Reflexion über ein mögliches sexuelles Versagen kann bei Männern zu schweren sexuellen Störungen bis zur vollkommenen Impotenz führen.

Diagnostik und Therapiemöglichkeiten

Bei Frauen ist deshalb unter therapeutischen Gesichtspunkten relevant, ob es sich um eine komplette oder nur teilweise (koitale) Orgasmusstörung handelt. Die beste Möglichkeit, dies festzustellen, liegt im vorsichtigen und behutsamen Befragen des Therapeuten über die Masturbationserfahrungen der Frau. Während 1960 nur knapp 50 % der befragten Studentinnen Masturbationserfahrungen hatten, war es 1981 schon 72 %. Neueste Untersuchungen dürften noch wesentlich höhere Zahlen liefern und auch auf weitere Alters- oder Sozialgruppen zutreffen.

Wenn eine weibliche koitale Orgasmusfähigkeit natürlicherweise in gewissem Sinne „erlernt" werden muss, sind Frauen ohne jegliche Masturbationserfahrung in dieser Hinsicht deutlich benachteiligt und sozusagen vom Verhalten des Mannes „abhängig". Es existieren daher leider auch zahlreiche Fälle einer primären, lebenslang andauernden Anorgasmie, die paradoxerweise weniger ein Problem darstellt als eine mehr oder weniger intermittierende oder eine komplette sekundäre koitale Anorgasmie. Der Orgasmus wird heute oft als Ziel und Sinn der sexuellen Handlungen definiert, was den schon erwähnten „Leistungsdruck" auf beiden Seiten erhöht. Deshalb werden heute auch von Frauen Orgasmusstörungen als die gravierendsten sexuellen Probleme empfunden und geschildert.

Eine organische Ursache einer koitalen Anorgasmie kann in einem zu weiten Introitus vaginae mit deutlicher Abschwächung der Beckenbodenmuskulatur am Damm liegen. In manchen Fällen kann die Anpassung der koitalen „Technik" helfen, i. d. R. können diese Ursachen jedoch besser mit einer Beckenboden-Scheiden-Plastik schnell und dauerhaft behoben werden.

7.1.6 Nachorgastische (postkoitale) Verstimmungen

Definition: Gereiztheit, innere Unruhe, Kopfschmerzen, Schlafstörungen, Depressionen, Wein- oder Wutanfälle, Missempfindungen im Genitalbereich und viele andere Störungen sind meist die Folge einer Anorgasmie im weiteren Sinne als Folgen eines unerfüllten sexuellen Aktes.

Sie können durchaus unter dem Sammelbegriff der „sexuellen Nicht-Befriedigung" zusammengefasst werden, obwohl die Ursache ihrer Beschwerden sowohl für die Betroffene als auch ihre Umgebung inklusive ihres Arztes nicht immer klar sein muss. Ohne diese Beschwerden nur auf dem Gebiet der Sexualität suchen zu wollen, muss doch zugegeben werden, dass trotz oder gerade wegen aller „sexuellen Aufklärung" und „sexuellen Liberalität" viel zu oft die wahren Ursachen immer noch übersehen bzw. verdrängt werden.

7.2 Kontrazeption

Bedeutung der Kontrazeption

Die Kontrazeption oder Antikonzeption kann einerseits aus medizinischen Gründen angezeigt sein, z. B. wenn die Gesundheit der Frau durch den Eintritt einer Schwangerschaft gefährdet erscheint. Andererseits ist sie aus der Sicht einer sinnvollen **Familienplanung** wünschenswert.

Hinweis: Die Formulierung „Familienplanung ist ein grundlegendes Menschenrecht" stammt von der Konferenz für Menschenrechte der Vereinten Nationen.

Dieser Grundsatz entfernt sich keineswegs von den religiösen und sittlichen Vorstellungen über die Familie. Lediglich bei der Wahl der antikonzeptionellen Mittel gehen die Meinungen weit auseinander.

Voraussetzungen an Kontrazeptiva

Grundsätzlich sollten folgende Voraussetzungen für eine geeignete antikonzeptionelle Methode erfüllt sein:

- gute Wirkung, hohe antikonzeptionelle Sicherheit,
- möglichst geringe/keine Nebenwirkungen,
- 100 %ige Reversibilität,
- Annehmbarkeit für beide Partner,
- geringe Kosten,
- keine negative Beeinträchtigung der Sexualität.

Definition: Die **Sicherheit** einer antikonzeptionellen Methode wird in Form des **Pearl-Index** angegeben. Darunter versteht man die Zahl der Schwangerschaften, die trotz Anwendung der entsprechenden antikonzeptionellen Methode im Verlauf von 100 Frauenjahren auftreten.

[i]

7.2.1 Methoden ohne Anwendung von Hilfsmitteln

7.2.1.1 Coitus interruptus

Definition: Unter **Coitus interruptus** versteht man die Unterbrechung der Kohabitation kurz vor dem Samenerguss (Ejakulation).

[i]

Es liegt in der Natur der Sache, dass diese Methode starken subjektiven Schwankungen unterliegt und somit der Pearl-Index bis 25 im Hinblick auf die Kontrazeption inakzeptabel hoch ist.

Sicherheit

7.2.1.2 Periodische Enthaltsamkeit nach Knaus-Ogino

Die Methode der periodischen Enthaltsamkeit basiert auf der Voraussetzung, dass es während des Zyklus der Frau fruchtbare und unfruchtbare Tage gibt. Nach der Länge des jeweiligen Menstruationszyklus können Rückschlüsse auf die Ovulation und damit auf die Dauer der fruchtbaren Phase gezogen werden. Die geschlechtliche Enthaltsamkeit hat sich an dieser Zeitspanne zu orientieren. Grundvoraussetzung für die sinnvolle Anwendung dieser Methode ist zum einen ein gleichbleibend regelmäßiger Zyklus und zum anderen die Disziplin der beiden Partner. Bei einem konstanten 28-Tage-Zyklus liegen die fruchtbaren Tage zwischen dem 10. und dem 17. Tag.

Der Pearl-Index wird mit 18 angegeben.

Sicherheit

7.2.1.3 Basaltemperaturmessung

Durch Messen der **Aufwachtemperatur vor dem Aufstehen** lässt sich für jeden Zyklus der Ovulationstermin exakt bestimmen (☞ Kap. 7.3.2). Erfolgen Kohabitationen erst in der zweiten Zyklusphase, also nach dem Eisprung, bietet die Methode eine hohe Sicherheit. Dabei wird davon ausgegangen, dass die weibliche Eizelle nicht länger als 48 Std. nach dem Eisprung befruchtungsfähig ist (und die Lebensfähigkeit der Spermatozoen im weiblichen Genitaltrankt ca. 24–72 Std. beträgt).

Der Pearl-Index wird mit 1 angegeben.

Sicherheit

7.2.1.4 Symptothermale Methode

Die Methode besteht in der gleichzeitigen Messung der Basaltemperatur und der Beobachtung des Zervixschleims. 2–3 Tage nach dem Temperaturanstieg und dem Verschwinden des flüssigen Zervixschleims kann der Geschlechtsverkehr ungeschützt erfolgen.

Sicherheit

Bei einem Pearl-Index von etwa 0,1 handelt es sich um eine sehr sichere antikonzeptionelle Methode, die aber relativ aufwändig ist.

7.2.2 Mechanische Methoden

7.2.2.1 Kondom

Schutz vor sexuell übertragbaren Krankheiten

Diese vom Mann zu nutzende schwangerschaftsverhütende Maßnahme hat zugleich den Vorteil eines weitgehenden Schutzes vor sexuell übertragbaren Erkrankungen.

Sicherheit

Der Pearl-Index liegt zwischen 7 und 14.

7.2.2.2 Portiokappe und Scheidendiaphragma

Größenbestimmung durch den Gynäkologen

Portiokappe und Scheidendiaphragma haben den Nachteil, dass die für die Sicherheit wichtige Bestimmung der Größe primär durch den Arzt erfolgen sollte, und in der unbequemen Anwendung und der Notwendigkeit des Auswechselns. Die aus Kunststoff bestehende Portiokappe wird als so genanntes **Okklusivpessar** von der Frau nach der Menstruation über den Scheidenteil der Zervix gelegt und kurz vor der Periode wieder entfernt. Beim Scheidendiaphragma handelt es sich um Gummihalbschalen mit einem federnden Ring. Durch die Wahl der richtigen Größe sollte gewährleistet sein, dass der Ring den Scheidenwänden anliegt. Nach dem Verkehr wird er entfernt.

Sicherheit

Der Pearl-Index wird mit 20–25 angegeben.

7.2.2.3 Intrauterinpessar (IUP)

Zielgruppe und Wirkungsweise

Vorwiegend für Frauen, die bereits geboren haben und eine medikamentöse Antikonzeption nicht vertragen, stehen als Kontrazeptiva Intrauterinpessare (IUP), umgangssprachlich als „Spirale“ bezeichnet, zur Verfügung. In Frage kommen kupferbeschichtete T-förmige Körper aus Polyethylen oder auch Gelbkörperhormon beinhaltende Pessare. Die Pessare werden vom Gynäkologen in die Uterushöhle eingelegt (☞ Abb. 21) und führen dort zu einer kontrazeptiv wirkenden chronischen Entzündungsreaktion. Die Nebenwirkungen bestehen meistens in stärkeren, manchmal auch deutlich verlängerten und schmerzhaften Regelblutungen.

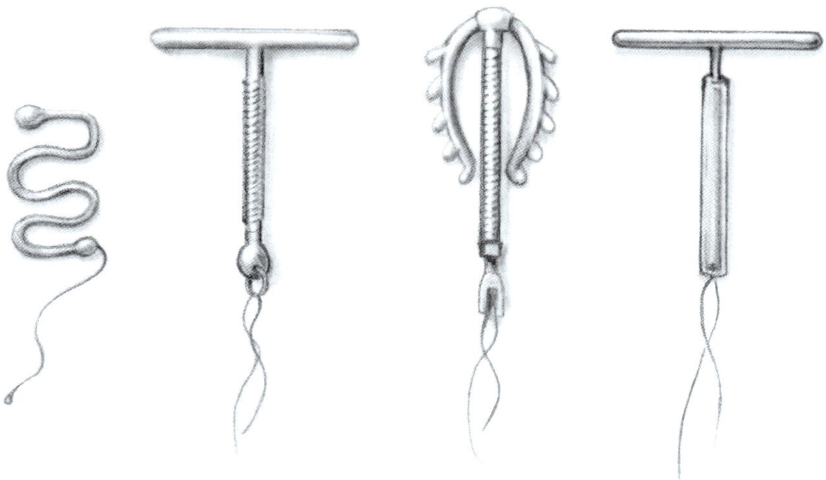

Abb. 20: Verschiedene Intrauterinpessare. Von li. nach re.: Lippes-Schleife, Kupfer-T 200, Multiload CU 250, Biograviplan.

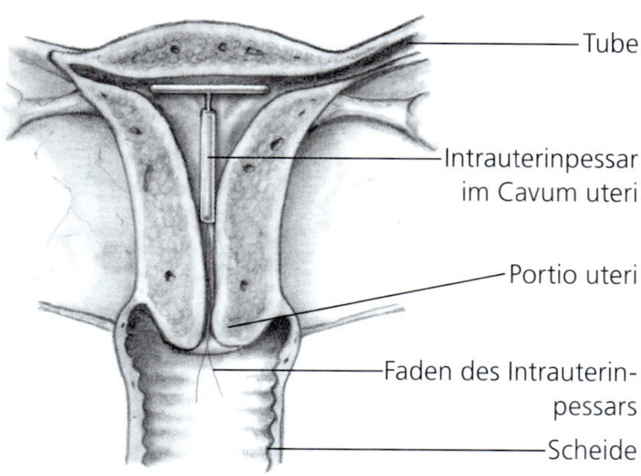

Abb. 21: Liegendes IUP in der Gebärmutterhöhle

> **Vorsicht:** Bei jungen Frauen, die noch nicht geboren haben, ist zu bedenken, dass eine liegende Intrauterinspirale das Risiko einer aufsteigenden Infektion (Salpingitis und Endometritis) und eine damit verbundene potenzielle Sterilität erhöht.

Kombinationen

Zur besseren antikonzeptiven Wirkung werden Kombinationen von verschiedenen Wirkungsmechanismen angewandt. Typisch dafür ist die neueste Generation von Intrauterinpessaren, die anstatt eines Kupferdrahts im Stiel einen Behälter mit Gestagen tragen, das kontinuierlich abgegeben wird. Das Gelbkörperhormon bewirkt eine Rückbildung der Gebärmutterschleimhaut. Dadurch werden die häufigen und unangenehmsten Nebenwirkungen im Sinne von verstärkten Blutungen minimiert.

IUP und Schwangerschaft

Kommt es bei liegendem IUP zum Eintritt einer Schwangerschaft, sollte ein Gynäkologe konsultiert werden, um eine Extrauteringravidität auszuschließen und das weitere Vorgehen zu besprechen. Besteht eine intrauterine intakte Schwangerschaft, wird man in der Regel das liegende IUP entfernen. Ausgetragene Schwangerschaften bei liegender Intrauterinspirale haben bis heute keine erhöhte Fehlbildungsrate bei den Kindern gezeigt.

Sicherheit

Der Pearl-Index wird mit 0,5 bis 2,7 angegeben.

7.2.3 Chemische Methoden

7.2.3.1 Spermatizide Substanzen

Wirkprinzip

Substanzen, die die Spermatozoen befruchtungsunfähig machen, sind seit Jahrtausenden bekannt. Sie werden in Form von Tabletten, Schaumovula, Gelees oder Sprays 5 bis 10 Min. vor dem Geschlechtsverkehr in die Scheide eingebracht. Zugleich wird durch diese Substanzen bis zu einem gewissen Grad ein Schutz vor Infektionen erreicht. Häufig werden sie zusätzlich zu einer mechanischen antikonzeptionellen Methode (z.B. Kondom, Diaphragma, Portiokappe) angewandt.

Sicherheit

Bei alleiniger Anwendung liegt der Pearl-Index zwischen 3 und 25.

7.2.3.2 Hormonelle Kontrazeption

Anwendungsarten der hormonellen Kontrazeption

Die 1957 eingeführte hormonale Kontrazeption kommt in folgenden Arten zur Anwendung:

- **Monophasische Kombinationsmethode:** Vom 5. bis zum 24. bzw. 25. Zyklustag wird täglich eine Tablette eines Östrogen-Progesteron-Gemischs eingenommen. Es folgen 6 bis 7 einnahmefreie Tage, in denen die Menstruation eintritt.
- **Stufen-Methode:** Mit den täglich einzunehmenden Tabletten werden Östrogene in gleich bleibender Dosis, das Progesteron in steigender Dosis zugeführt (Zwei-Stufen- bzw. Drei-Stufen-Methode).
- **Sequenzmethode:** Diese auch Zweiphasenmethode genannte hormonelle Antikonzeption besteht in der Einnahme von Östrogenen für 7 Tage mit anschließender Einnahme eines in der Dosierung gleich bleibenden Östrogen-Progesteron-Gemischs.
- **Minipille:** Es handelt sich um die kontinuierliche Einnahme einer niedrig dosierten Gestagentablette. Die antikonzeptionelle Wirkung beruht nur auf der lokalen Veränderung des Zervixschleims über das zugeführte Gestagen. Eine Ovulationshemmung findet nicht statt. Die Sicherheit der Methode ist nur dann gewährleistet, wenn die Minipille jeweils zur selben Stunde des Tages eingenommen wird.
- **Morning-after-Pille:** Die Einnahme hoch dosierter östrogen- und progesteronhaltiger Tabletten innerhalb von maximal 72 Std. nach einem ungeschützten Geschlechtsverkehr („Pille danach") führt über die Hemmung der Einnistung in der Gebärmutterschleimhaut mit hoher

Sicherheit zur Verhütung einer Schwangerschaft. Sie hat aber unter Umständen erhebliche Nebenwirkungen und sollte nicht zur regelmäßigen Verhütung missbraucht werden.
- **Dreimonatsspritze:** Die Injektion von gestagenwirksamen Depotpräparaten verhütet mit hoher Sicherheit für 2 bis 3 Monate den Eintritt einer Schwangerschaft (Pearl-Index 0,5). Als Nachteile dieser schwangerschaftsverhütenden Maßnahme werden von den Frauen die oftmals rezidivierenden Schmierblutungen angegeben. Zudem ist die Gefahr einer länger anhaltenden Amenorrhoe gegeben.
- **Hormonhaltiges Pflaster, hormonhaltiges subkutanes Implantat:** Die wirksame Hormonmenge wird entweder durch die Epidermis oder vom subkutanen Bindegewebe täglich resorbiert.

Sicherheit

Die hormonale Kontrazeption zählt bei regelmäßiger zuverlässiger Anwendung zu einer der **sichersten** kontrazeptiven Methoden. Zu den seltenen, aber möglichen **Nebenwirkungen** der homonalen Kontrazeption gehören die Gewichtszunahme, Libidoveränderungen, Blutungsstörungen (in der Regel Zwischenblutungen) und ein erhöhtes kardiovaskuläres Risiko (z.B. Thrombosen) bei gleichzeitigem Vorhandensein von Risikofaktoren wie Rauchen, Adipositas und arterieller Hypertonie. Die Vorteile der hormonellen Kontrazeption bestehen in der hohen Sicherheit, der vollständigen Reversibilität nach Absetzen des Präparates, der positiven Beeinflussung einer Dysmenorrhoe (Schmerzen bei der Periodenblutung), einer Verringerung der Blutungsstärke und einer möglichen positiven Beeinflussung von Hauterkrankungen (z.B. Akne).

Der Pearl-Index wird mit unter 1 angegeben.

Wirkprinzip

Die Wirkung der hormonalen Kontrazeption beschränkt sich nicht nur, wie am Anfang der Entwicklung angestrebt wurde, auf die Hemmung des Zwischenhirnhypophysensystems mit der Unterdrückung der Ovulation. Bei den heute zumeist angewandten, niedrig dosierten Präparaten (Mikropille) ist die Ovulationshemmung auch keineswegs mehr ausreichend sicher. Die antikonzeptionelle Wirkung beruht vielmehr auf verschiedenartigen Einflüssen auf die Genitalfunktionen, von denen die Störung des Aufbaus der Gebärmutterschleimhaut und die Undurchlässigkeit der Zervix für die Spermatozoen, aber auch eine Verhinderung der im Zervixschleim eintretenden Befruchtungsfähigkeit der Spermatozoen (Verhinderung der Kapazitation) im Vordergrund stehen.

Kontraindikationen

Voraussetzung für die Verschreibung eines hormonalen Kontrazeptivums ist stets die sorgfältige gynäkologische Anamnese und Untersuchung. **Kontraindikationen** gegen eine Antibabypille wie bekannte Lebererkrankungen, Z.n. Thromboembolie, starker Nikotinabusus und eine ausgeprägte Hypertonie müssen Beachtung finden. Während der Einnahme der Antibabypille sollte halbjährlich eine gynäkologische Vorsorgeuntersuchung durchgeführt werden.

Depots

Ähnlich in der Wirkung, aber anders in der Applikationsform als die täglich oral einzunehmende „Pille“, funktionieren Hormongaben, die in einem Depot im Körper langsam abgebaut werden. Früher bestanden diese aus den so genannten „Dreimonatsspritzen“, einer subkutanen oder intramuskulären Injektion von Gestagenen. Heute handelt es sich um kleine Behälter (z. B. Implanon®), die unter die Haut gelegt werden und durch ständige Abgabe des betreffenden Hormons einen für die Schwangerschaftsverhütung ausreichenden Spiegel auch mehrere Jahre hinweg zu gewährleisten vermögen.

7.2.4 Sterilisation

7.2.4.1 Tubensterilisation

Indikationen

Mit der Unterbindung oder teilweisen Entfernung der Tuben ist die Fortpflanzungsfähigkeit der Frau erloschen. Im Gegensatz zu den anderen antikonzeptiven Methoden stellt diese Maßnahme einen endgültigen, nicht reversiblen Eingriff dar. Sie kommt dann zur Anwendung, wenn Schwangerschaften aus medizinischen Gründen vermieden werden müssen oder wenn die Frauen eine dauerhafte, sehr sichere, bequeme und billige Antikonzeption wünschen.

[!]

Merke: Die Tubensterilisation wird somit in zunehmendem Maße zum Bestandteil der **Antikonzeption nach abgeschlossener Familienplanung.**

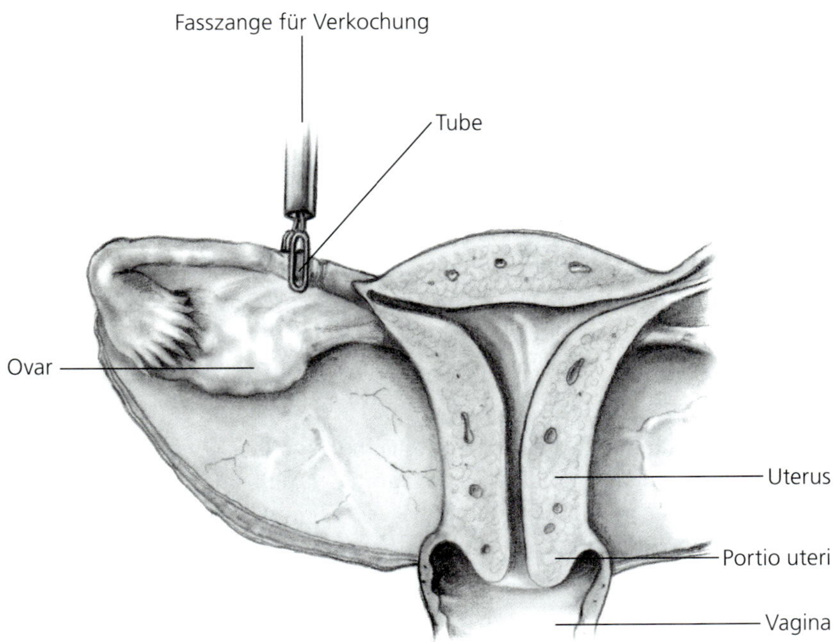

Abb. 22: Sterilisation durch Unterbrechung der Tubendurchgängigkeit

Folgende Arten des operativen Vorgehens stehen zur Verfügung:

Operative Vorgehensmöglichkeiten

- **Laparoskopie** mit Elektrokoagulation der Tuben,
- **Hysteroskopie** als transuterine Methode zum Tubenverschluss mittels Mikrosonden (in Forschung),
- teilweise oder totale **Exstirpation der Tuben,** insbesondere beim letzten Kaiserschnitt (Sectio caesarea).

Hinweis: Im Rahmen der präoperativen Aufklärung der Patientin ist es wichtig, auf die seltenen, aber möglichen Versagerquoten hinzuweisen und auch die Irreversibilität des Eingriffs nochmals zu unterstreichen.

7.2.4.2 Sterilisation des Mannes

Die Sterilisation des Mannes besteht darin, den Samenleiter (Ductus deferens) undurchgängig zu machen. Der Eingriff ist technisch einfach und kann in örtlicher Betäubung durchgeführt werden. Abgesehen von kurzfristigen (Druckgefühl bis Schmerzen im Hoden) und längerfristigen möglichen Nebenwirkungen (Umbau des Hodengewebes aufgrund der Atrophie vom germinativen Epithel) erreicht man mit dieser Methode eine gute kontrazeptive Sicherheit.

7.3 Sterilität und Infertilität

Definition: Wenn trotz Kinderwunsch und regelmäßiger ungeschützter Kohabitationen über einen Zeitraum von zwei Jahren keine Schwangerschaft (Gravidität) eintritt, liegt eine **primäre Sterilität** vor. Bei Frauen, die bereits schwanger waren und es später nicht wieder werden, besteht eine **sekundäre Sterilität.**

Merke: Zum Verständnis der Problematik der Kinderlosigkeit ist es wichtig zu wissen, dass die Konzeptionserwartung nach dem 30. Lebensjahr ständig abnimmt. Vom 40. Lebensjahr an liegt sie nur noch bei etwa 1 % der Fertilität einer 20-Jährigen.

Die Aufdeckung der Ursachen einer Sterilität und ihre Behandlung setzt bei den Frauen und dem behandelnden Arzt viel Geduld voraus. Schon bei der Erhebung der Anamnese treten viele Schwierigkeiten auf, da die Befragung sich naturgemäß auch auf die Intimsphäre der Frau bzw. der Partner erstreckt.

7.3.1 Ursachen und Diagnose einer Sterilität beim Mann

Häufigkeit

Die weit verbreitete Auffassung, dass die Sterilität am häufigsten auf die Störungen bzw. auf die Erkrankungen im Bereich des weiblichen Organismus beruht, ist längst widerlegt worden. Zu mindestens in 40 % ist die Kinderlosigkeit auf eine Zeugungsunfähigkeit des Mannes zurückzuführen (in 40 % sind es Ursachen vonseiten der Frau, in 20 % handelt sich um eine idiopathische Sterilität). Nur selten liegt sie daran, dass durch psychische oder körperliche Störungen kein Geschlechtsverkehr vonseiten des Mannes möglich ist. Auch bei normaler Kohabitationsfähigkeit gibt es aber zahlreiche **Ursachen für eine Sterilität des Mannes:**

Ursachen

- Störungen der Spermienbildung (Spermiogenese), die angeboren sein können oder durch schwere Allgemeinerkrankungen oder Umwelteinflüsse (Medikamente, Giftstoffe, Strahlen) erworben wurden.
- Verminderung der Menge der Samenflüssigkeit (Ejakulat) und der Zahl der jeweils in ihr enthaltenen Spermien (normal 2,5–3,5 ml, je ml 40–80 Millionen Spermien).
- Fehlen von reifen, beweglichen Spermien (Azoospermie) und völliges Fehlen von Keimzellen (Aspermie).
- Z.n. Hoden- und Nebenhodenentzündungen mit narbigem Verschluss der Ausführungsgänge des männlichen Genitale.

7.3.2 Ursachen und Diagnose einer Sterilität bei der Frau

7.3.2.1 Ovarialinsuffizienz

Hintergrundwissen

Alle Störungen der Ovarialfunktion und des Zwischenhirnhypophysensystems können Ursache für ein Fehlen der Ovulation und damit auch die Ursache einer Sterilität sein. Bei vorhandener Ovulation kann trotzdem eine Sterilität bestehen, wenn der Gelbkörper (Corpus luteum) vorzeitig zugrunde geht und durch Verkürzung der Sekretionsphase, der 2. Hälfte des Zyklus, eine Einnistung des befruchteten Eis in die Gebärmutterschleimhaut nicht möglich ist.

Diagnostische Möglichkeiten

Zur diagnostischen Abklärung der Ovarialinsuffizienz ist die **Messung der Basaltemperatur** von großer Bedeutung (☞ Abb. 13, S. 30). Darunter versteht man die Körpertemperatur, die morgens im Bett nach dem Erwachen 5 Min. rektal gemessen wird. Voraussetzungen für die Verwertbarkeit der Temperaturkurve sind eine Nachtruhe von mindestens 6 Stunden und die Bestimmung der Temperatur zur jeweils gleichen Zeit. Am Verlauf der Aufwachtemperaturkurve ist abzulesen, ob und wann Ovulationen stattfinden. Gleichzeitig sind zeitliche Abweichungen der Zyklusphasen von der Norm zu erkennen. Weiterhin geben die Vaginalzytologie, die Beschaffenheit des Zervixsekrets (Ziehbarkeit, Farnkrautphänomen) und Hormonanalysen wertvolle diagnostische Aufschlüsse über die Eierstocksfunktion.

Erkältungskrankheiten mit Temperaturerhöhung sowie Zeitverschiebungen können die Zuverlässigkeit der Methode beeinflussen.

7.3.2.2 Tubare und uterine Sterilität

Merke: Nach jeder Salpingitis kann es zum Tubenverschluss durch Verklebungen kommen, oder es wird durch Verwachsungen im kleinen Becken verhindert, dass die Eizelle in den Eileiter gelangen kann.

[!]

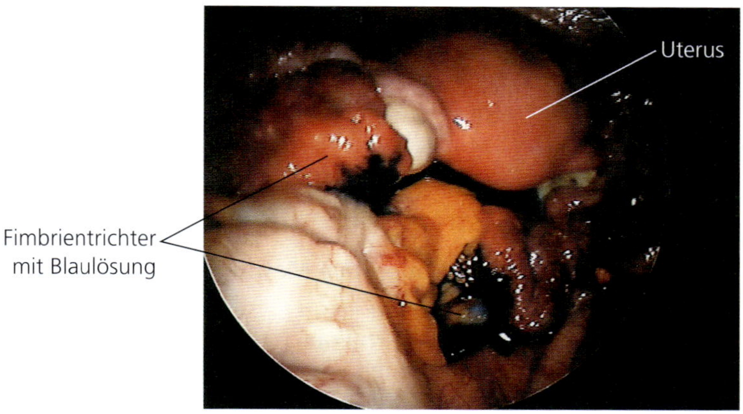

Abb. 23: Pelviskopisches Bild einer Chromopertubation (Darstellung der Tubendurchgängigkeit mit einer Farblösung). Unauffälliger Befund, beide Tuben sind prompt und einwandfrei durchgängig.

Diagnostische Möglichkeiten

Zur **Prüfung der Durchgängigkeit** der Tuben wird heute die Durchblasung (**Pertubation**), die Darstellung des Uteruscavums und der Eileiter mittels Röntgenstrahlen (**Hysterosalpingografie**) oder die Sonografie nach Kontrastmittelfüllung immer mehr verlassen. Wesentlich genauere Ergebnisse sind durch eine Bauchspiegelung (**Laparoskopie**) zu erhalten. Hierbei wird nicht allein die Durchgängigkeit der Tuben überprüft, sondern auch deren Beweglichkeit (Motilität) und adhäsionsbedingte Veränderungen der Tubenmündungen beurteilt (☞ Abb. 23). Ergänzend bietet sich dabei an, eine Uterusspiegelung (**Hysteroskopie**) durchzuführen, um **Missbildungen** der Gebärmutter, **Myome** und eine **Verklebung des Cavum uteri** nach zu intensiven Ausschabungen auszuschließen. Sie wirken ebenfalls dem Eintritt einer Schwangerschaft entgegen.

7.3.2.3 Zervikale und vaginale Ursachen der Sterilität

Test-Verfahren

Die Portioerosion oder eine Schleimhautentzündung des Zervikalkanals stellen ebenfalls Sterilitätsursachen dar. Ferner kann die Beschaffenheit des Zervikalschleims ein Eindringen der Spermien unmöglich machen oder deren Beweglichkeit weitgehend einschränken. Zur Überprüfung der Eindringfähigkeit der Spermien in den Zervixschleim dient der **Kurzrock-Miller-Test.** Bei ihm wird auf speziellen Objektträgern das Zervixsekret der Patientin mit dem Sperma eines fremden fertilen Mannes sowie das Sperma des Partners mit dem Zervixschleim einer anderen fruchtbaren Frau getestet. Aus dieser Vergleichsuntersuchung sind Aufschlüsse darüber zu erlangen, auf welchen Partner die Konzeptionsschwierigkeiten zurückzuführen sind. Eine Entnahme von Zervixsekret nach der Kohabitation ermöglicht eine Aussage über die Beweglichkeit der eingedrungenen Spermien (**Sims-Huhner-Test**).

Nicht selten sind es spezifische Antikörper, die im Zervixsekret die Spermien unbeweglich machen und angreifen. Bei dieser immunologisch bedingten Sterilität besitzen die Spermien antigene Eigenschaften, gegen die bei einer Unverträglichkeit von der Frau Antikörper gebildet werden, welche die männlichen Keimzellen zur Befruchtung untauglich machen.

Auch entzündliche Veränderungen der Scheide mit einer Veränderung der Scheidenbiologie setzen die Empfängnischancen herab und bedürfen deshalb einer gezielten Diagnostik und Therapie.

7.3.3 Behandlungsstrategien

7.3.3.1 Konservative und operative Methoden

[!]

Merke: Vor jeder Behandlung der Frau, insbesondere vor operativen Eingriffen, ist unbedingt die Zeugungsfähigkeit des Partners zu überprüfen.

Hormongaben

Die Behandlung einer Ovarialinsuffizienz ist darauf ausgerichtet, Ovulationen auszulösen. Eine Stimulierung der Eierstöcke kann durch eine Verabreichung von Hypophysenvorderlappenhormonen, die durch die Aufhebung der negativen Rückkoppelung zu einer verstärkten hypophysären FSH- und LH-Freisetzung führen, erfolgen. Hierbei ist jedoch auf Überstimulierungen mit Zystenbildungen an den Ovarien zu achten (Überstimulationssyndrom). Außerdem kommt es gehäuft zu Mehrlingsschwangerschaften. Mit der Substanz Clomifen (Antiöstrogen) gelingt es zu einem hohen Prozentsatz, einen Eisprung zu erzeugen und somit die Voraussetzungen für eine Konzeption zu schaffen. Zur Verlängerung der Sekretionsphase des Endometriums bei einer Corpus luteum-Insuffizienz dienen Gestagenpräparate (z. B. Utrogest®), die in der zweiten Zyklusphase eingenommen werden.

Adhäsiolysen und Plastiken

Krankhafte Veränderungen an den Eileitern sind nur durch eine Laparotomie oder diffizile laparoskopische Eingriffe unter mikrochirurgischen Bedingungen zu beheben. Die Tuben werden aus Verwachsungen gelöst (**Salpingolysis**) oder mit einer neuen Öffnung versehen (**Salpingostomie**).

Intrauterine Insemination (IUI)

Bei Paaren, denen die Kohabitationsfähigkeit trotz intakter Keimdrüsen fehlt, kommt eine **künstliche Befruchtung** im Sinne einer **Insemination** in Frage (☞ Kap. 7.3.3.2). Auch bei der Oligospermie des Mannes und der zervikalen Sterilität der Frau erhöht diese direkte Applikation des Spermas in den Zervikalkanal die Empfängnischancen.

7.3.3.2 Künstliche Befruchtung

IVF

Unter dem Begriff der künstlichen Befruchtung (IVF = in vitro fertilisation) werden heute verschiedene Verfahren zusammengefasst. Das älteste Verfahren, um einem sterilen Paar zum eigenen Kind zu verhelfen, ist die **Insemination** (ICI = intracervikale Insemination, IUI = intrauterine Insemination, ITI = intratubare Insemination). Die aufbereiteten Spermien vom Partner (homologe Insemination) oder von einem Spender (heterologe Insemination) werden dabei – mit oder ohne vorangegangene hormonelle Stimulation der Ovarien – zur Zeit des Eisprungs durch einen Mikrokatheter an die entsprechende Stelle des weiblichen Genitale gebracht. Die Erfolgsquote beträgt 15–20 % erzielte Schwangerschaften.

Punktion

Eine weitere Methode besteht in einer gezielten Entnahme von meist mehreren Eizellen aus dem Ovar durch sonografisch gesteuerte vaginale Punktion, nachdem dieses hormonell zu verstärkten Eizellreifung angeregt worden war (**Stimulation**). Die Eizellentnahme erfolgt i.d.R. je nach Wunsch der Patientin unter lokaler Anästhesie oder Kurznarkose und dauert nur wenige Minuten.

Achtung: Nicht selten kommt es durch die hormonelle Stimulation der Ovarien zu dem so genannten **ovariellen Hyperstimulationssyndrom (OHSS)**, das nach der Ovulation/Punktion auftreten kann. Darunter versteht man – je nach Ausprägung des Syndroms – eine zystische Vergrößerung der Ovarien, Übelkeit, Erbrechen und Durchfall, Aszitesbildung, Luftnot und Atembeschwerden, Gefahr thromboembolischer Ereignisse durch Eindickung des Blutes und starke Schmerzen bis zum klinischen Bild eines akuten Abdomens. In schweren Fällen ist eine Klinikeinweisung und eine ggf. intensivmedizinische (symptomatische) Behandlung erforderlich.

Embryotransfer

Die entnommenen Eizellen werden in einem speziellen Kulturmedium aufbewahrt und mit präparierten (gewaschenen, aussortierten, gesammelten) Spermien zusammengebracht. Nach 24 Stunden wird kontrolliert, ob es zur Befruchtung kam, dann erfolgt nach weiteren 24–48 Stunden meist im Stadium von 4 oder 8 Zellen der so genannte **Embryotransfer** (ET) von maximal drei Embryonen entweder ins Cavum uteri oder auch in die Tube (**TET** = tubarer Embryotransfer). Es gibt auch die Möglichkeit, die Eizelle mit den Spermien gezielt laparoskopisch in die Tube zu bringen (**GIFT** = gameten intra fallopian transfer).

ICSI

Neuerdings existieren auch Verfahren, bei denen eine einzige Spermie durch die Zellmembran bis in das Zytoplasma der Eizelle injiziert wird (ICSI = intrazelluläre Spermieninjektion). Dieses Verfahren wird insbesondere bei männlicher Infertilität angewandt.

Schwangerschaftsraten

Die erzielten Schwangerschaftsraten betragen 15–25 % pro Embryotransfer, kumulativ pro Patientin (bei maximal vier Transporten) 40–60 %. Heute besteht auch die Möglichkeit, vor dem Embryotransfer eine Zelle abzutrennen und auf ihre genetische Eigenschaft zu untersuchen (PID = Präimplantationsdiagnostik), um eine mögliche Implantation eines genetisch minderwertigen Embryos zu unterlassen. Welche ethischen Fragen sich hier eröffnen, ist vielen auch heutzutage immer noch nicht klar: Aussortieren von „unerwünschten" und Aussuchen von anderen Eigenschaften bis zu gezielter genetischer Manipulation, Klonen, Züchten von „Organersatzteillagern" etc. Zurzeit ist dies in Deutschland gesetzlich verboten, in anderen europäischen Ländern wird dies jedoch praktiziert. Dies und die niedrigeren Therapiekosten sind für viele Paare oft Beweggründe, die IVF-Behandlungen zunehmend im Ausland vornehmen zu lassen.

Hinweis: Seit 2004 werden bei verheirateten Paaren von den gesetzlichen Krankenkassen nur noch 50 % der Kosten von maximal vier IVF-Versuchen erstattet. Für sozial schwächere und unverheiratete Paare ist eine Kinderwunschtherapie somit bereits allein durch den hohen Kostenaufwand (derzeit ca. € 3000,–) problematisch.

7.4 Schwangerschaftsabbruch

Definition: Unter einem Schwangerschaftsabbruch versteht man die künstliche Beendigung einer intakten Schwangerschaft, die aus verschiedenen Gründen vorgenommen werden kann.

Gesetzlicher Hintergrund

Der Tatbestand eines illegalen Schwangerschaftsabbruchs wird durch § 218 SGB unter Strafe gestellt. Damit kommt der Staat seiner Schutzpflicht gegenüber dem ungeborenen Leben nach. Der Tatbestand des Paragrafen ist nicht erfüllt, wenn der Schwangerschaftsabbruch unter folgenden Indikationen vorgenommen wird:

- wenn der Abbruch von der Schwangeren erwünscht ist und mindestens drei Tage vor dem Eingriff eine Beratung erfolgt ist,
- wenn der Schwangerschaftsabbruch von einem Arzt vorgenommen wird und seit der Empfängnis nicht mehr als 12 Wochen vergangen sind,
- wenn die derzeitigen oder zukünftigen Lebensverhältnisse eine Gefahr für das Leben bzw. einer schwer wiegenden Beeinträchtigung des körperlichen oder seelischen Gesundheitszustands der Schwangeren erkennen lassen (medizinische Indikation),

- wenn die Schwangerschaft aufgrund einer rechtswidrigen Tat nach § 176 bis 179 StGB entstanden ist und seit der Empfängnis nicht mehr als 12 Wochen vergangen sind (ethische Indikation, z. B. nach Vergewaltigung),
- wird eine Fehlbildung am Kind diagnostiziert, so wird heute in vielen Fällen, wenn dies die Schwangere für notwendig hält, ein Abbruch der Schwangerschaft vorgenommen (eugenische Indikation, die heute in der allgemeinmedizinischen Indikation mitgeregelt wird). Hier besteht weder eine gesetzliche Beratungspflicht noch eine zeitliche Begrenzung für den Eingriff.

Methoden des Abbruchs einer Schwangerschaft

Als Methoden stehen eine Ausschabung nach Zervixdilatation mit der Kürette oder der Saugkürette zur Verfügung. Nach der 12. Schwangerschaftswoche muss eine Fehl- oder Frühgeburt eingeleitet werden. Diese kann sowohl komplett als auch inkomplett ablaufen, was eine Nachkürettage erforderlich macht.

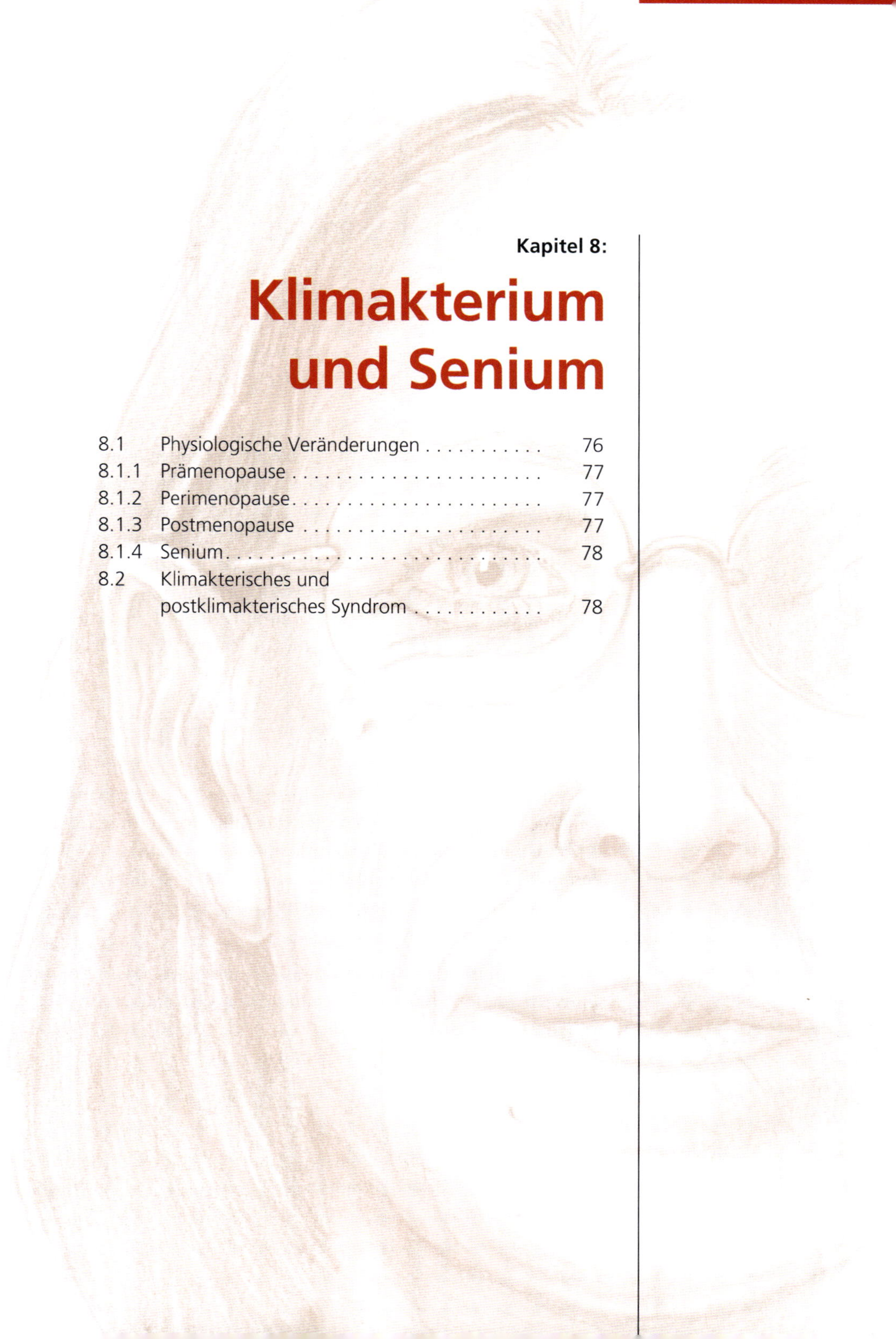

Kapitel 8:

Klimakterium und Senium

8 Klimakterium und Senium

8.1 Physiologische Veränderungen

[i]

Definition: Das Klimakterium der Frau erstreckt sich über einen Zeitraum von mehreren Jahren (etwa zwischen dem 45. und dem 55. Lebensjahr) und bezeichnet die Zeitspanne zwischen dem Ende der vollen Geschlechtsreife bis zum Senium.

Typische Veränderungen

Diese Lebensphase der Frau ist durch Veränderungen in Bezug auf den Hormonhaushalt, die körperliche Leistungsfähigkeit und die Psyche verbunden. Das Spektrum der Symptome und die Ausprägung der Beschwerden ist individuell sehr verschieden. Typische Befunde sind **dysfunktionelle Blutungsanomalien** (z. B. Dauerblutung bei glandulär-zystischer Hyperplasie), **vegetative Störungen** (Hitzewallungen, plötzliche Schweißausbrüche, Schlaflosigkeit, depressive Verstimmungen und Herzbeschwerden). Um das 50. Lebensjahr kommt es dann zur letzten Regelblutung, die als **Menopause** bezeichnet wird.

Physische Folgen des Östrogenmangels

Heute ist bekannt, dass der im Klimakterium zunehmend festzustellende Östrogenmangel neben den subjektiven Veränderungen auch objektiv mit Gefahren verbunden ist. Zu nennen sind hier die Veränderungen am Skelettsystem im Sinne eines zunehmenden Knochenabbaus (**Osteoporose**), aber auch Änderungen im Bereich der Blutfette mit nachfolgender **Arteriosklerose** und zunehmender Gefahr für einen Herzinfarkt bzw. Schlaganfall, Veränderungen im Urogenitalbereich (trockene Scheide, Harninkontinenz, häufiges Wasserlassen) und zunehmende Häufigkeit von Hirnerkrankungen (z. B. Alzheimer-Krankheit).

Therapiemöglichkeiten

Zur Behandlung der subjektiven aber auch objektiven klimakterischen Beschwerden hat sich die Verabreichung von Östrogenen und Gestagenen bewährt. Diese Präparate können z. B. oral, transdermal (Pflaster und Gels) oder per Injektion verabreicht werden. Je nach Zusammensetzung und zeitlicher Verabfolgung der Östrogene und Gestagene können entweder z. B. zum Beginn des Klimakteriums regelmäßige Abbruchblutungen ausgelöst oder auch eine Amenorrhoe erzielt werden. Grundsätzlich ist dabei darauf zu achten, dass Frauen mit vorhandener Gebärmutter nicht über einen längeren Zeitraum ausschließlich Östrogene erhalten, da sonst die Gefahr der malignen Entartung der Gebärmutterschleimhaut erhöht ist. Verhindert werden kann dies mit großer Sicherheit durch die regelmäßige Gabe von Gestagenen für mindestens 12 Tage z. B. alle 3 Monate.

Man unterscheidet die vier folgenden Phasen mit ihren spezifischen Problemen: Phasen

8.1.1 Prämenopause

Definition: Die Prämenopause beginnt in der Regel (hohe physiologische Schwankungsweite) nach dem 40. Lebensjahr, dauert im Schnitt fünf Jahre und umfasst den Zeitraum bis zum Auftreten gehäufter unregelmäßiger Zyklen.

[i]

Diese typischen Blutungsunregelmäßigkeiten sind Folge der zurückgehenden Hormonproduktion. Der Eisprung wird zu einem seltenen Ereignis, und somit beginnt als erstes Sexualhormon das Progesteron „zu fehlen", was sich als relative Hyperöstrogenisierung bemerkbar macht.

8.1.2 Perimenopause

Definition: Die Perimenopause wird definiert als Zeitraum vom Auftreten gehäufter unregelmäßiger Zyklen bis zu einem Jahr nach der letzten spontanen Monatsblutung.

[i]

In dieser Phase vermindert sich auch der Östrogenspiegel, was über die negative Rückkoppelung den starken Anstieg der hypophysalen Steuerungshormone (Gonadotropine, FSH, LH) zur Folge hat. Diese sind hauptsächlich für das Auftreten der vegetativen Symptome (☞ Kap. 8.2) verantwortlich.

8.1.3 Postmenopause

Definition: Bei der Postmenopause handelt sich um den Zeitraum nach der Perimenopause bis zum Senium; letzteres ist zeitlich unscharf definiert.

[i]

Der Östrogenspiegel sinkt weiter, die Gonadotropine steigen zuerst noch an, beginnen sich aber dann auch zu „erschöpfen", was typischerweise die Abnahme bzw. das Sistieren (Aufhören) der klimakterischen Beschwerden zur Folge hat. Es bildet sich ein relativer Überschuss an Testosteron, der bei einigen älteren Frauen zu einer „Vermännlichung" des äußeren Erscheinungsbilds führen kann (Bartwuchs, behaarte und zunehmend atrophierte Brust, tiefere Stimme).

8.1.4 Senium

Atrophie des Gesamtorganismus

Der letzte Abschnitt des weiblichen Lebens ist gezeichnet von einer zunehmenden Atrophie des gesamten Organismus. Sexualhormone, Gonadotropine und letztendlich auch die Androgene (Testosteron) vermindern sich stark. Die Atrophie ist besonders stark ausgeprägt an der Haut, den Haaren, dem Subkutangewebe, der Muskulatur und den Knochen. Die Häufigkeit von Herz- und Gefäßerkrankungen steigt an.

8.2 Klimakterisches und postklimakterisches Syndrom

Hinweis: Beim klimakterischen und postklimakterischen Syndrom unterscheidet man vegetative, psychische und organische Symptome.

Vegetative Symptome

Zu den vegetativen Symptomen zählen hauptsächlich Hitzewallungen, von denen 50–90 % der Patientinnen betroffen sind, oft begleitet von plötzlichem Erröten und/oder Erblassen (ca. 50 %), meistens im Gesicht, am Hals, an der Brust und an den Oberarmen. Die Hitzewallungen treten unterschiedlich oft, zwischen 1- bis 40-mal am Tag auf. Weiterhin treten Schweißausbrüche (50–90 %), Schwindel (50 %), oft mit Kopfschmerzen, seltener Herzklopfen und Tachykardien (35 %) auf. Sie sind individuell sehr unterschiedlich ausgeprägt und eher für das beginnende Klimakterium typisch. Je nach Ausprägung der Beschwerden können diese erfolgreich mit Hormongaben behandelt werden.

Psychosomatische Symptome

Die Hauptsymptome dieser Gruppe sind Schlafstörungen (50–70 %), depressive Verstimmungen (50 %), Reizbarkeit, Nervosität, Stimmungslabilität, seltener Antriebsarmut und Konzentrationsschwäche. Nicht alle Störungen sind hormonell bedingt, sondern können auch schwerere seelische Ursachen (endogene Depressionen) haben. Bei der Therapie dieser Symptome können in Abhängigkeit von den zugrunde liegenden Ursachen Hormongaben oder auch eine psychiatrische Behandlung zum Erfolg führen.

Organische Symptome

Organische Symptome treten vorwiegend im späten (Post)Klimakterium und im Senium auf und bestehen in:

- Knochenabbau (Osteoporose),
- zunehmender Häufigkeit kardiovaskulärer Erkrankungen (Hypertonie, Atherosklerose, Thrombosen),

- erhöhter Gefahr eines Mamma- und Endometriumkarzinoms,
- Stoffwechselstörungen (Diabetes mellitus),
- atrophischen Vorgängen an der Haut, der Vagina (trockene Scheide, Jucken, Brennen, Dyspareunie) und auch der Vulva mit der Gefahr des Vulvakarzinoms,
- Störungen der Blase mit häufigem Wasserlassen (Pollakisurie) und Brennen infolge der Atrophie der Blasenschleimhaut.

Kapitel 9:

Verletzungen der Geschlechtsorgane

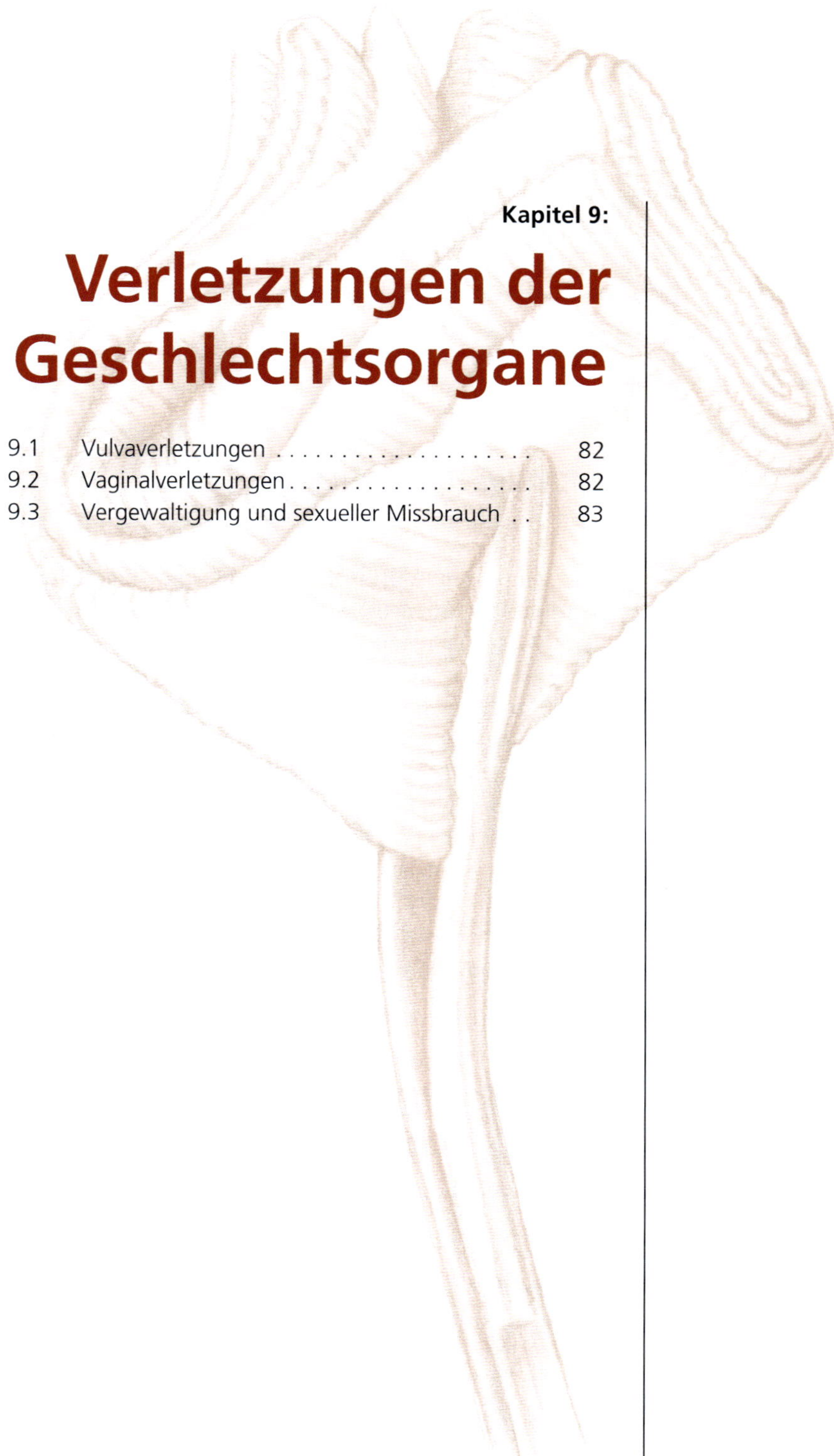

9 Verletzungen der Geschlechtsorgane

Hintergrundwissen

Die meisten Verletzungen der Genitalregion finden physiologisch in Verbindung mit der **Geburt** statt (Damm- und Beckenbodenrisse und Hämatome, Labien-, Klitoris- und Urethralrisse, Scheidenrisse, Zervixrisse, Uterusruptur) und werden auch an entsprechender Stelle behandelt (☞ Kap. 17.2.5). Nachfolgend werden typische Verletzungen, die bei Frauen ohne Verbindung zu einer Schwangerschaft und Geburt zu beobachten sind, genannt.

9.1 Vulvaverletzungen

Platzwunden und Hämatome

Die häufigsten Vulvaverletzungen sind **Platzwunden** und **Hämatome** (stumpfes Trauma) beim Fallen aus der Höhe mit einem Aufprall der äußeren Geschlechtsteile auf einen harten Gegenstand. Typischerweise handelt es sich um Sportverletzungen, wenn z. B. eine Radlerin aus dem Sattel rutscht und auf die Stange aufprallt, bzw. um Hausverletzungen. Durch die sehr dünne Unterhautschicht und zahlreiche oberflächlich liegenden Knochen können Platzwunden und Hämatome jedoch bereits beim Fallen auf relativ stumpfe und glatte Flächen entstehen (z. B. beim Fall auf ein Snowboard). Kleinere oder auch größere Platzwunden sind in der Regel einfach durch eine Naht zu versorgen. Größere therapeutische Probleme bereiten oft Hämatome der Vulva, die bis zu kindskopfgroß sein und stark schmerzen können. Diese müssen nicht selten operativ ausgeräumt werden mit gleichzeitiger Blutstillung.

9.2 Vaginalverletzungen

Pfählungsverletzungen

So genannte **Pfählungsverletzungen** im Bereich der Scheide oder der Vulva sind gefürchtet. Dabei kommt es zu einer Verletzung der Scheidenhaut, die auch tiefere Strukturen erreichen kann. Gelegentlich kommt es während des Geschlechtsverkehrs oder im Rahmen von außergewöhnlichen Sexualpraktiken zu **oberflächlichen Einrissen** in der Scheide. Diese können stark bluten und werden in der Regel durch eine Naht versorgt. Während die ers-

Einrisse

teren durch die mögliche Mitverletzung des Peritoneums im Douglas-Raum gleichzeitig auch abdominelle Verletzungen sein können und somit nicht nur eine Laparotomie, sondern sogar unter Umständen auch das Hinzuziehen eines chirurgischen Fachkollegen bedeuten können, sind kleine, oberflächliche Scheidenrisse schnell mit wenigen Nähten versorgt.

9.3 Vergewaltigung und sexueller Missbrauch

Hinweis: Im Sinne der Beweissicherung kommt der gynäkologischen Untersuchung nach einer Vergewaltigung oder nach sexuellem Missbrauch eine große Bedeutung zu. Wegen der möglicherweise weit reichenden Folgen der Untersuchungsergebnisse sollten die notwendigen Untersuchungsschritte nach vorgegebenen Regeln durchgeführt werden.

Größtmögliche Rücksicht muss dabei auf die nicht seltene **extreme psychische Belastung** der betroffenen Kinder oder Frauen gelegt werden. Sorgfältig und möglichst auch mit Fotos dokumentiert werden der vermeintliche Tathergang und die erhobenen Befunde, wobei besonders auf mögliche Verletzungen – nicht nur im Genitalbereich – zu achten ist. Erfahrungsgemäß kann der stattgefundene Geschlechtsverkehr relativ leicht durch vorhandene Spermien nachzuweisen sein, die behauptete Gewaltanwendung hingegen schwierig bis gar nicht.

Sehr schwer kann es bei Minderjährigen oder auch Kindern sein, die vom Gericht verlangte Aussage zu treffen, ob ein sexueller Missbrauch stattfand, obwohl das Hymen nachweisbar unverletzt ist. Es sind sowohl Dehnungen des Introitus ohne Hymenalrisse denkbar als auch Rötungen der Vulva, die nicht unbedingt mit Fremdmanipulationen zu tun haben müssen. Die schlimmsten Fälle des sexuellen Missbrauchs von Kindern müssen mit Anwendung von physischer Gewalt nichts zu tun haben. Die Kinder werden von ihren Schändern mit ausgeklügelten psychischen Methoden dazu gebracht, dass sie „mitmachen“.

TEIL 2 – Kapitel 10:

Erkrankungen der Vulva

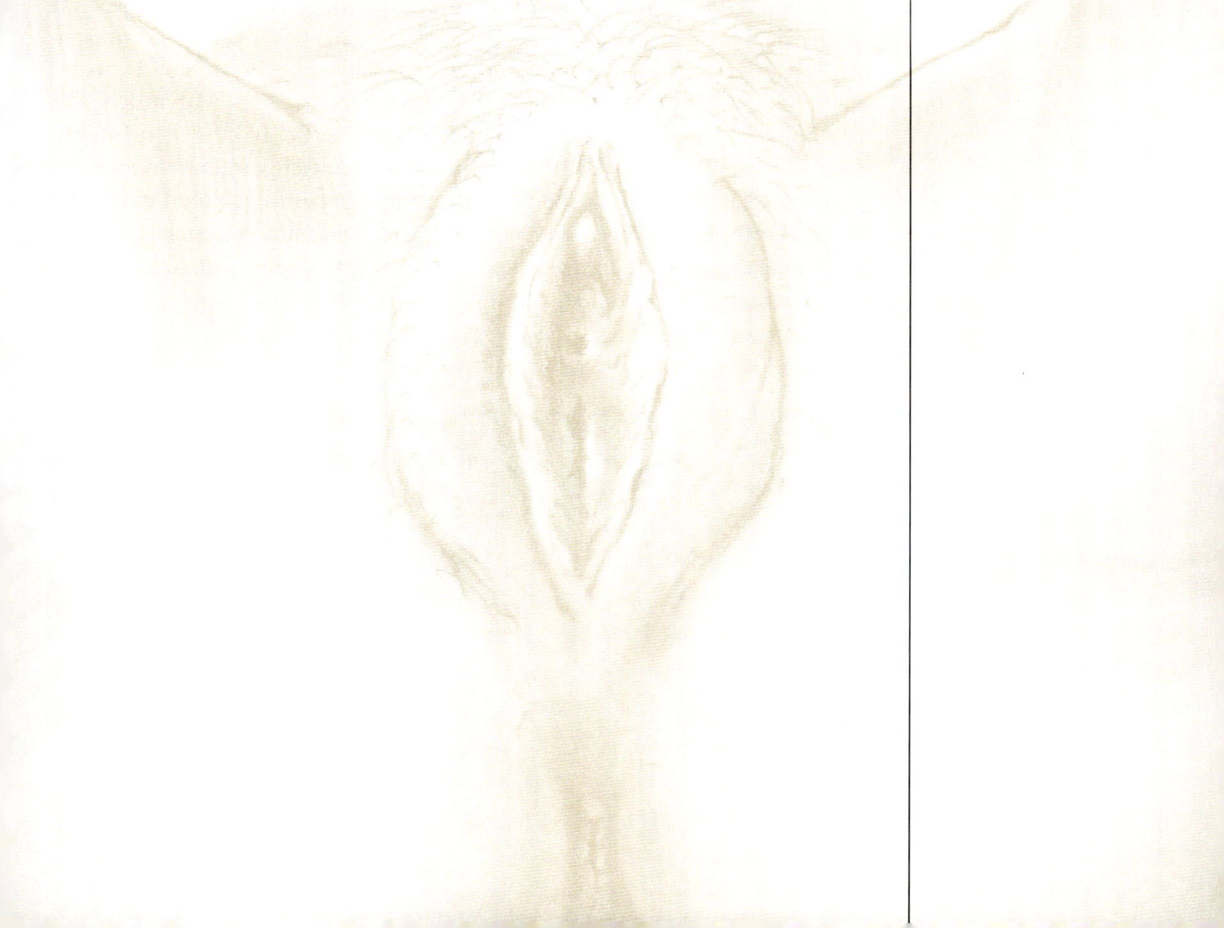

10 Erkrankungen der Vulva

10.1 Vulvitis

[i]

Definition: Entzündliche Veränderungen der Vulva sind mit typischen Beschwerden verbunden. Im Vordergrund stehen hierbei Brennen, Schmerzen und Juckreiz sowie Schmerzen beim Wasserlassen.

Ursachen und Therapie

Bei der Inspektion der entzündlich veränderten Vulva fallen häufig eine Rötung, Schwellung und Ulzerationen auf. Als Ursachen einer Vulvitis kommen Bakterien (Staphylokokken, Streptokokken, Kolibakterien), Pilze (Candida albicans), Würmer (Oxyuren), Viren (Herpes genitalis, humane Papillomviren (HPV)) und bei älteren Frauen ein Vulvakarzinom in Frage. Nicht selten sind lokale Allergien (z.B. Intimsprays, lokal wirksame Medikamente) für entzündliche Veränderungen im Vulvabereich ursächlich verantwortlich. Patientinnen mit einem schlecht eingestellten Diabetes mellitus neigen in besonderem Maße zu wiederkehrenden Vulvitiden. Die Therapie richtet sich nach der jeweiligen Ursache. Bei bakteriellen Infektionen kommen Antibiotika, die lokal bzw. systemisch verabreicht werden, in Frage. Pilzinfektionen (Candidosen) werden in der Regel lokal mit einem Antimykotikum erfolgreich behandelt. Bei einem ausgeprägten primären Herpes genitalis hat sich die systemische Verabreichung von Aciclovir, einem Virostatikum, bewährt. Um die akuten Beschwerden rasch zu lindern, kann für einen begrenzten Zeitraum die lokale Verabreichung von Glukokortikoiden in Form von Salben sinnvoll sein.

Pflegehinweis: Lokale Kamille- oder Eichenrindensitzbäder können Linderung verschaffen, bei schweren Formen der Vulvitis ist Bettruhe angezeigt.

10.2 Bartholinitis

Definition: Unter einer Bartholinitis versteht man eine entzündliche Veränderung der Bartholinischen Drüsen, die zu einer meist einseitigen Schwellung und zu einer starken Schmerzhaftigkeit im Bereich des hinteren Drittels der Vulva führt.

[i]

Ursachen und klinisches Bild

Durch Eindringen von Bakterien in den jeweiligen Ausführungsgang kommt es zu entzündlichen Verklebungen und damit zu einem Abflusshindernis des Drüsensekrets. Die daraus resultierende Ansammlung von Sekret bzw. Eiter führt zu dem typischen klinischen Bild mit hochroter schmerzhafter Schwellung. Bei wiederholten Entzündungen können durch Verschluss des Ausführungsgangs Zysten entstehen, in denen sich der von der Drüse sezernierte Schleim staut (Bartholinische Zyste).

Therapie

In der Regel erfordert die Bartholinitis, insbesondere wenn es zu einer Abszedierung gekommen ist, einen operativen Eingriff. Dabei wird ein neuer Ausführungsgang geschaffen und für einige Tage durch Einlegen eines Streifens offen gehalten. Wenn kein Fieber aufgetreten ist, kann in der Regel auf eine antibiotische Behandlung verzichtet werden. Postoperativ können Sitzbäder mit Kamille zur Linderung der Beschwerden durchgeführt werden.

10.3 Spitze Kondylome

Definition: Die rasenförmig im Vulvagebiet wachsenden **warzenartigen Gebilde** sind eine Reaktion der Haut auf eine Infektion mit so genannten **humanen Papillomviren** (HPV).

[i]

Übertragungsweg und Differenzierung

Die humanen Papillomviren werden sexuell übertragen und sind unter anderem auch verantwortlich für Veränderungen im Bereich der Vagina und der Portio vaginalis bis zur Entstehung maligner Veränderungen. Zum Teil sind diese Veränderungen mit dem bloßen Auge nicht erkennbar (flache Kondylome) und können nur mithilfe des Kolposkops und nach Anwendung von Essigsäure sichtbar gemacht werden. Einige der verschiedenen Typen der humanen Papillomviren (z. B. HPV 16 und 18) sind in den letzten Jahren in den Blickpunkt des Interesses gerückt, da sie als wichtige Co-Faktoren für die Entstehung von prämalignen und malignen Veränderungen im Bereich des Genitale von Mann und Frau verantwortlich sind. In der Schwangerschaft kommt es nicht selten zu einem deutlichen Wachstumsschub der vorhandenen spitzen Feigwarzen. Eine Indikation für eine primäre Schnittentbindung besteht deshalb nicht, da es nur selten zu einer Übertragung der Viren auf das Kind kommt.

Therapie

Die **Behandlung** besteht in der chirurgischen Entfernung der Kondylome durch Elektrokoagulation oder mithilfe des Lasers. Außerhalb der Schwangerschaft hat sich auch die lokale Behandlung mit Zellgiften wie z.B. dem Podophyllotoxin bewährt. Nach erfolgreicher Primärbehandlung muss regelmäßig mit Rezidiven gerechnet werden, auch die Übertragung am eigenen Körper ist möglich.

10.4 Vulvadystrophie

Definition: Bei älteren Frauen kommt es gelegentlich nach der Menopause – in seltenen Fällen auch früher – zur verstärken **Rückbildung** des äußeren Genitale.

Symptome

Mit dem Ausfall der Östrogenproduktion tritt unter quälendem Juckreiz eine Schrumpfung der Vulva auf. Das Epithel ist zunächst verdickt und sieht auffallend weiß aus (Leukoplakie). Später wird die Haut in allen Schichten atrophisch und pergamentartig. Diese Veränderungen der Vulva müssen sorgfältig beobachtet werden, weil sich in einigen Fällen daraus ein **Karzinom** entwickeln kann.

Therapie

Die Anwendung von Östrogenen, die auch in Salbenform möglich ist, hält den Schrumpfungsprozess auf. Bei einem Versagen der Östrogentherapie ist die Anwendung einer Testosteronpropionat-Salbe, also einem männlichen Hormon, vielversprechend.

10.5 Vulvakarzinom

Häufigkeit: Vom Vulvakarzinom werden vor allem Frauen im Alter von 60 bis 70 Jahren befallen.

Leider befindet sich das Vulvakarzinom zum Zeitpunkt seiner Entdeckung häufig in einem weit fortgeschrittenen Stadium. Die typischen geschwürigen Veränderungen zeigen sich im Bereich der großen und kleinen Labien oder im Klitorisbereich. Die Metastasierung erfolgt auf dem Lymphweg zunächst in die Leistenlymphknoten.

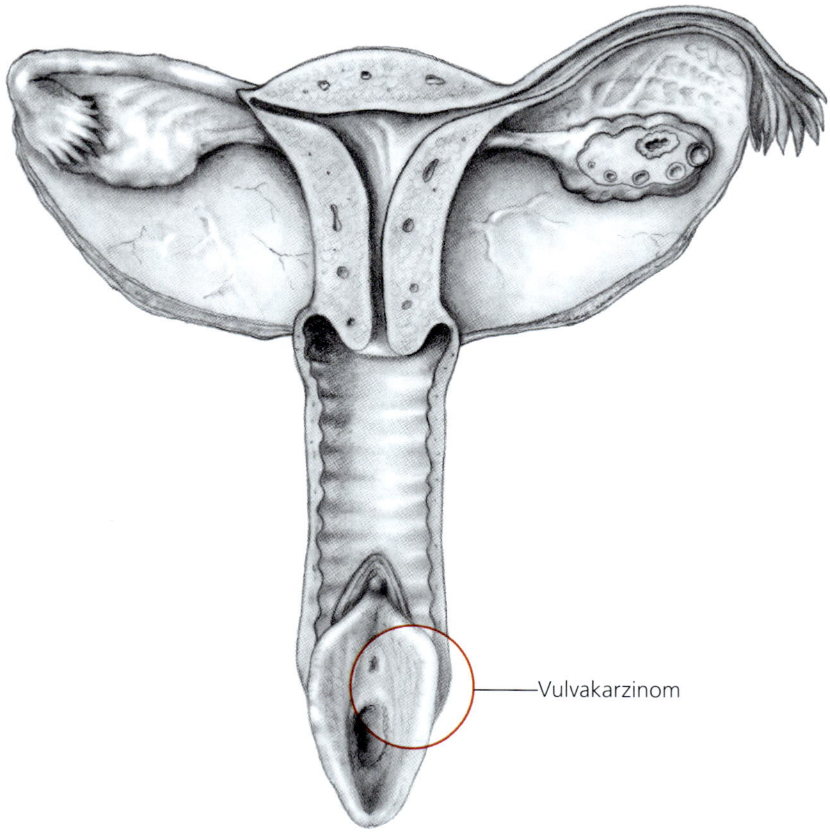

Abb. 24: Übersicht über die Lokalisationsmöglichkeiten der Karzinome: Vulvakarzinom

Therapie

Das Karzinom wird je nach Stadium durch die halbseitige oder totale Vulvektomie bzw. durch die Vulvaradikaloperation mit Ausräumung der inguinalen und pelvinen Lymphknoten behandelt. Zusätzlich kann eine Bestrahlung des Operationsgebiets erfolgen. Eine Therapie mit Zytostatika konnte sich im Rahmen der Behandlung des Vulvakarzinoms bisher nicht etablieren.

Kapitel 11:

Erkrankungen der Vagina

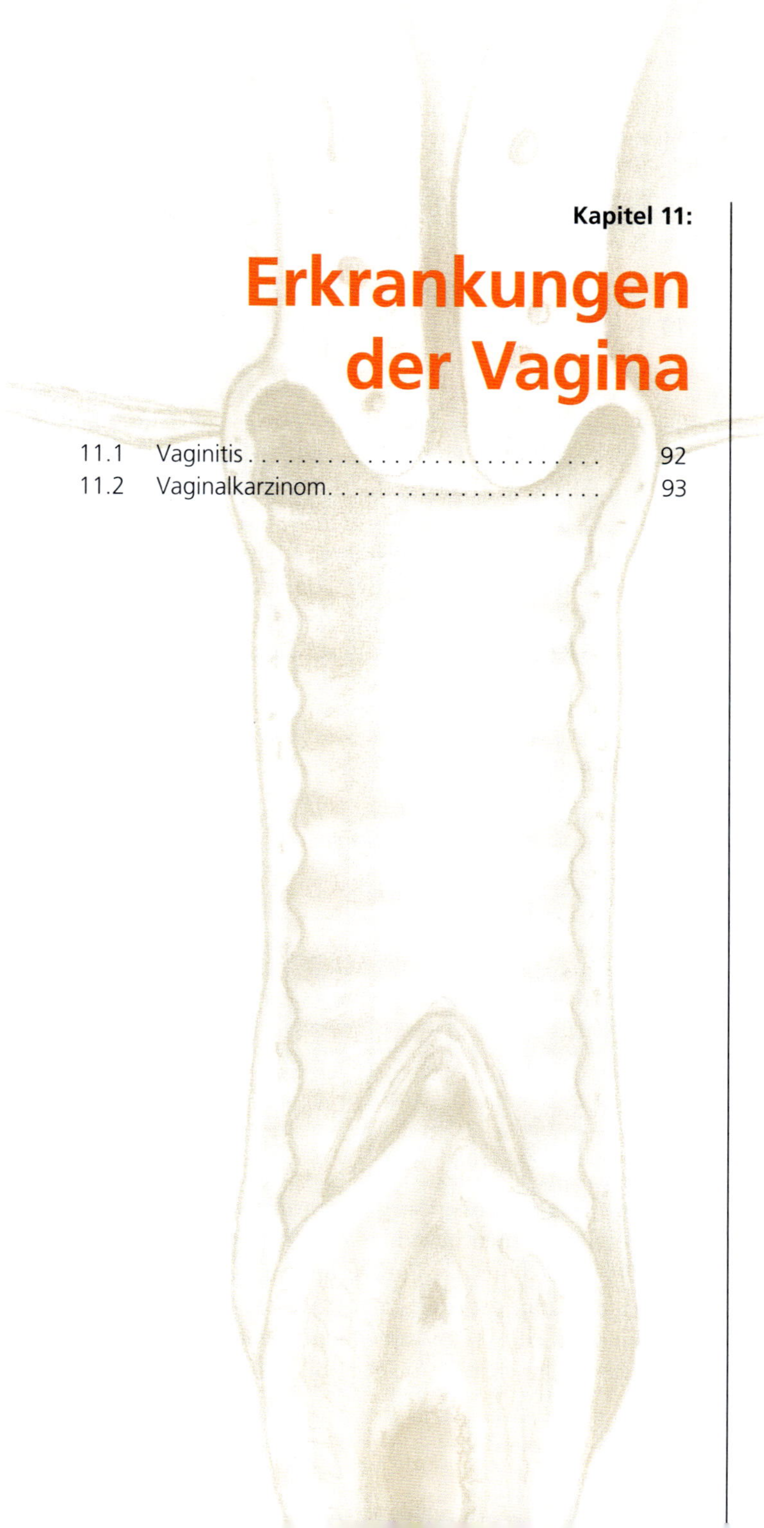

11 Erkrankungen der Vagina

Entzündliche, sexuell übertragbare Infektionen ☞ Kap. 14.

11.1 Vaginitis

Physiologische Vaginalflora

Bei Frauen in der Geschlechtsreife finden sich physiologischerweise in der Scheide überwiegend **Milchsäurebakterien** (Laktobazillen). Ihre wesentliche Aufgabe besteht darin, durch Umwandlung von Glykogen in Milchsäure den pH-Wert der gesunden Scheide auf unter 4,5 zu senken. Dieses **saure Milieu** dient als Schutz gegenüber potenziell pathogenen Bakterien. Bei der mikroskopischen Untersuchung von Scheidensekret einer gesunden Frau in der Geschlechtsreife finden sich reichlich Stäbchenbakterien (entsprechend den Laktobazillen), abgeschilferte Epithelien der Scheidenwand und nur vereinzelt Leukozyten.

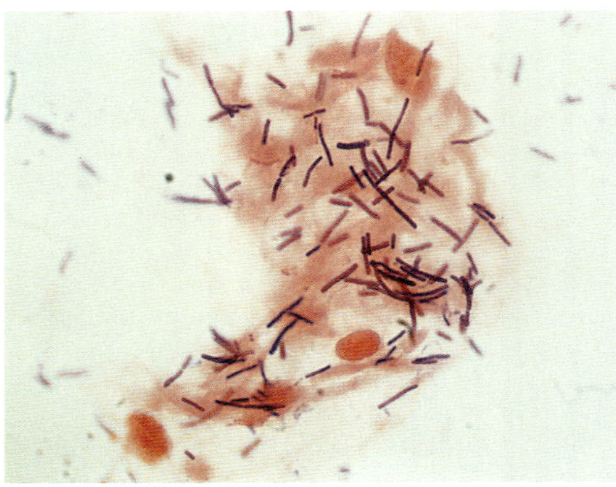

Abb. 25: Normaler vaginaler Fluor mit Epithelzellen und reichlich grampositiven Stäbchenbakterien (Lactobacillus spp.), Gramfärbung, Vergrößerung 1:1000

Diagnostik

Bei der Untersuchung einer Patientin mit Verdacht auf Vaginitis hat sich folgendes Vorgehen bewährt: Zunächst wird eine ausführliche **Anamnese** erhoben und dann das äußere und innere Genitale mithilfe eines Spekulums sorgfältig inspiziert. Dabei ist auf Rötungen, Ulzerationen, auffälligen Fluor (Ausfluss) und eine mögliche unangenehme Geruchsentwicklung zu achten. Um sich ein rasches Bild vom Zustand des Scheidensekrets zu machen, wird ein **Nativpräparat** vom Scheidensekret angefertigt und unter dem Mikroskop beurteilt. Dazu wird Scheidensekret mit einem Tropfen physiologischer Kochsalzlösung (NaCl 0,9 %) auf einem Objektträger vermischt. Eine zusätzliche Orientierung erhält man durch die Bestimmung des pH-Werts der Scheide mithilfe eines pH-Indikatorpapiers; pH-Werte, die über einem Wert von 4,5 liegen, sind verdächtig auf entzündliche Veränderungen der Scheide.

Ursachen

Zu den wichtigsten **Ursachen** einer Vaginitis gehören Pilzinfektionen (Candida albicans), die bakterielle Vaginose und die Trichomoniasis (☞ Kap. 14). Grundsätzlich können eine Reihe von Darmbakterien (z. B. Kolibakterien) in der Scheide zu entzündlichen Veränderungen führen. Immer ist daran zu denken, dass auch lokale allergische Reaktionen – z. B. auf Medikamente – zu entzündlichen Veränderungen im Bereich der Vulva und Vagina beitragen können. Bei Mädchen vor der Pubertät kann ein selbst in die Scheide eingeführter Fremdkörper Ursache von blutig-eitrigem Ausfluss sein.

11.2 Vaginalkarzinom

Häufigkeit: Mit 3 % aller Genitalkarzinome ist das primäre Scheidenkarzinom (Vaginalkarzinom) eine seltene Erkrankung.

Dieser vom Plattenepithel der Vagina ausgehende bösartige Tumor tritt vorwiegend im höheren Alter auf. Der Primärtumor sitzt meist im hinteren Scheidengewölbe. Er zerfällt schnell in seinen oberflächlichen Schichten und greift wegen der engen Nachbarschaft von Rektum und Blase häufig auf diese Organe über.

Klinisches Bild

Klinisch gibt sich das Karzinom durch blutigen Ausfluss und Blutungen (insbesondere nach dem Geschlechtsverkehr), Probleme beim Wasserlassen und ggf. Druckgefühl und Schmerzen zu erkennen. In fortgeschrittenen Fällen bilden sich Rektum- oder Blasen-Scheidenfisteln aus. Das Vaginalkarzinom metastasiert in die Leistenlymphknoten, wenn es vom unteren Drittel der Scheide ausgeht, bei Lokalisation im mittleren und oberen Drittel in die iliakalen Lymphknoten.

Dysplasien, ein Carcinoma in situ oder ein Mikrokarzinom werden durch Exzision oder eine Kolpektomie therapiert.

Therapie und Prognose

In fortgeschrittenen Fällen besteht die Behandlung der Wahl in einer lokalen Bestrahlung mittels der After-loading-Methode. Aufgrund der Lage der Nachbarorgane können Schleimhautschäden und radiogene Fistelbildungen in die Harnblase und/oder in das Rektum auftreten. Bei lokal begrenztem Vaginalkarzinom liegt die 5-Jahres-Überlebensrate bei 70 %, in fortgeschrittenen Stadien ist die Prognose schlecht. Die mittlere 5-Jahres-Überlebensrate liegt heute bei etwa 47 %.

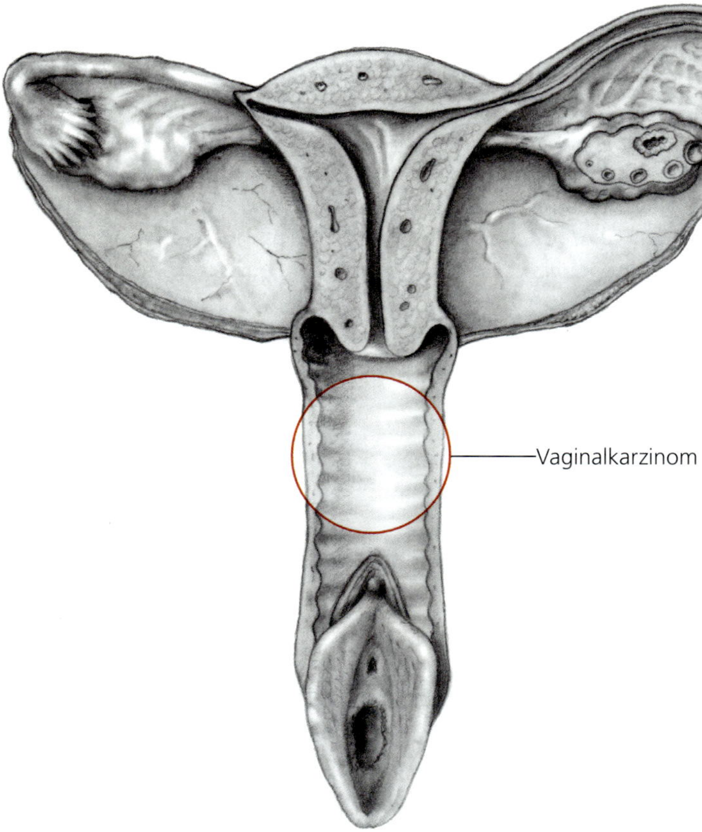

Abb. 26: Übersicht über die Lokalisationsmöglichkeiten der Karzinome: Vaginalkarzinom

Kapitel 12:

Erkrankungen des Uterus

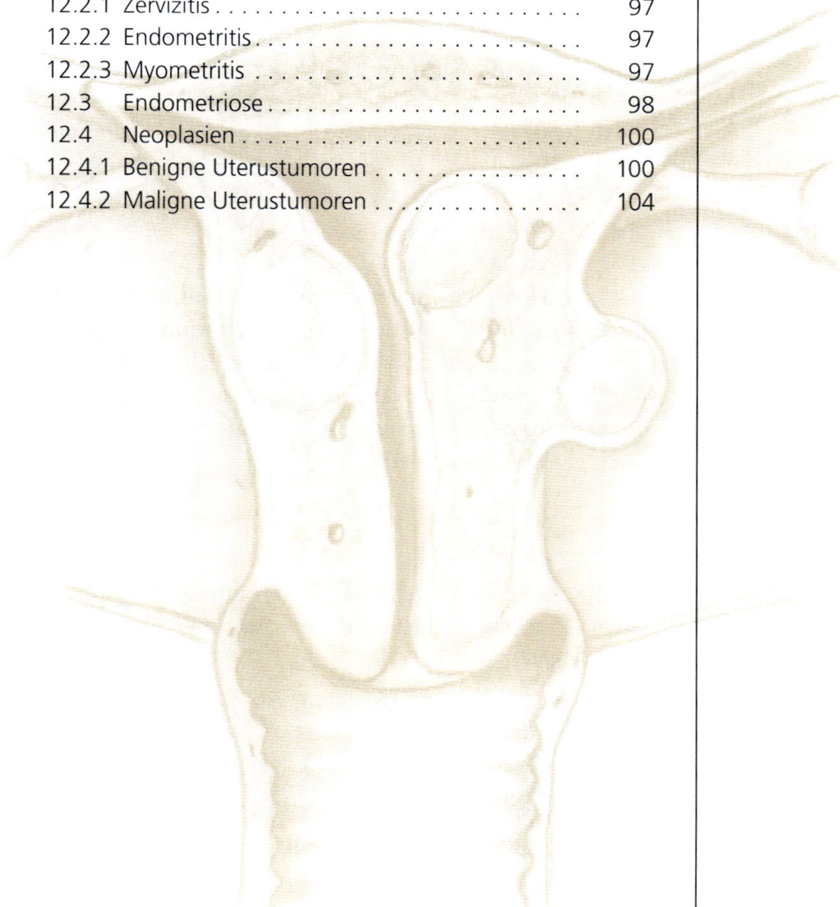

12 Erkrankungen des Uterus

Fehlbildungen des Uterus ☞ Kap. 4.3.

12.1 Epithelveränderungen

Ektopie

Hintergrundwissen

Die Portio vaginalis des Uterus ist normalerweise von Plattenepithel überzogen. Im Gebärmutterhalskanal befindet sich ein Schleim bildendes Zylinderepithel. Die Grenze zwischen diesen Epithelarten verläuft nicht an einer festgelegten Stelle, sondern sie verschiebt sich in den unterschiedlichen Lebensphasen einer Frau immer wieder.

[i]

Definition: In der Geschlechtsreife tritt das Zylinderepithel häufig aus dem Zervikalkanal auf die Portiooberfläche heraus. Sie imponiert dort als runder, hochroter Fleck von unebener Beschaffenheit. Diese Veränderung wird als **Ektopie** bezeichnet.

Es können ein vermehrter schleimiger Fluor und Blutungen nach Kohabitationen oder Untersuchungen (Kontaktblutungen) auftreten. Durch Abschabung der oberflächlichen Schicht der Epithelien entsteht eine Wunde (Erosion). Sehr wesentlich ist die erforderliche diagnostische Unterscheidung dieser harmlosen Gewebsverschiebung von einem beginnenden Karzinom durch gezielte zytologische Abstriche.

Achtung: Grundsätzlich gilt, dass alle bei der Spekulumuntersuchung bzw. der Kolposkopie erkennbaren unklaren Veränderungen der Oberfläche des Scheidenteils der Gebärmutter (Portio) der Klärung mittels eines Abstrichs bedürfen, um ein beginnendes Zervixkarzinom nicht zu übersehen.

Therapie

Bei symptomatischen Ektopien kann durch Elektrokoagulation das auf der Portiooberfläche liegende Drüsenepithel zerstört werden. Vom Rand der Wunde wächst dann das ortsständige Plattenepithel wieder über den Defekt, bis dieser vollständig überhäutet ist.

12.2 Entzündungen

12.2.1 Zervizitis

Mikroorganismen (z. B. Gonokokken und Chlamydien) können sexuell übertragen zu einer Entzündung im Bereich der Zervix führen. Typischer Befund ist ein gelblicher zervikaler Fluor. Die Therapie erfolgt systemisch mit Antibiotika.

12.2.2 Endometritis

Definition: Als **Endometritis** bezeichnet man die Entzündung der Schleimhaut der Gebärmutterhöhle. Es handelt sich dabei um eine aufsteigende Infektion, d. h. die Krankheitserreger (Bakterien) wandern über den Muttermund in die Gebärmutter hinein. Ist die Muskulatur mit betroffen, wird dies als **Endomyometritis** bezeichnet.

Risikofaktoren

Als **Risikofaktoren** für eine Endometritis gelten alle operativen Eingriffe in diesem Bereich, z. B. Kürettagen, Einlage eines Intrauterinpessars (IUP) oder Hysterosalpingografien. Besonders gefährdet sind Frauen, bei denen bereits zum Zeitpunkt des operativen Eingriffs eine Infektion der Scheide (z. B. bakterielle Vaginose) oder der Zervix (Zervizitis durch Chlamydia trachomatis) vorliegt. Auch nach einer Geburt oder nach einer Fehlgeburt kann es infolge des Östrogenmangels zu entzündlichen Veränderungen im Sinne einer Endometritis post partum/post abortem kommen. Die Endometritis geht unbehandelt häufig in eine Adnexitis (☞ Kap. 13.1) über.

Symptome

Typische **Befunde** einer Endometritis sind unregelmäßige, verlängerte oder verstärkte Blutungen. Häufig findet sich auch eine Druckschmerzhaftigkeit der Gebärmutter mit einer Erhöhung der Körpertemperatur.

Therapie

Die **Therapie** besteht in Bettruhe, der Verabreichung von Antibiotika und ggf. Spasmolytika. Bei Sicherung der Diagnose erfolgt eine Abrasio. Diese stellt gleichzeitig einen therapeutischen Eingriff dar, da das erkrankte Endometrium bis auf die basale Schicht entfernt wird. Bei Patientinnen in der Postmenopause werden Östrogene und Gestagene verabreicht, sofern kein Karzinom vorliegt.

12.2.3 Myometritis

Definition: Über eine unbehandelte Endometritis kann die Gebärmuttermuskulatur infiziert werden und eine Myometritis hervorrufen.

Symptome

Typischerweise findet sich eine Endomyometritis im Wochenbett oder nach instrumentellen Eingriffen am Uterus. Im Gegensatz zur Endometritis geht die Erkrankung fast immer mit meist **hohen Temperaturen** und **starken Schmerzen** einher. Unbehandelt kann es zu einer Beckenbauchfellentzündung (**Pelveoperitonitis**) und sogar einer **Sepsis** kommen.

Therapie

Auch hier besteht die Therapie in einer hoch dosierten Gabe von Breitspektrum-Antibiotika bis zum Vorliegen des Antibiogramms, danach erfolgt die gezielte Antibiose.

12.3 Endometriose

[i]

Definition: Das Endometrium ist die Schleimhaut der Gebärmutter und kleidet das Cavum uteri aus. Endometriumepithel kann aber auch **außerhalb** der **Gebärmutterhöhle** vorhanden sein und in **anderen Organen** oder **Körperteilen** wachsen. Diese gutartige Drüsenwucherung wird als Endometriose bezeichnet.

Formen

Man unterscheidet zwei Erscheinungsformen:

- Bei der **Endometriosis interna** finden sich die Endometriuminseln in der Gebärmuttermuskulatur und in den Eileitern.
- Bei einer **Endometriosis externa** liegen die Schleimhautinseln in den Eierstöcken, den Ligamenta sacrouterina, auf dem Bauchfell des kleinen Beckens und in der Vagina.

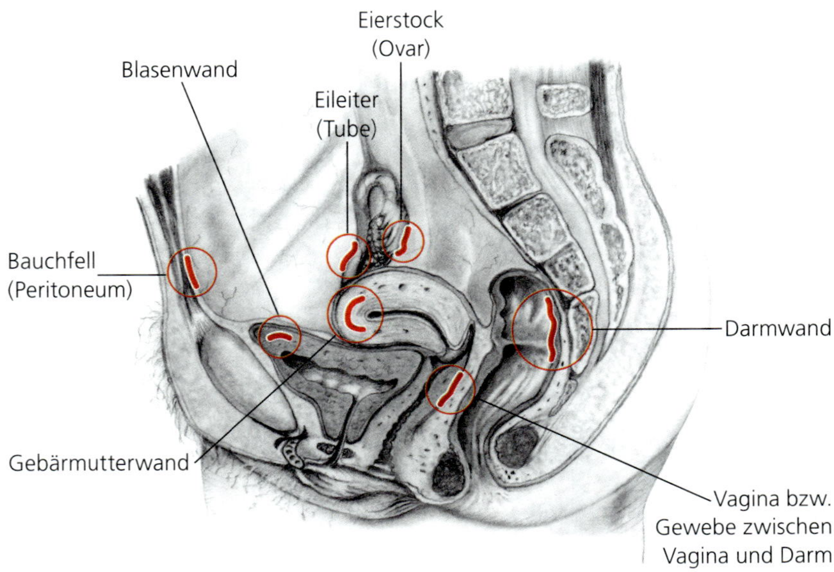

Abb. 27.1: Lokalisationsmöglichkeiten der Endometriose

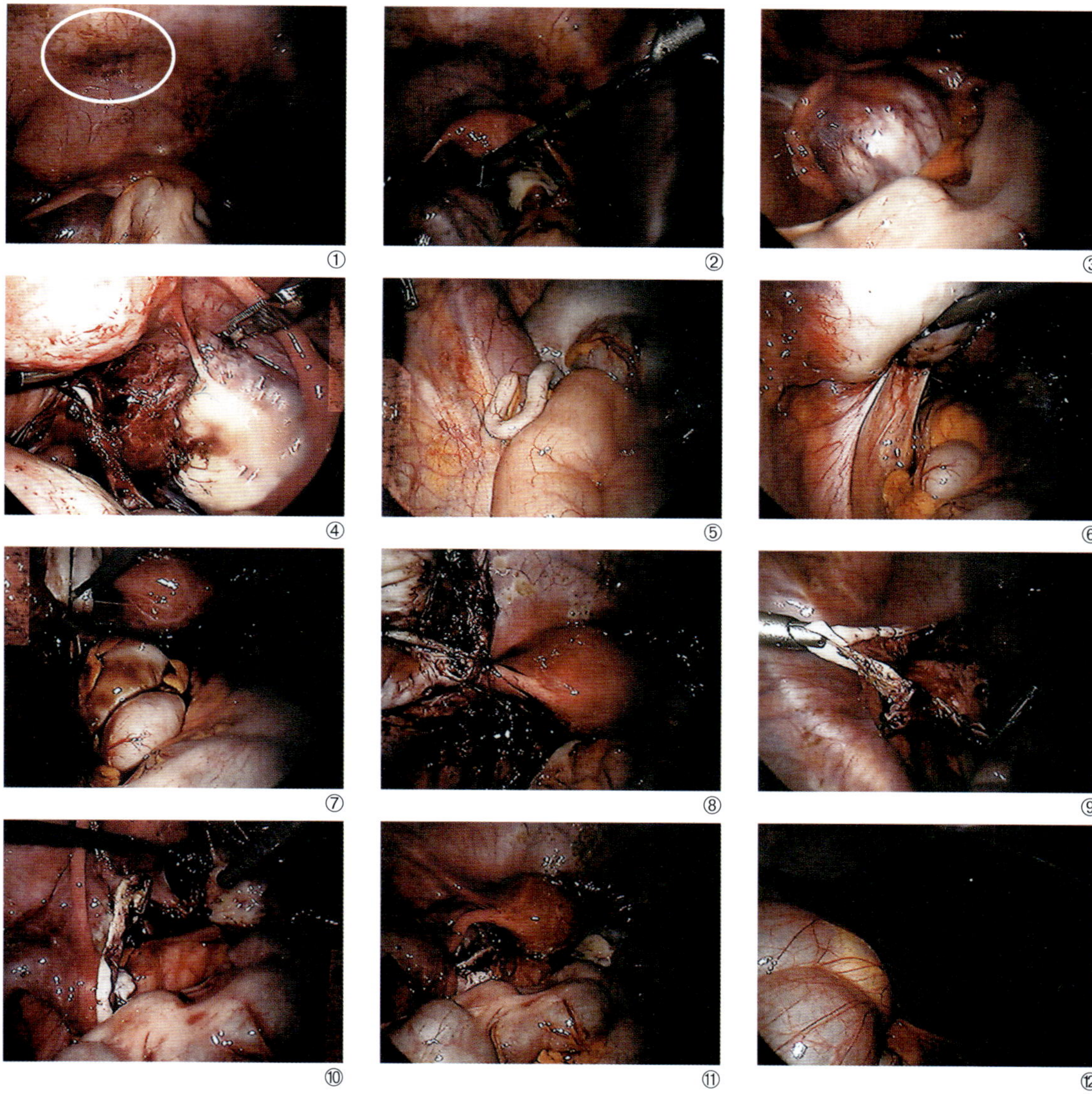

Abb. 27.2: Endometriose – pelviskopische Bilder:
1 Frische Endometrioseherde am Blasenperitoneum
2 Einblick ins kleine Becken, große Endometriosezyste links und durch Endometrioseherde verwachsene Adnexe rechts
3 Detail der Zyste
4 Adhäsiolyse der rechten Adnexe am Peritonealhinterblatt des Ligamentum latum
5 Bei Endometriose muss immer auch die Appendix vermiformis untersucht werden; diese ist unauffällig
6 Adhäsiolyse der linken großen Zyste vom Peritoneum
7 Entfernung der Endometriosezyste, es entleert sich der typische dickflüssige, dunkle, blutige Inhalt („Schokoladenzyste")
8 Herausschälen der Endometriosezyste
9 Rest der Endometriosezyste beim Herausschälen (nach rechts), normales Ovar weiß (nach links)
10 Zustand nach Entfernung der Zyste, das Restovar noch breit eröffnet
11 Endzustand nach dieser Operation mit Zusammenlegen des Restovars
12 Einblick in den Oberbauch – Zwerchfell und Leberoberfläche unauffällig, links unten ein wenig aufgeblähter Dickdarm

Selten sind die Endometrioseherde in anderen Organen wie den Lungen, der Harnblase, dem Darm sowie der Haut anzutreffen (**Endometriosis extragenitalis**).

Symptome

Da auch die versprengte Schleimhaut den hormonellen Einflüssen des Zyklus unterliegt, proliferiert sie durch die Einwirkung des Follikelhormons und zerfällt bei jeder Menstruation. Diese Vorgänge verursachen je nach Sitz der Endometriose zyklusabhängige Schmerzen und ein Spannungsgefühl in den befallenen Organen. Ein charakteristisches Symptom der Endometriosis interna ist die **Dysmenorrhoe** (Schmerzen bei der Regelblutung). Durch die fehlende Abflussmöglichkeit des Blutes aus den Herden bilden sich z. T. umfangreiche, **blutgefüllte Zysten**, vor allem in den Ovarien (sog. „Schokoladenzysten").

Therapie

Je nach Ausprägung und Lokalisation der Endometriose erfolgt die Therapie hormonell und/oder operativ. Im Rahmen der hormonellen Therapie kommen verschiedene Präparate zur Anwendung. Als wirksam hat sich z. B. eine Dauerbehandlung über sechs Monate mit Gestagenen oder dem 17-Äthinyltestosteron-Abkömmling Danazol® erwiesen. Neuerdings stehen auch sog. GnRH-Analoga zur Verfügung. Diese blockieren in der Hypophyse die FSH- und LH-Sekretion, wodurch der ovarielle Zyklus unterdrückt wird. Unter den genannten verschiedenen hormonellen Therapieformen kommt es zu einer Rückbildung und teilweise bindegewebigen Umwandlung der Endometrioseherde. Oft folgt schon nach kurzer Behandlungsdauer eine deutliche Besserung der Beschwerden. Nach Absetzen der hormonellen Behandlung muss allerdings nicht selten mit einem erneuten Auftreten der Endometriose gerechnet werden. In fortgeschrittenen Stadien der Endometriose kann es notwendig sein, die hormonelle Behandlung durch eine operative Sanierung zu ergänzen.

12.4 Neoplasien

12.4.1 Benigne Uterustumoren

12.4.1.1 Uteruspolypen

Definition: Gutartige Schleimhautwucherungen kommen im Gebärmutterhalskanal als **Zervixpolypen** und im Cavum uteri als **Korpuspolypen** vor. Beide Polypen treten vielfach gemeinsam in Erscheinung.

Zervixpolypen

Die linsen- bis bohnengroßen **Zervixpolypen** sind häufig gestielt und ragen dann zungenförmig aus dem Muttermund heraus. Das histologische Bild zeigt erweiterte Zervixdrüsen, die von einem mehrschichtigen Plattenepithel umgeben sind. Ein Zervixpolyp blutet leicht bei Berührung (Kontaktblutung) und verursacht eine vermehrte Sekretion der Zervixdrüsen, einen zervikalen Fluor. Zur Behandlung wird nach Abdrehen des Polypen mit einer Kornzange die Gebärmutter ausgeschabt, um weitere Schleimhautwucherungen in höheren Abschnitten des Zervikalkanals oder im Cavum uteri mitzuentfernen.

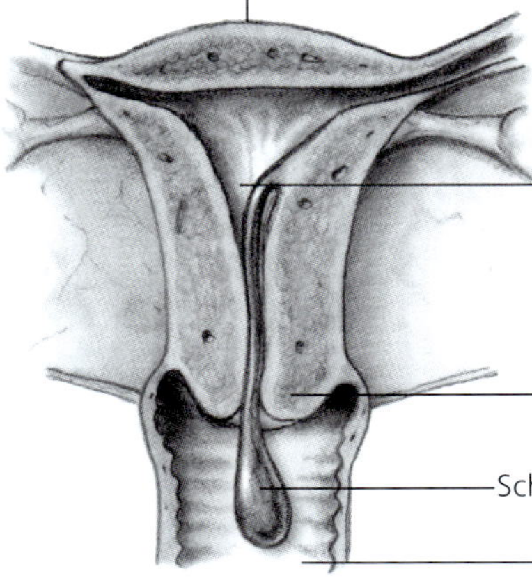

Abb. 28: Uteruspolyp

Korpuspolypen

Die **Korpuspolypen** treten als begrenzte Wucherung des Endometriums einzeln oder in der Mehrzahl auf und sind ähnlich wie die Zervikalpolypen manchmal gestielt. Sie entstehen besonders oft im **Klimakterium**. Das klinische Bild ist durch azyklische Blutungen und postmenopausale Blutungen (Blutungen nach der Menopause) gekennzeichnet. Da in diesem Alter immer daran gedacht werden muss, dass eine bösartige Erkrankung vorliegt, ist eine Ausschabung des Cavum uteri unumgänglich. Wenn der Uterus versucht, den als Fremdkörper wirkenden Polypen auszustoßen, können Korpuspolypen **wehenartige Schmerzen** verursachen.

Diagnostik

Bei klinischem bzw. sonografischem Verdacht auf einen Korpuspolypen hat sich heute als ergänzende diagnostische Maßnahme die **Hysteroskopie** bewährt. Dabei wird die Gebärmutterhöhle mit einer zarten Optik gespiegelt. Veränderungen der Gebärmutterschleimhaut, aber auch Myome können so sicher erkannt werden. Bewährt hat es sich, die Hysteroskopie nach einer Kürettage im Sinne einer Erfolgskontrolle anzuwenden.

12.4.1.2 Myome

[i]

Definition: Myome sind gutartige Tumoren aus glatter Muskulatur und Bindegewebe und stellen die häufigste Tumorform der Genitalorgane dar.

Auftreten

Myome treten nur in der Geschlechtsreife auf, wobei die Östrogene eine das Myomwachstum fördernde Wirkung haben. Nach der Menopause mit dem Erlöschen der Östrogenproduktion beginnen die vorhandenen Myome zu schrumpfen. Die Myomknoten sind meistens mehrfach vorhanden und sitzen primär in der Wand der Gebärmutter als **intramurale Myome.**

Mit zunehmendem Wachstum der Tumoren hypertrophiert auch die Muskulatur des Uterus, der dadurch wie in der Gravidität erstaunliche Ausmaße annehmen kann.

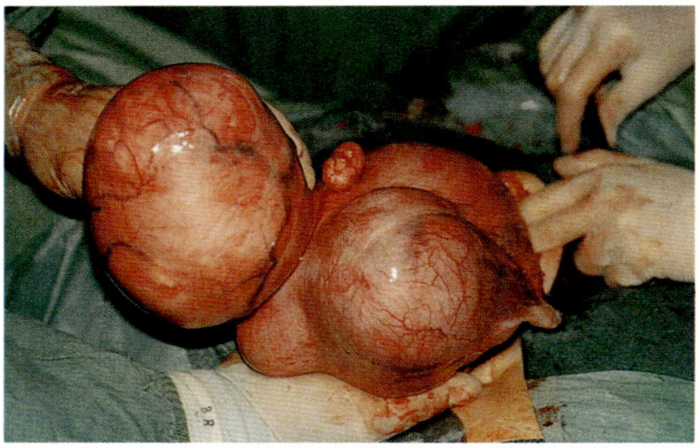

Abb. 29: Uterus myomatosus
29.1: perioperativ

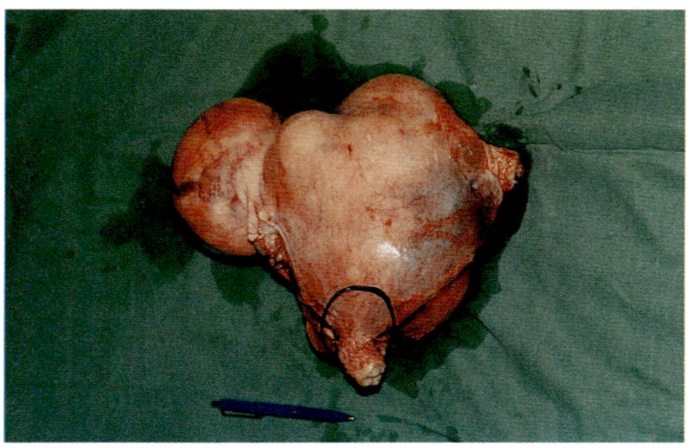

29.2: Exstirpiertes Präparat von mehreren kg Gewicht. Die gezeichnete Linie markiert die normale Uterusgröße von etwa 8–9 cm. Der Kugelschreiber als Größenvergleich hat eine Länge von 13,5 cm.

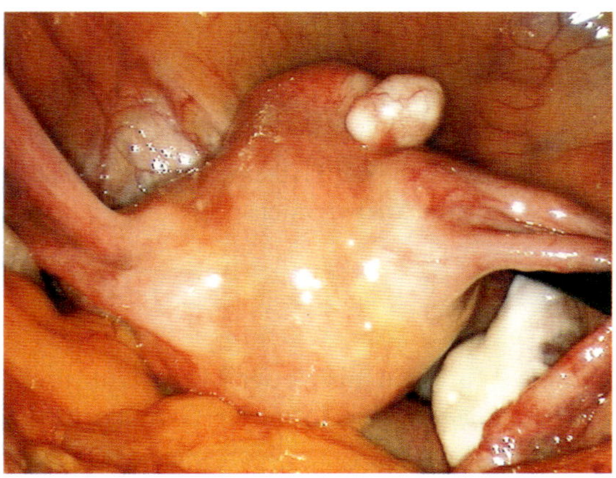

29.3: Uterus myomatosus. Pelviskopisches Bild eines kleinen Uterus myomatosus, an der Vorderwand ein intramurales Myom von etwa 2 cm Größe in der Mitte und ein subseröses kleineres Myom von etwa 1 cm Größe rechts davon. Unauffällige rechte Adnexe, die linke Adnexe ist durch das große Netz überdeckt und auf diesem Bild nicht sichtbar.

Hält das Wachstum der Uteruswand nicht mit dem der Myome Schritt, haben diese die Tendenz, sich nach außen oder innen zu entwickeln. Die an der Außenseite sitzenden Geschwülste sind vom Bauchfell bedeckt und oftmals gestielt und werden so zu **subserösen Myomen**. Hin und wieder verbindet derartige Knoten lediglich eine schmale Gewebsbrücke mit dem Uterus, der von Blutgefäßen durchzogene sog. Stiel. Ist das Wachstum nach innen auf die Gebärmutterhöhle gerichtet, wölben diese **submukösen Myome** das Endometrium vor (☞ Abb. 30).

Subseröse und submuköse Myome

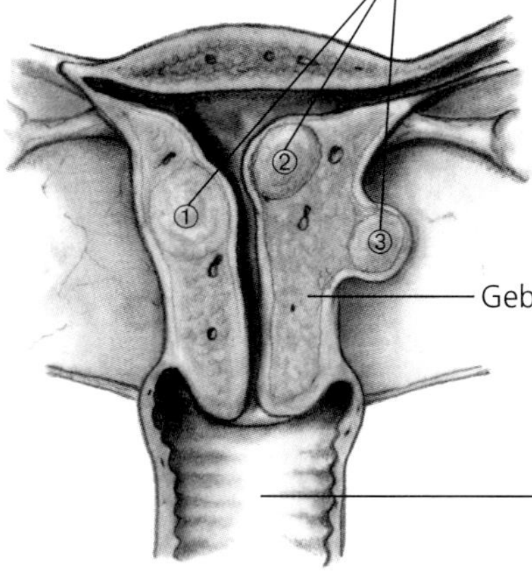

Abb. 30: Uterus myomatosus
1 = intramurales Myom
2 = submuköses, in die Uterushöhle entwickeltes Myom
3 = subseröses (subperitoneales) Myom

Kleine intramurale oder subseröse Myome verursachen im Allgemeinen keine Beschwerden, oder es bestehen verlängerte und verstärkte Regelblutungen, die durch eine mangelhafte Kontraktionsfähigkeit der von Knoten durchsetzten Uterusmuskulatur verursacht werden. Submuköse Myome stören den gleichmäßigen Wiederaufbau der Gebärmutterschleimhaut und sind oft für Zwischenblutungen, aber auch für Hypermenorrhoen verantwortlich, wobei der Blutverlust über Monate erheblich ist. Ein beispielsweise kopfgroßer Uterus myomatosus oder noch größere subseröse Myome verdrängen die Nachbarorgane der Bauchhöhle und drücken spürbar auf Harnblase und Rektum.

Symptome

Dreht sich ein gestieltes Myom um seine Achse, kommt es durch Zug am Bauchfell zum **peritonealen Schock**. Die bei der Stieldrehung erfolgende Drosselung der Blutzufuhr bewirkt ein Absterben des Myomgewebes, eine Myomnekrose, die zu starken abdominalen Schmerzen, evtl. sogar zu einem akuten Abdomen führt. Auch submuköse Myome können gestielt sein und mit schmerzhaften wehenartigen Kontraktionen der Uterusmuskulatur durch die Zervix „geboren“ werden. Nicht selten verursachen submuköse Myome dysmenorrhoische Beschwerden und Schmerzen beim Geschlechtsverkehr (Dyspareunie).

Komplikationen

Therapie

Ein kleiner Uterus myomatosus ohne Symptomatik bedarf in der Regel keiner Behandlung. Die Patientinnen müssen lediglich in ärztlicher Beobachtung bleiben, um durch regelmäßige Kontrolluntersuchungen rechtzeitig eine Vergrößerung der Myome zu erkennen. Bei ausgeprägten Blutungsstörungen, vor allem wenn sie durch submuköse Myome verursacht werden, und bei akuten Komplikationen ist eine Operation angezeigt. Übermäßig große oder schnell wachsende Myome stellen ebenfalls eine Indikation zur Operation dar, da sie eine maligne Entartung (Myosarkom) anzeigen können.

Ein Uterus myomatosus kann, falls er nicht zu groß ist, auf vaginalem Wege entfernt werden. Sonst ist die **abdominale Operation** zur Exstirpation des Uterus vorzuziehen. In geeigneten Fällen ist es möglich, die Myomknoten auszuschälen, um insbesondere jüngeren Frauen die Gebärmutter bei vorhandenem Kinderwunsch zu erhalten. Ähnlich wie bei der Endometriose können jüngere Patientinnen mit einem Uterus myomatosus vorübergehend mit sog. GnRH-Analoga behandelt werden und damit in einen der Menopause ähnlichen Zustand versetzt werden. Die unterdrückte Östrogenbildung, die aber auch ausgeprägte Nebenwirkungen hat, bewirkt eine Schrumpfung der Myome und ermöglicht oft eine anschließende organ- und fertilitätserhaltende Operation.

12.4.2 Maligne Uterustumoren

12.4.2.1 Uteruskarzinom

Häufigkeit: Bösartige Tumoren der Gebärmutter stehen unter den am weiblichen Genitale vorkommenden Tumoren an erster Stelle. Wie dies für die meisten malignen Tumoren typisch ist, nimmt die Häufigkeit von Karzinomen der Gebärmutter mit dem Alter zu.

[!]

Merke: Bei den Uteruskarzinomen unterscheidet man wegen grundlegender Unterschiede das **Gebärmutterhalskarzinom** (Kollumkarzinom/Zervixkarzinom) und das **Gebärmutterkörperkarzinom** (Korpuskarzinom).

12.4.2.1.1 Kollumkarzinom/Zervixkarzinom

Hintergrundwissen

Das Kollumkarzinom geht vom Gebärmutterhals aus und tritt bei etwa zwei von hundert Frauen zwischen dem 35. und dem 55. Lebensjahr auf. Das Zervixkarzinom, früher häufigstes Karzinom der geschlechtsreifen Frau, wird durch Früherkennungsuntersuchungen zunehmend zu einer Tumorerkrankung der älteren Frau. Der 2. Erkrankungsgipfel liegt zwischen dem 65. und 75. Lebensjahr. Histologisch handelt es sich meistens um ein Plattenepithelkarzinom. Sehr selten geht der Tumor aus dem Drüsenepithel des Gebärmutterhalskanals hervor. Der Hauptentstehungsort ist die Grenze zwischen Plattenepithel und Zylinderepithel im Bereich der Portio, die sich abhängig vom Lebensalter verschieben kann. Ein invasives Kollumkarzinom entsteht aus Vorstufen, den sog. **Dysplasien**.

Definition: Unter **Dysplasien** versteht man unterschiedlich schwere, präneoplastische Zellatypien in Verbindung mit einem gestörten Epithelaufbau.

[i]

Schweregrade

Man unterscheidet drei Schwergrade dieser Dysplasien im Bereich des Gebärmutterhalses, die auch als **zervikale intraepitheliale Neoplasien (CIN)** bezeichnet werden (☞ Abb. 31). Die leichte und die mittlere Dysplasie (CIN 1 bzw. CIN 2) sind vollständig rückbildungsfähig. Die schwere Dysplasie (CIN 3) wird auch als **Carcinoma in situ** bezeichnet. Dieses Carcinoma in situ weist Zellveränderungen im Sinne eines Karzinoms auf, wächst aber oberflächlich ohne Zerstörung und ohne in die tiefen Gewebsschichten einzudringen. In ihm ist die unmittelbare Vorstufe eines invasiven, also bösartig zerstörend wachsenden Karzinoms zu sehen. Nicht selten existiert das präinvasive Carcinoma in situ über Jahre, bis schließlich der Übergang zum invasiven Kollumkarzinom vollzogen ist. Dem Carcinoma in situ folgen zwei Tumorstadien, die klinisch nicht fassbar sind und nur unter dem Mikroskop erkannt und eingestuft werden können (☞ Übersicht 1). Bei der präklinischen Tumorklassifikation Ia können zwei Stadien unterschieden werden:

Präklinische Tumorklassifikationen

- Ia1 bezeichnet ein mikroinvasives Karzinom mit einer Invasionstiefe von ≤ 3 mm und einer horizontalen Ausdehnung von ≤ 7 mm.
- Ia2 beschreibt eine mikroinvasive Ausdehnung von 3–5 mm in der Tiefe und ≤ 7 mm in horizontaler Ausdehnung (Mikrokarzinom).

Diese präklinischen Stadien gehen in die zerstörend und metastasierend wachsenden Karzinome der FIGO-Einteilung Ib bis IV über (☞ Übersicht 1).

Symptome

Ein bereits mit dem Auge erkennbares Karzinom kann einer harmlosen Ektopie oder Erosion sehr ähnlich sehen. Bei weiterem Wachstum entsteht durch Zerfall des Tumors ein **kraterförmiges,** auf Berührung leicht blutendes **Geschwür** an der Portio. Vereinzelt ragt das Geschwür weit in die Scheide hinein und wird wegen seiner unregelmäßigen Oberfläche als **Blumenkohltumor** bezeichnet. Das im Zervikalkanal auftretende Karzinom drängt die Gebärmutterhalswände weit auseinander (Tonnenkarzinom) und bricht erst spät nach außen auf. Im fortgeschrittenen Stadium kann das Karzinom auf benachbarte Organe übergreifen oder Lymphknoten- und Fernmetastasen setzen. Ein Zervixkarzinom im frühen Stadium verursacht zum Nachteil der Erkrankten keine Beschwerden. Erst mit zunehmender Größe des Tumors treten blutiger, übelriechender Fluor und Blutungen beim Verkehr oder beim Stuhlgang auf. Zu diesem Zeitpunkt treten zudem starke azyklische Blutungen auf.

Achtung: Schmerzen sind ein sehr **spätes Alarmsignal.** Sie werden durch kontinuierliches Einwachsen der Geschwulst in die Nervengeflechte des kleinen Beckens ausgelöst.

Übersicht 1: Internationale Stadieneinteilung beim Zervixkarzinom nach FIGO (Fédération Internationale de Gynécologie et d'Obstétrique) und Prognose (Heilungsziffer = 5-Jahre-Heilungsziffer. Patientinnen gelten als geheilt, wenn sie 5 Jahre nach Diagnosestellung rezidivfrei leben)

Stadium	I	Karzinom beschränkt auf die Zervix
	Ia	nur mikroskopisch nachweisbares Karzinom
	Ia1	beginnende Stromainvasion
	Ia2	Mikrokarzinom
	Ib	klinisch invasives Karzinom (Heilungsziffer 75–80 %)
Stadium	II	Karzinom überschreitet die Zervix, erreicht jedoch nicht die Beckenwand und/oder Karzinom greift auf die Vagina über, erreicht jedoch nicht deren unteres Drittel
	IIa	ohne Infiltration des Parametrium
	IIb	mit Infiltration des Parametrium (Heilungsziffer 50–70 %)
Stadium	III	Karzinom mit Ausdehnung in das untere Drittel der Vagina und/oder bis zur Beckenwand
	IIIa	mit Ausdehnung in das untere Drittel der Vagina
	IIIb	mit Ausdehnung bis zur Beckenwand (Heilungsziffer 30–35 %)
Stadium	IVa	Karzinom mit Ausdehnung in die Harnblase und/oder in das Rektum
	IVb	Befall entfernterer Organe (Heilungsziffer 0–5 %)

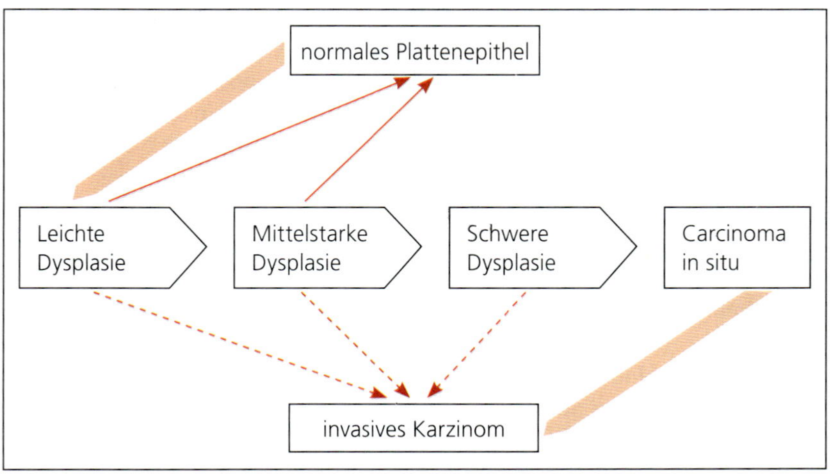

Abb. 31: Entstehung eines Zervixkarzinoms über eine Dysplasie des Portioepithels

Im **Endstadium** kommt es zur Urosepsis durch Ummauerung und Verschluss der Harnleiter oder zur Verblutung aus großen, vom Karzinom arrodierten Beckengefäßen.

Bedeutung der HPV

Heute ist bekannt, dass die humanen Papillomviren (HPV) einen wichtigen Co-Faktor bei der Entstehung des Zervixkarzinoms darstellen. Bei den humanen Papillomviren können verschiedene Typen unterschieden werden, die für unterschiedliche Krankheiten verantwortlich sind, z.B. die einfachen Hautwarzen, die spitzen Feigwarzen (Condylomata acuminata) sowie prämaligne und maligne Veränderungen im Bereich des Kehlkopfes, der Augen und des weiblichen und männlichen Genitale. Die sexuell übertragenen humanen Papillomvirustypen 16 und 18 stehen in engem Zusammenhang mit bösartigen Veränderungen im Bereich des Penis und im Bereich der Vulva, der Vagina und der Portio.

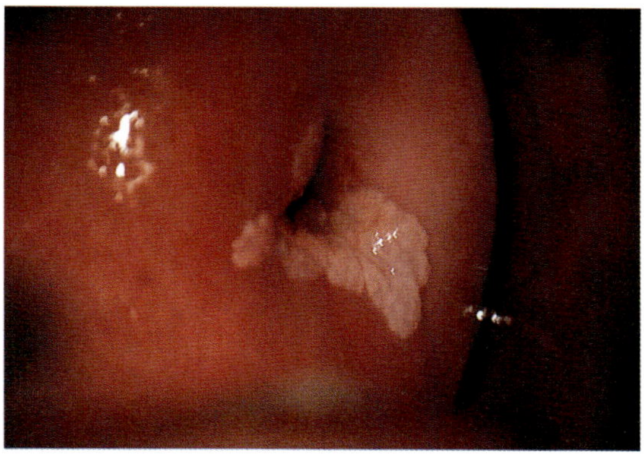

Abb. 32: Flaches Kondylom (Condyloma planum) im Bereich der Portio vaginalis nach Essigsäureanwendung (Kolposkopie-Befund)

Vorsorgeuntersuchung und Diagnose

Die rechtzeitige Diagnose von Vorstadien eines Zervixkarzinoms ist von entscheidender Bedeutung für den weiteren Verlauf der potenziell tödlich verlaufenden Erkrankung.

Hinweis: In diesem Zusammenhang kann auf die Wichtigkeit regelmäßiger gynäkologischer Vorsorgeuntersuchungen nicht genügend hingewiesen werden. Heute wird empfohlen, dass jede Frau vom 20., mindestens jedoch vom 30. Lebensjahr an ein bis zweimal jährlich zur gynäkologischen Routineuntersuchung den Frauenarzt aufsuchen soll. Die Kosten für diese Krebsvorsorgeuntersuchungen werden von den Krankenkassen übernommen.

Theoretisch wäre fast jede Erkrankung an einem invasiven Zervixkarzinom vermeidbar, da es stets in einem seiner Vorstadien (CIN 1 bis CIN 3) entdeckt und behandelt werden kann. Im Rahmen dieser Früherkennungsuntersuchungen stehen dem Arzt neben der Inspektion und der bimanuellen Untersuchung (Tastbefund) eine Reihe von **diagnostischen Suchmethoden** zur Verfügung.

Kolposkopie

Schon 1925 wurde von Hinselmann eine Lupenbetrachtung der Portiooberfläche mit einem eigens dafür konstruierten Gerät (Kolposkop) eingeführt. Mithilfe der **Kolposkopie** ist es möglich, zahlreiche verdächtige Epithelveränderungen zu erkennen und einer weitergehenden feingeweblichen histologischen Abklärung zuzuführen.

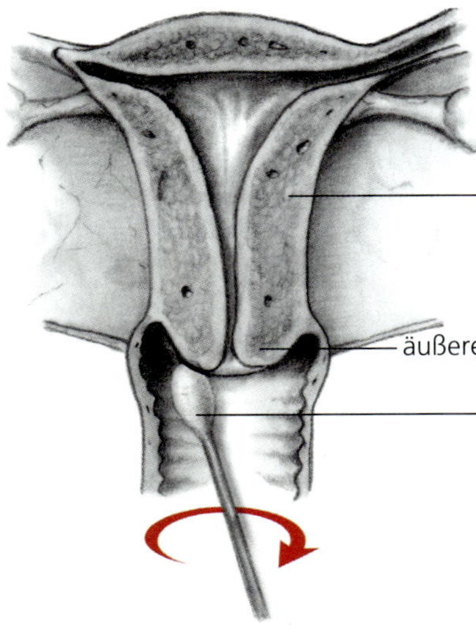

Abb. 33: Abstrich nach Papanicolaou

Zytodiagnostik

Die Untersuchung von abgeschilferten Epithelzellen der Portio und des Zervikalkanals wurde 1943 von **Papanicolaou (Pap)** entwickelt. Durch die Entnahme und Beurteilung eines zytologischen Abstrichs kann mit hoher Treffsicherheit die Gefährdung der Patientin bereits im Stadium des Carcinoma in situ bzw. der Dysplasie erfasst werden. Die **Zytologie** ist somit zum bedeutendsten Bestandteil der gynäkologischen Vorsorgeuntersuchung geworden und übertrifft jede andere Methode der Früherkennung des Zervixkarzinoms. Bei der mikroskopischen Durchmusterung der zytologischen Abstriche wird auf Abweichungen der Zell- und vor allem der Zellkernformen von der Norm geachtet. Je nach dem Grad der Zellveränderungen erfolgt eine Einteilung in unverdächtige, zweifelhafte und verdächtige Gruppen. Von **Papanicolaou** wurden **5 Gruppen** (Gruppe I–V) zur Klassifizierung der Ausstriche angegeben. Nach den Empfehlungen der deutschen Gesellschaft für Zytologie gibt es jetzt eine detailliertere Einteilung mit den Gruppen III D und den Gruppen IVa und IVb, womit bereits eine genauere Aussage über die Zellveränderungen möglich ist. **Atypische Zellen** sind unregelmäßig geformt und weichen in ihrer Größe erheblich voneinander ab. Verdächtige Kernmerkmale sind die Entrundung des Kerns, eine verstärkte oder verminderte Anfärbbarkeit, eine ungewöhnliche Chomatinanordnung und vor allem eine Verschiebung des Kern-Plasma-Verhältnisses durch Größenzunahme des Kerns.

Diagnostische Gewebeentnahmen

Aus einem makroskopisch erkennbaren Zervixkarzinom werden i.d.R. Gewebeproben mit dem Skalpell, einem scharfen Löffel oder der Knipszange entnommen, anhand derer der Pathologe eine sichere histologische Diagnose stellen kann. Diese diagnostischen Eingriffe werden **Probeexzision** oder **Knipsbiopsie** genannt.

Zur näheren Abklärung eines verdächtigen zytologischen oder kolposkopischen Befundes ist die kegelförmige Ausschneidung, die sog. **Konisation der Portio** vorzunehmen (☞ Abb. 34). Der gewonnene Gewebekonus wird vom Pathologen systematisch auf Karzinomformation untersucht. Er kann dabei die Ausdehnung und das Tiefenwachstum des Karzinoms bestimmen. Wurde mit der Konisation ein Carcinoma in situ im Gesunden entfernt, erübrigt sich eine weitere Behandlung, wenn es sich um jüngere Frauen mit Kinderwunsch handelt. Selbstverständlich bleiben diese Frauen danach unter regelmäßiger Kontrolle des behandelndes Arztes, da in manchen Fällen ein Wiederauftreten der prämalignen Veränderungen beobachtet werden kann.

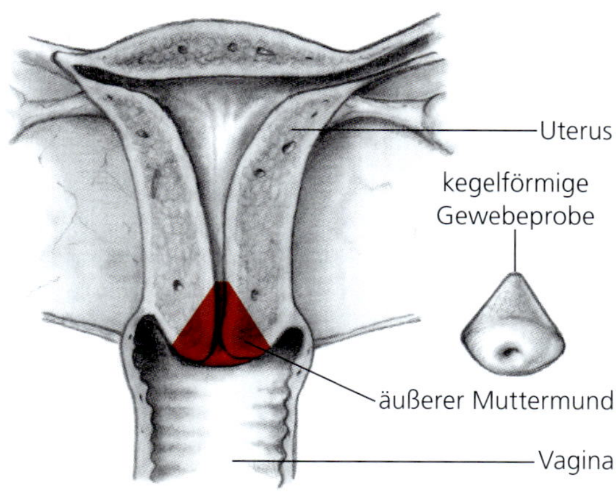

Abb. 34: Konisation der Portio

Abrasio

Schließlich gehört auch noch die zwar ungezielte, aber trotzdem verwertbare Ausschabung (**Abrasio**) der Zervix zu den Karzinomnachweismethoden.

Therapie

Steht die Karzinomdiagnose fest, muss die Patientin entsprechend ihrem Tumorstadium unverzüglich einer geeigneten Behandlung zugeführt werden. Die **Operation** und die **Strahlentherapie** sind grundsätzlich gleichwertige Behandlungsmethoden, die je nach Form und Ausbreitung des Tumors zur Anwendung kommen.

Operative Behandlung

CIS

Beim **Carcinoma in situ**, das mit einer Konisation nicht im Gesunden erfasst wurde oder dessen Trägerin älter als 40 Jahre ist, sowie beim Mikrokarzinom genügt die einfache Entfernung des Uterus. Wahlweise erfolgt die **Totalexstirpation** der Gebärmutter **transvaginal** oder durch Eröffnung der Bauchhöhle (**Laparotomie**).

Stadium I und II

In den **Karzinomstadien I und II** hat sich heute die Radikaloperation besonders bewährt. Bei der Operation nach Wertheim-Meigs werden auf abdominalem Wege der Uterus, das obere Drittel der Scheide, die pelvinen Lymphknoten, teilweise die paraaortalen Lymphknoten und das parametrane Gewebe entfernt. Die Exstirpation von Ovarien und Tuben ist nicht obligatorisch. Bei fortgeschrittenen Tumorbefunden kann es nach einer Radikaloperation erforderlich sein, eine perkutane Nachbestrahlung der Lymphabschlussbahnen des kleinen Beckens durchzuführen.

Strahlenbehandlung

Stadium II, III und IV

Theoretisch ist das Zervixkarzinom in jedem Stadium auch durch eine Bestrahlung zu behandeln. Die Erfolgsstatistiken der Bestrahlung sind mit denen einer operativen Behandlung vergleichbar. Trotzdem hat sich etabliert, nur fortgeschrittene Karzinome der Stadien II, III und IV oder Patientinnen, denen eine Operation aus anderen Gründen nicht zumutbar ist, zu bestrahlen. In die Vagina werden unmittelbar vor dem Tumor und in den Zervikalkanal Trägersysteme zum Beispiel für die Iridiumstrahlenquelle gelegt. Um auch mögliche Karzinomzellen in den Parametrien oder in den Beckenlymphknoten zu zerstören, wird zusätzlich eine perkutane Hochvolt- oder Telekobaltbestrahlung des gesamten kleinen Beckens angeschlossen. Wird ein Kollumkarzinom während der **Schwangerschaft** entdeckt, hat sich die Therapie zum einen nach dem Tumorstadium und zum anderen nach dem Schwangerschaftsalter und damit der Lebensfähigkeit des Kindes zu richten.

[!]

Merke: In den frühen Schwangerschaftsmonaten muss, da es um das Leben der Patientin geht, ohne Rücksicht auf die Frucht eine Totaloperation durchgeführt werden. Bei bereits lebensfähigem Kind wird die Gravidität durch einen Kaiserschnitt beendet, dem sich eine Radikaloperation nach Wertheim anschließt.

12.4.2.1.2 Korpuskarzinom

[i]

Definition: Bösartige Veränderungen der Schleimhaut des **Gebärmutterkörpers** werden als Korpuskarzinom bezeichnet.

Häufigkeit: In Westeuropa und in den USA hat sich das Korpuskarzinom in den letzten Jahren zu einem der häufigsten Genitalkarzinome der Frau entwickelt.

Der Erkrankungsgipfel liegt nach dem 60. Lebensjahr. Seinem Ausgangsort entsprechend wächst es zu 60 % als Adenokarzinom in histologisch unterschiedlichen Differenzierungsstufen. Es bleibt lange Zeit auf die Schleimhaut des Uterus beschränkt, bis die Karzinomzellen in die Muskulatur eindringen und zuletzt die Serosa durchbrechen (☞ Übersicht 2). Die Metastasierung erfolgt in die Ovarien, nur selten gemäß dem Lymphabfluss in die paraaortalen und iliakalen Lymphknoten.

Stadium	I	auf das Corpus uteri beschränkt
	Ia	auf das Endometrium beschränkt
	Ib	Invasionstiefe < ½ Myometrium
	Ic	Invasionstiefe > ½ Myometrium
Stadium	II	Ausdehnung auf die Zervix
Stadium	III	Ausdehnung über Uterus hinaus, aber innerhalb des kleinen Beckens
Stadium	IVa	Ausdehnung auf die Harnblase und Rektum über das kleine Becken hinaus
	IVb	Befall entfernter Organe

Übersicht 2: Stadieneinteilung beim Korpuskarzinom nach FIGO (Fédération Internationale de Gynécologie et d'Obstétrique)

Symptome

Die **Hauptsymptome** des Endometriumkarzinoms bestehen in postmenopausalen Blutungen oder Blutungen im Senium und einem blutig-wässrigen Ausfluss, der nach Eindringen von Bakterien in die Gebärmutterhöhle eitrig werden kann. Wenn der Eiter nicht abfließt, kommt es zur Eiteransammlung in der Gebärmutterhöhle, zur so genannten **Pyometra**. Um die Erkrankung frühzeitig zu erkennen, muss bei jeder Blutung nach der Menopause eine gezielte Gewebeentnahme durch eine Abrasio vorgenommen werden (☞ Abb. 15, S. 33). Die Ergänzung der Diagnostik durch die gezielte Gewebeentnahme über eine Spiegelung der Gebärmutter (Hysteroskopie) hat sich in den letzten Jahren zunehmend bewährt. Die histologische Untersuchung des gewonnen Materials gibt darüber Aufschluss, ob ein bösartiges Wachstum vorliegt.

Therapie

Die abdominale **Totalexstirpation** des **Uterus** mit **beiden Adnexen** ist in den Stadien I und II die Methode der Wahl bei der Therapie des Korpuskarzinoms. Je nach Lokalisation des Tumors kann die Entfernung einer Scheidenmanschette erforderlich sein. Abhängig von der Ausbreitung des Tumors auf die Zervix bzw. in die Gebärmuttermuskulatur ist es notwendig, die Operation im Sinne einer **Radikaloperation** nach Wertheim zu er-

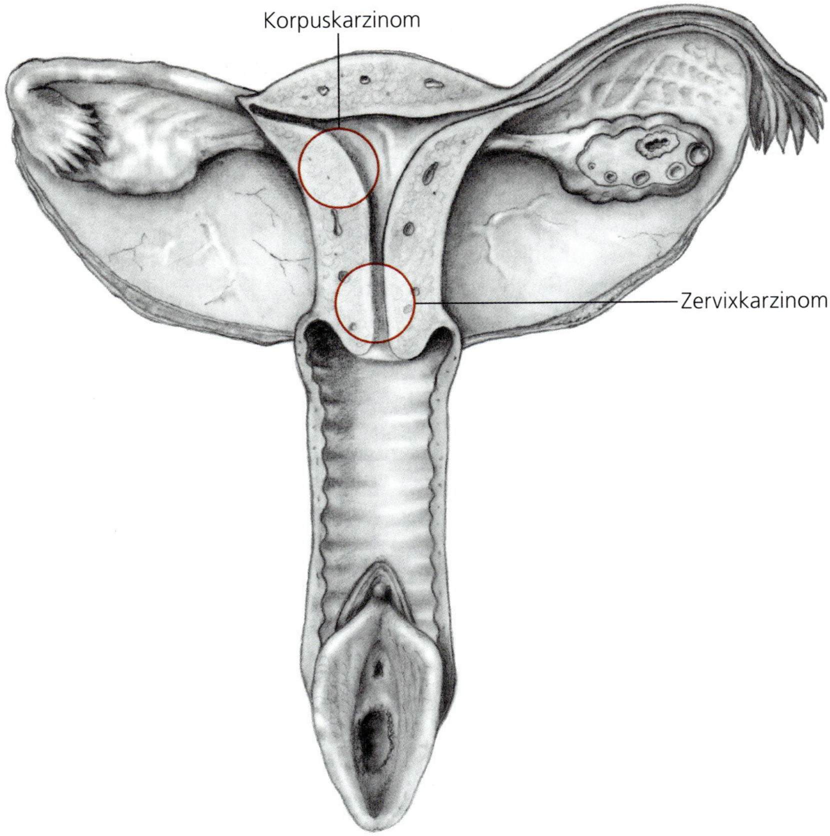

Abb. 35: Lokalisationsmöglichkeiten der Karzinome: Zervixkarzinom und Korpuskarzinom

weitern. Konkret bedeutet dies, dass auch die Lymphknoten im Bereich des kleinen Beckens und entlang der Bauchaorta mit entfernt werden. In einigen Fällen ist es notwendig, postoperativ eine prophylaktische Kontaktbestrahlung des verbleibenden Vaginalstumpfs vorzunehmen, um der Gefahr eines Lokalrezidivs vorzubeugen.

Palliative Therapiemöglichkeiten

Bei weit fortgeschrittenen Tumorstadien oder wenn das Allgemeinbefinden einen operativen Eingriff nicht mehr erlaubt, erfolgt eine primär kombinierte **Strahlenbehandlung.** Mit der intrauterinen Kontaktbestrahlung mit Iridium oder Cäsium im After-Loading-Verfahren und einer ergänzenden perkutanen Hochvolttherapie von außen sind gute Erfolge zu erzielen. Außerdem stehen hoch dosierte **Gestagenpräparate** zur Therapie eines Korpuskarzinoms zur Verfügung (Medroxyprogesteronacetat). Diese wirken wachstumshemmend auf Fernmetastasen oder das lokale Tumorgeschehen.

Prognose

Die **5-Jahres-Heilung** aller an einem Korpuskarzinom erkrankten Patientinnen beträgt etwa 65 %. In Stadium I beträgt das Heilungsergebnis etwa 80 %, in Stadium II liegt das Behandlungsergebnis nur noch bei etwa

40 %. Wie auch bei anderen Tumorerkrankungen stellt neben dem Tumorstadium der histologische Differenzierungsgrad (Grading) des Karzinoms einen wichtigen Parameter für die Heilungschancen der Patientin dar.

12.4.2.2 Uterussarkom

Definition: Sarkome sind seltene bösartige Tumoren der Binde- und Stützgewebe und der Muskulatur. Sie wachsen und metastasieren sehr schnell.

Entstehung

Das Gebärmuttersarkom entwickelt sich fast immer aus großen Myomen. In jedem Fall nimmt der Uterus rasch an Größe zu.

Symptome

Unregelmäßige Blutungen, blutiger Fluor und die in kurzer Zeit erfolgende Vergrößerung des Uterus sind Hinweise auf eine Sarkomerkrankung.

Therapie

Die Therapie des Uterussarkoms besteht in der Totalexstirpation des Uterus mit beiden Adnexen und in einigen Fällen in einer zusätzlichen postoperativen Bestrahlung. Oft wird das Uterussarkom jedoch erst zu einem späten Zeitpunkt diagnostiziert, wenn bereits Lungenmetastasen vorhanden sind.

Kapitel 13:

Erkrankungen der Adnexe

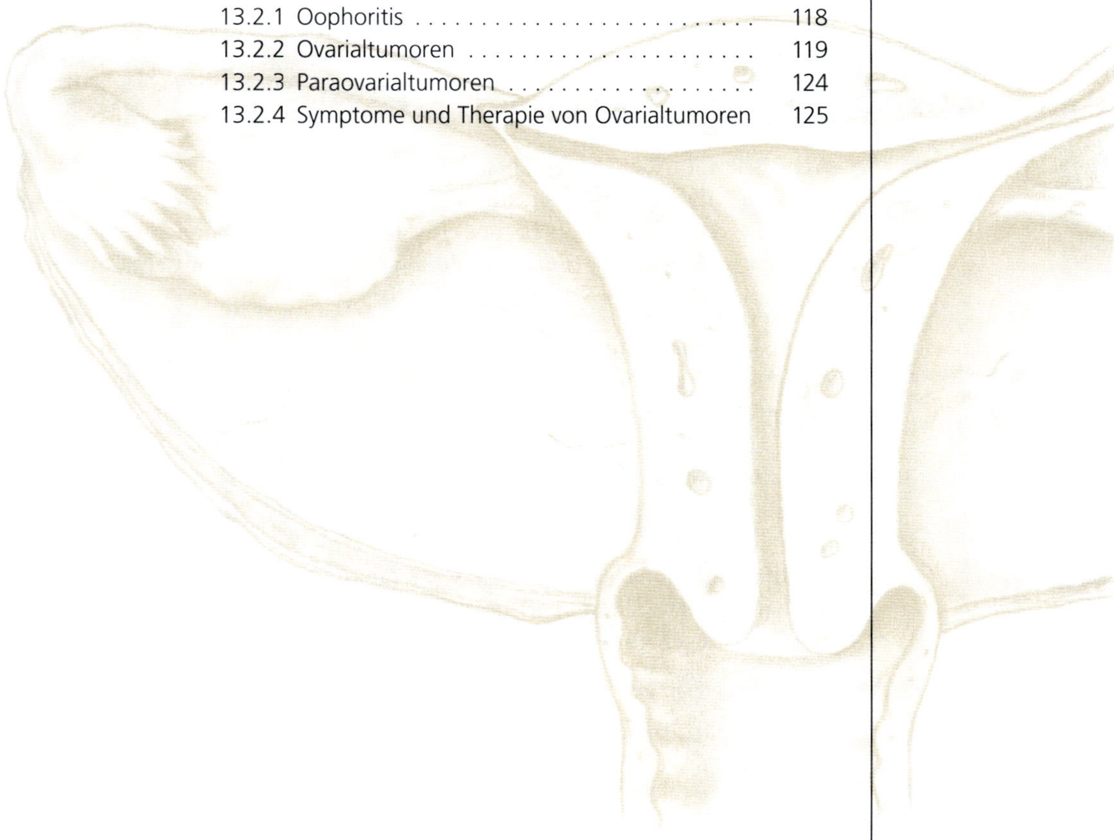

13 Erkrankungen der Adnexe

13.1 Erkrankungen der Tuben

13.1.1 Adnexitis und Salpingitis

[i]

Definition: Die mit wenigen Ausnahmen doppelseitig auftretende Entzündung der Eileiter (**Salpingitis**) entsteht i. d. R. über eine aufsteigende (aszendierende) Infektion. Dabei gelangen Mikroorganismen über die Vagina, die Zervix und die Lymphbahnen des Ligamentum latum bis zu den Eileitern und in ausgeprägten Fällen bis in die Bauchhöhle, wo sie eine Bauchfellentzündung (**Peritonitis**) verursachen können. Sind die Ovarien mit in den entzündlichen Prozess einbezogen (**Oophoritis**), so spricht man von einer Entzündung der Adnexe (**Adnexitis**).

Nur selten erfolgt bei schweren allgemeinen Infektionskrankheiten, z. B. im Rahmen einer Tuberkulose, auch eine Ansteckung auf dem Blutweg (**hämatogen**). Auch entzündliche Prozesse im Bereich des Darms, wie z. B. eine **Appendizitis**, können direkt auf die Adnexe übergreifen.

Risikofaktoren

Als **Risikofaktoren** für die Entstehung einer Salpingitis gelten vor allem bestimmte Mikroorganismen, die sexuell übertragen werden (z. B. Chlamydien, Gonokokken), jegliche operativen Eingriffe im Bereich des Muttermundes bzw. der Gebärmutterhöhle sowie auch eine (chronische) Zervizitis aufgrund einer Ektopie.

Symptome und Komplikationen der akuten Salpingitis

Eine **akute Salpingitis** geht mit einer Rötung und Schwellung der Tubenschleimhaut einher. Später kommt es zur Eiterbildung im Tubenlumen. Wenn die abdominale Öffnung der Tube verklebt, erweitert sich der mit Eiter angefüllte Eileiter zur **Pyosalpinx**. Der in einer Pyosalpinx enthaltene Eiter kann, da sein Keimgehalt allmählich abnimmt, in eine trüb-seröse Flüssigkeit übergehen. Die nach wie vor verschlossene und aufgetriebene Tube wird dann zur **Hydrosalpinx**. Mit der Ausdehnung der Entzündung auf die Umgebung der Eileiter (**Perisalpingitis**) und auf das Bauchfell des kleinen Beckens (**Pelveoperitonitis**) bilden sich zahlreiche schleierförmige Verwachsungen aus.

Klinik

Typischerweise geht die **akute Salpingitis** mit einer Temperaturerhöhung, Fluor, (meist seitenbetonten) Schmerzen im Unterbauch, bei einer Mitbeteiligung des Peritoneums mit Übelkeit und Erbrechen einher. Peritoneale Reizerscheinungen führen beim Abtasten der Bauchdecke zur reflektorischen Anspannung der Bauchmuskulatur (Abwehrspannung). Zu einer starken Beeinträchtigung des Allgemeinbefindens kommt es, wenn im Bereich der Eileiter bzw. der Eierstöcke Eiteransammlungen entstehen. Bei der spontanen Entleerung des Eiters in die Bauchhöhle folgt ein akutes Geschehen im Sinne einer **Peritonitis (akutes Abdomen)**.

Hinweis: Zu bedenken ist, dass in fast 50 % der Fälle die Erkrankung so milde verläuft, dass die betroffenen Patientinnen über nur geringe und untypische Beschwerden klagen. Leider kommt es trotz klinisch mildem Verlauf in vielen Fällen zu **irreversiblen Schädigungen** des Eileiters.

Vorsicht: Die möglichen **Komplikationen** und **Folgen** einer Salpingitis sind gefürchtet. Neben der Gefahr einer Chronifizierung besteht die Gefahr einer Abszessbildung. Verklebungen und der vollständige Verschluss der Eileiter bzw. die Einschränkung der Tubenmotilität (Beweglichkeit) durch Verwachsungen sind mit bis zu 30 % eine wesentliche Ursache für den unerfüllten Kinderwunsch (**Sterilität**) bzw. die erhöhte Rate an **Eileiterschwangerschaften.** Des Weiteren klagen die Patientinnen nach einer Salpingitis nicht selten über chronisch persistierende Unterbauchschmerzen mit wechselnder Stärke (chronische Salpingitis).

Diagnostik

Die **Diagnose** einer aufsteigenden genitalen Infektion stützt sich auf die sorgfältig erhobene Anamnese, auf typische Symptome (z. B. **Druckschmerzhaftigkeit** im Bereich der Adnexe, Portioschiebeschmerz bei der bimanuellen Untersuchung), auf eine gezielte gynäkologische Untersuchung (Spekulumuntersuchung, Palpation, transvaginale Sonografie) und bei differenzialdiagnostischen Schwierigkeiten (z. B. Abgrenzung von einer extrauterinen Gravidität oder einer Appendizitis) auf die großzügig durchgeführte Bauchspiegelung (Laparoskopie). In jedem Fall sollte ein Nativpräparat vom Scheiden- bzw. Zervikalsekret mikroskopisch beurteilt werden, da eine enge Korrelation zwischen einer aufsteigenden Infektion und dem vermehrten Nachweis von Leukozyten nachweisbar ist. Besteht der Verdacht, dass die Infektion durch einen sexuell übertragenen Erreger verursacht wurde, muss eine gezielte mikrobiologische Diagnostik erfolgen. Typische Blutbildveränderungen wie der Anstieg des C-reaktiven Proteins (CRP) und der Leukozyten und eine pathologische BSG-Geschwindigkeit helfen bei der Diagnostik.

Therapie

Im **akuten Stadium** einer Salpingitis sind Bettruhe und lokale Kälteanwendungen angezeigt. Medikamentös sind die hoch dosierte **antibiotische Behandlung** sowie das Verabreichen von Analgetika und Antiphlogistika (z. B. Diclofenac) die Mittel der Wahl. Die verwendeten Antibiotika sollten ein breites Spektrum einschließlich der anaeroben Bakterien aufweisen.

In ausgeprägten Fällen, insbesondere wenn es zu einer therapieresistenten Pyosalpinx bzw. Pelveoperitonitis gekommen ist, kann eine **operative Intervention** in Form einer Laparoskopie oder Laparotomie notwendig werden. Bei jungen, noch kinderlosen Frauen, muss dabei darauf geachtet werden, dass soweit wie möglich organerhaltend vorgegangen wird. Von besonderer Bedeutung ist, dass sexuell übertragene Erreger (z.B. Chlamydia trachomatis) gezielt antibiotisch angegangen werden, und dass der Partner ebenfalls untersucht und anschließend therapiert wird. Als chronische Adnexitis bezeichnet man Folgezustände wie Adhäsionen und persistierende Unterbauchschmerzen. Akute entzündliche Veränderungen sind i.d.R. nicht mehr nachweisbar.

13.1.2 Tumoren der Tuben

Formen

Bei verdickten Tuben handelt es sich meist nicht um echte Tumorbildungen, sondern fast immer um eine Flüssigkeitsansammlung in der Tube (**Sakto-, Hydro-, Pyo-, Hämatosalpinx**). Echte Tumorbildungen an der Tube sind fast ausnahmslos verschieden große Zysten, oft gestielte und vollkommen harmlose **Morgagni-Hydatiden** oder **Paraovarialzysten** in der Mesosalpinx, die klinisch Ovarialzysten vortäuschen. Sie stammen aus verschiedenen embryonalen Gängen, der Inhalt ist immer klar wässrig. Oft sind es Nebenbefunde bei Operationen, die meistens abgetragen werden. Wenn größere Paraovarialzysten lediglich eröffnet und belassen werden, rezidivieren sie häufig.

Maligne Tumoren

Primäre maligne Tumoren der Tuben (Tubenkarzinome) sind äußerst selten. Histologisch handelt es sich meist um Adenokarzinome. Die Symptomatik entwickelt sich bereits im Frühstadium der Erkrankung und besteht in Schmerzen, Blutungen und eitrigem Fluor. Oft wird die Verdachtsdiagnose jedoch zufällig im Rahmen einer gynäkologischen Untersuchung gestellt. Der Altersgipfel der Erkrankung liegt bei etwa 50 Jahren.

Die Stadieneinteilung und die Therapie des Tubenkarzinoms gleicht der des Ovarialkarzinoms (Operation und Chemotherapie ☞ Kap. 13.2.2.2).

13.2 Erkrankungen der Ovarien

13.2.1 Oophoritis

[T]

Terminologie: Die Bezeichnung „Eierstockentzündung“ ist ein laienhafter Ausdruck für eine Eileiterentzündung (Salpingitis) oder eine Entzündung der Adnexe (Adnexitis).

Entstehung und Therapie

Tatsächlich gibt es nur in wenigen Ausnahmefällen eine eigenständige Entzündung des Ovars (so genannter isolierter Ovarialabszess). Der Eierstock kann aber im Rahmen einer Salpingitis mit in den Krankheitsprozess einbezogen werden (☞ Kap. 13.1.1). Im Ovar entstehen dann Abszesse, die wiederum mit einer Pyosalpinx als **Tuboovarialabszess** in Verbindung stehen können.

Die **Behandlung** entspricht der bei einer Adnexitis (☞ Kap. 3.1.1).

13.2.2 Ovarialtumoren

13.2.2.1 Benigne Ovarialtumoren

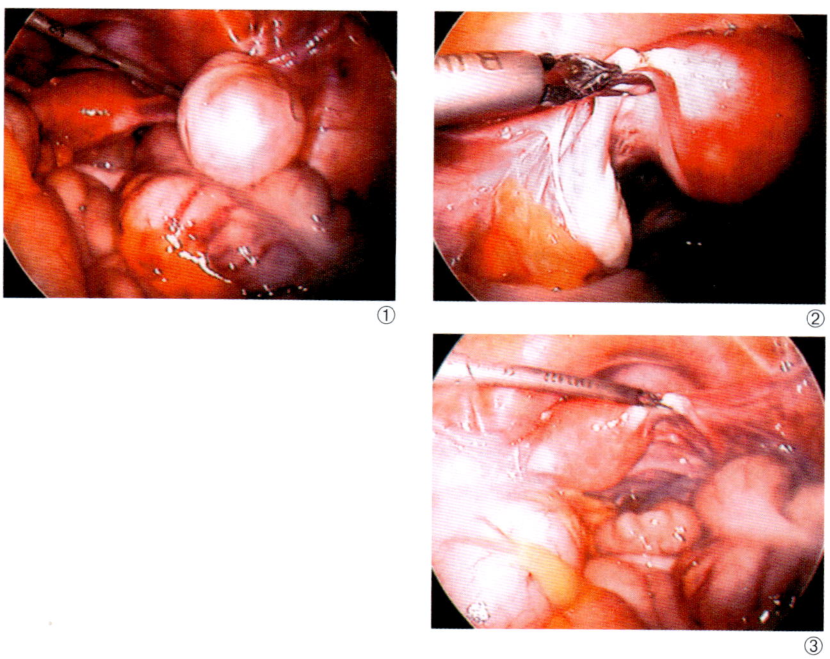

Abb. 36: Ovarialzyste: Einfache, seröse, etwa 5 cm große Ovarialzyste rechts (Foto 1), meistens bei jüngeren Patientinnen als Follikel- oder Corpus luteum-Zyste. Im Vergleich normales Ovar links (Foto 2). Gleichzeitig Tubensterilisation durch Elektrokoagulation der rechten Tube, nachdem die Zyste beseitigt worden ist (Foto 3).

Formen

Die im Eierstock vorkommenden Tumoren (Zysten wie solide Tumoren) sind vielfältig. So unterscheidet man **Retentionszysten** (keine echte Neubildung, sondern Zysten, die durch Sekretverhaltung entstehen), echte Zysten (**Kystome**), **Fibrome**, **embryonale** bzw. **Keimzelltumoren** und **hormonbildende Tumoren** (☞ Abb. 36).

Pathologisch-anatomische Einteilung

Retentionszysten

Follikel- und **Corpus luteum-Zysten** können aus nicht geplatzten Eibläschen und aus nicht zurückgebildeten Gelbkörpern zu hühnereigroßen oder noch größeren Zysten mit flüssigem Inhalt heranwachsen. Manchmal werden zahlreiche Zysten in den Ovarien nebeneinander beobachtet (polyzystische Ovarien, PCO). Diese funktionellen Zysten sind rückbildungsfähig. Oft ist eine ausgeprägte individuelle Auffälligkeit zu ihrer Bildung zu beobachten.

Teer- oder Schokoladenzysten

Teer- oder Schokoladenzysten werden nach dem in ihnen gestauten alten Blut benannt, das eine dunkle Farbe annimmt und braun-schwarz durch die Zystenwand schimmert. Ihre Ursache sind zyklisch mitblutende Endometrioseherde (☞ Kap. 12.3, S. 98 ff.).

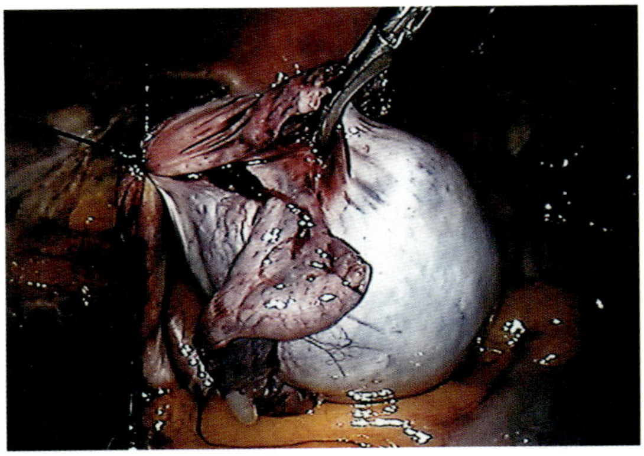

①

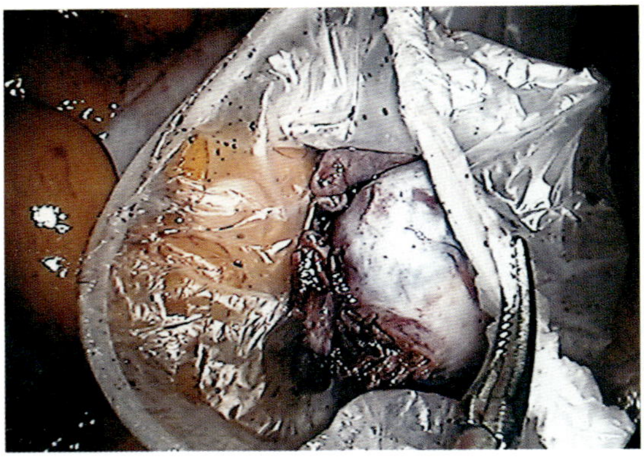

②

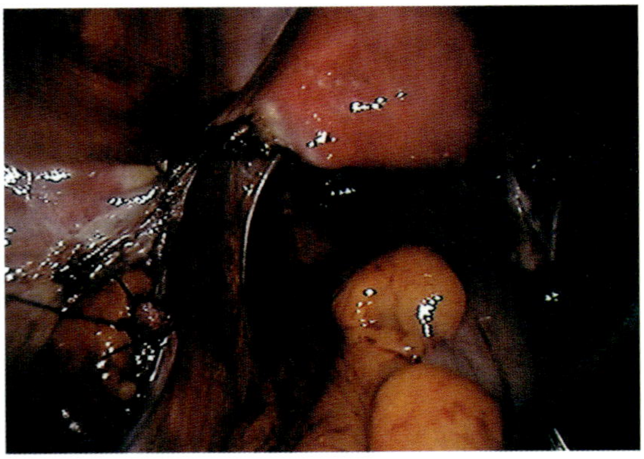

③

Abb. 37.1–37.3: Pelviskopische Adnektomie. 1 Adnektomie links bei Ovarialzyste (Dermoid) Abbinden des Ligamentum infundibulo pelvicum mit einer Röderschlinge. 2 Bergung der zystischen Adnexe in einem Bergungsbeutel. 3 Endzustand nach Adnektomie links

Seröse Kystome: Diese häufige glattwandige Zystenart von manchmal beträchtlicher Größe geht aus Follikelzysten hervor. Im Gegensatz zu diesen enthält sie ein flüssigkeitsszernierendes einschichtiges, kubisches Epithel und kann, von Trennwänden durchzogen, in mehrere Kammern unterteilt sein (☞ Abb. 38).

Seröse Kystome

Pseudomuzinöse Kystome: Diese zumeist mehrkammerigen Zysten bilden einen schleimähnlichen Inhalt. Sie können eine das gesamte Abdomen ausfüllende Größe erreichen, (sog. Riesenkystome). Bei einer Zystenruptur ist die Gefahr gegeben, dass sich die schleimbildenden Zellen auf dem Bauchfell ansiedeln. Es besteht dann die Gefahr des späteren Darmverschlusses.

Pseudomuzinöse Kystome

Kystadenome sind durch papilläre Wucherungen an der Innenseite der Zystenwand charakterisiert, die sich im Ultraschallbild darstellen lassen. Sie bedürfen wegen der unmittelbaren Gefahr der Entstehung eines Ovarialkarzinoms der Entfernung.

Kystadenome

Fibrome sind gutartige Tumoren, die aus der bindegewebigen Substanz der Ovarien hervorgehen. Sie sind verschieden groß und sehr derb.

Fibrome

Als **Meigs-Syndrom** wird das gemeinsame Auftreten von Ovarialfibromen, Aszites und Pleuraergüssen bezeichnet.

Meigs-Syndrom

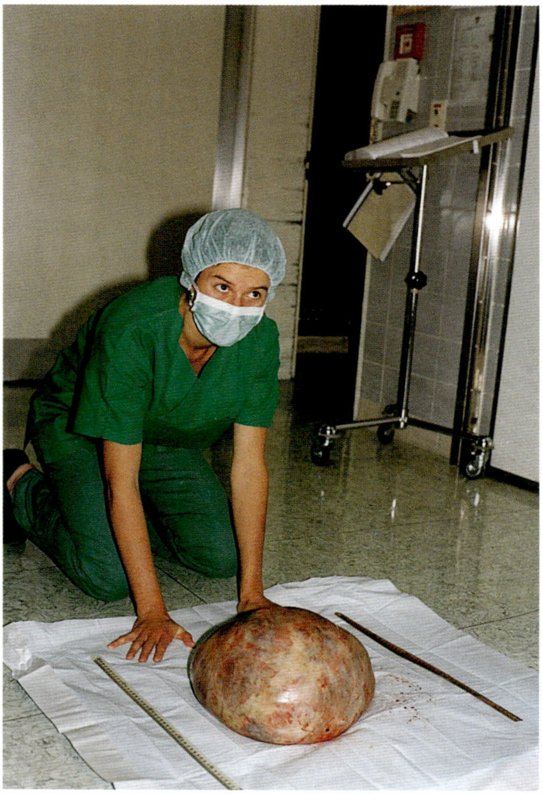

Abb. 38: Ovarialkystom. Exstirpiertes Präparat von etwa 40×40×30 cm Größe, histologisch gutartig

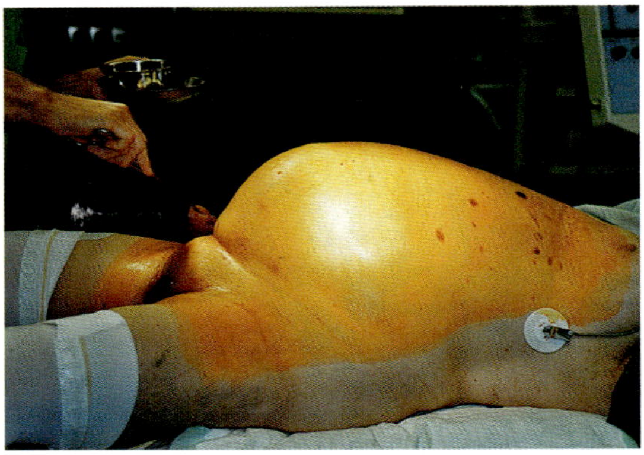

①

Abb. 39.1: 60-jährige Patientin präoperativ

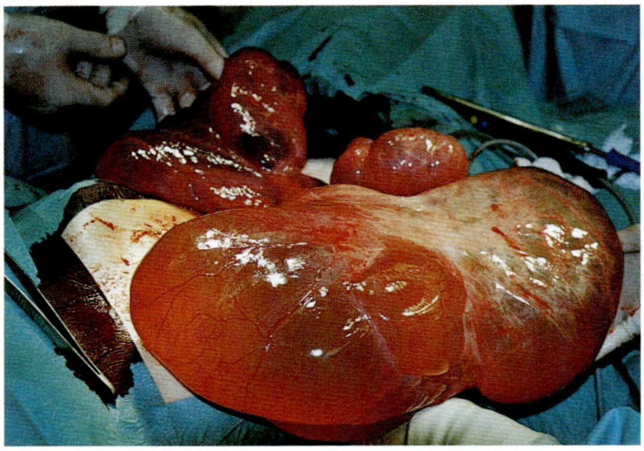

②

Abb. 39.2: Ovarialtumor links, histologisch Lymphangiom

Granulosa- und Thekazelltumoren

Granulosazelltumoren und **Thekazelltumoren** gehen aus dem Stroma der Ovarien hervor und produzieren Östrogene. Durch eine gesteigerte Proliferation des Endometrium setzen dadurch Blutungen nach der Menopause ein. Die hormonaktive Geschwulst ist meist gutartig, ein Umschlag der Wachstumstätigkeit zur Bösartigkeit ist aber möglich.

Androblastome

Androblastome sind seltene Geschwülste aus hodenähnlichem Gewebe, die männliche Hormone bilden. Die Folge ist eine Vermännlichung mit typischen Veränderungen wie Bartwuchs, tiefe Stimme, Akne und Klitorisvergrößerung.

Teratome

Mit Recht heißen die Keimzelltumoren der Ovarien Wundergeschwülste (**Teratome**). Ihr Zystenbalg enthält beim gutartigen **Dermoid** Hautzapfen, Talg, Haare, zuweilen Kieferfragmente mit Zähnen und andere Organteile. Teratome können entarten und sind wegen ihrer raschen Metastasierung gefürchtet.

13.2.2.2 Maligne Ovarialtumoren

Ovarialkarzinom

[!]

Merke: Das vom Eierstockepithel ausgehende Karzinom ist ein besonders bösartiger Tumor. Da der Tumor „offen" in der Bauchhöhle liegt, kommt es frühzeitig zu einer Streuung der Karzinomzellen mit Metastasenbildung auf dem gesamten Bauchfell (Peritonealkarzinose) und so zu einer karzinomatösen Ummauerung der Darmschlingen mit der Gefahr des mechanischen Darmverschlusses (Ileus).

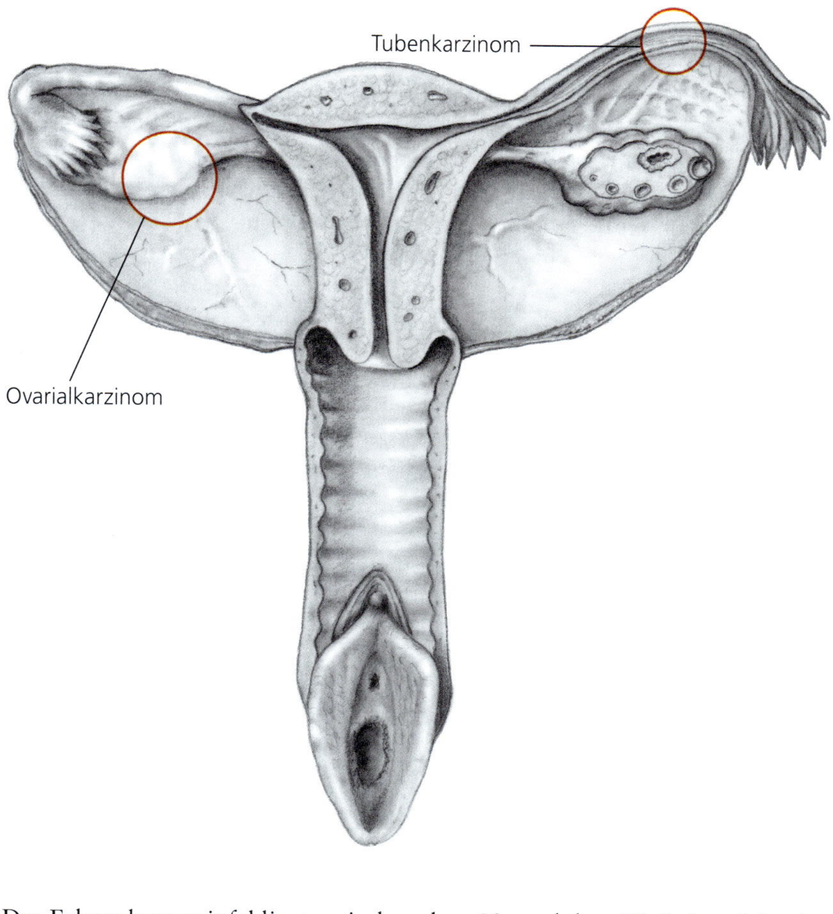

Abb. 39.3: Lokalisationsmöglichkeiten der Karzinome: Ovarialkarzinom und Tubenkarzinom

Häufigkeit und Risikofaktoren

Der Erkrankungsgipfel liegt zwischen dem 50. und dem 70. Lebensjahr, jedoch können auch bereits junge Mädchen betroffen sein. Die Wahrscheinlichkeit, an einem Ovarialkarzinom zu erkranken, steht in Zusammenhang mit der Häufigkeit von Ovulationen: Schwangerschaften und die Einnahme von Ovulationshemmern (Pille) senken aufgrund der geringeren Ovulationsraten das Erkrankungsrisiko.

Prognose

Die **Prognose** eines Ovarialkarzinoms ist in der Regel ungünstig, da die Mehrzahl dieser Tumoren erst im Stadium III bzw. IV (☞ Übersicht 3) erkannt werden und Frühsymptome fehlen.

Symptome

Häufig bildet sich ein **Aszites,** und die betroffenen Frauen berichten über Gewichtsabnahme, Appetitverlust, Völlegefühl, Störungen der Magen-Darm-Passage und eine Zunahme des Bauchumfangs. Überschreiten die Karzinomzellen über den Lymphweg das Zwerchfell nach kranial, so entsteht eine **karzinomatöse Pleuritis**, die im fortgeschrittenen Stadium zu einer erheblichen Atemnot führen kann.

Sekundäre Ovarialkarzinome

Sekundäre Ovarialkarzinome entstehen aus serösen Kystomen (seröse Kystadenokarzinome) und seltener auch aus muzinösen Kystomen (muzinöses Kystadenokarzinom). Die Ovarien sind außerdem manchmal der Sitz von Metastasen anderer, entfernt liegender Primärkarzinome. Abgelöste Zellkomplexe von Tumoren im Magen-Darm-Kanal bleiben leicht auf den Ovarien haften, weil diesen der schützende peritoneale Überzug fehlt. Andererseits erfolgt vielfach die metastatische Durchsetzung der Eierstöcke auf dem Blut- und Lymphweg (Mammakarzinom, Bronchialkarzinom, Pankreaskarzinom und andere bösartige Primärtumoren).

Wie in anderen Organen gibt es auch ein **Sarkom** des Ovars, das sich durch besondere Bösartigkeit auszeichnet und sogar bei Kindern vorkommt.

Übersicht 3: Stadieneinteilung des Ovarialkarzinoms nach FIGO (Fédération Internationale de Gynécologie et d'Obstétrique)

Stadium	I	auf Ovarien beschränkt
	Ia	ein Ovar, kein Aszites
	Ib	beide Ovarien, kein Aszites
	Ic	ein oder beide Ovarien, Aszites
Stadium	II	mit Ausdehnung auf das Becken
	IIa	Uterus und/oder Tuben, kein Aszites
	IIb	andere Beckenbindegewebe, kein Aszites
	IIc	andere Beckengewebe, Aszites
Stadium	III	Ausdehnung auf den Dünndarm, Omentum majus, beschränkt auf kleines Becken oder intraperitoneale Metastasen sowie retroperitoneale Knoten
Stadium	IV	Befall entfernter Organe

13.2.3 Paraovarialtumoren

Entstehung

Gutartige **Paraovarialzysten** gehen aus den zwischen Ovar und Eileiter gelegenen, mikroskopisch kleinen Nebeneierstöcken hervor, die entwicklungsgeschichtlich von den Urnierenresten abstammen. Die unterschiedlich großen Tumoren liegen eingebettet in den Bauchfellblättern, die den Eileiter umschließen. Das Ovar ist regelmäßig neben und außerhalb der Zysten anzutreffen. Sonografisch sind die Paraovarialzysten nicht von echten Eierstocktumoren zu unterscheiden.

13.2.4 Symptome und Therapie von Ovarialtumoren

Sämtliche Ovarialtumoren können lange Zeit im weiblichen Organismus bestehen, ehe sie Beschwerden verursachen. Das ist ein Grund für die Forderung nach **routinemäßigen Vorsorgeuntersuchungen** einschließlich einer **Sonografie**. Nur so besteht eine gewisse Chance, die Tumoren des Eierstocks im Anfangsstadium zu erfassen. Im späteren Stadium nimmt der Leibesumfang durch das Tumorwachstum und den meist vorhandenen Aszites zu. Die betroffenen Patientinnen klagen über Gewichtsverlust und bei Befall der Pleura auch über Atemnot. Bei fortgeschrittener Tumorausbreitung im Bauchraum ist auch ein mechanischer Ileus nicht selten.

Komplikationen

Zu den akuten **Komplikationen** gehört das Platzen der Zystenwand, eine Achsendrehung des Tumors um seinen Gefäßstiel (Stieldrehung) und eine Vereiterung des Zysteninhalts durch Sekundärinfektion. Diese Ereignisse sind von peritonealen Reizerscheinungen bis zu schweren Schockzuständen begleitet.

[!]

Merke: Wegen der Gefährlichkeit des Ovarialkarzinoms muss jeder Ovarialtumor sorgfältig histologisch untersucht werden. Großzügig ist dabei von der Laparoskopie Gebrauch zu machen, um in Zweifelsfällen eine gezielte Probebiopsie für die histologische Untersuchung zu ermöglichen.

Therapie

Das Ovarialkarzinom muss soweit wie möglich radikal **operiert** werden. In jedem Fall werden die beiden Adnexe unter Mitnahme des Uterus exstirpiert. Gleichzeitig erfolgt eine Resektion des Omentum majus (großes Netz), da dieses häufig die erste Metastasenstation darstellt. Bei fortgeschrittenen Ovarialkarzinomen gilt der Grundsatz, soviel Tumorgewebe wie möglich aus der Bauchhöhle operativ zu entfernen. Nicht selten muss dabei unter Hinzuziehung eines Chirurgen ein Teil des befallenen Darms entfernt werden. Gleichzeitig sollten die Beckenlymphknoten und in bestimmten Tumorstadien auch die paraaortalen Lymphknoten für die Histologie gewonnen werden.

Nach der operativen Primärtherapie des Ovarialkarzinoms ist häufig eine **chemotherapeutische Anschlussbehandlung** notwendig. Wie kaum ein anderer Tumor im Genitalbereich der Frau reagiert das Ovarialkarzinom auf die Verabreichung von Zytostatika mit verblüffenden Remissionen, wobei allerdings in den wenigsten Fällen mit einer vollständigen Heilung zu rechnen ist. Im Rahmen der Verlaufskontrolle nach abgeschlossener Primärbehandlung oder zur Kontrolle der Wirksamkeit einer begonnenen Chemotherapie steht die Bestimmung von **Tumormarkern** (z.B. CA 125) zur Verfügung. Das Nichtansprechen des Tumormarkers bzw. der Wiederanstieg sprechen dabei für eine Progredienz des Tumorwachstums.

Prognose

Insgesamt ist die **5-Jahres-Überlebensrate** beim Ovarialkarzinom mit 20–30 % enttäuschend niedrig, womit das Ovarialkarzinom von allen Genitalkarzinomen der Frau die ungünstigste Prognose hat.

Kapitel 14:

Sexuell übertragbare Infektionen

14 Sexuell übertragbare Infektionen

14.1 Bakterielle Infektionen

14.1.1 Bakterielle Vaginose

Häufigkeit: Die bakterielle Vaginose gehört zu den häufigsten Vaginalinfektionen bei Frauen im geschlechtsreifen Alter.

Symptome

Typisch ist eine tausendfache Konzentrationszunahme der **anaeroben Bakterienflora** und eine hundertfache Konzentrationszunahme von **Gardnerella vaginalis**, während die physiologische Döderleinflora (Laktobazillen) stark reduziert ist. Die Patientinnen berichten über vermehrten, dünnflüssigen und teilweise fischig riechenden **Fluor**. Symptomlose Verläufe sind nicht selten. Bei der Untersuchung fällt der homogene, flüssige und manchmal schaumige Fluor auf. Der pH-Wert der Scheide liegt über 4,5, und die Riechprobe (Vermischung von Kalilauge mit Scheidensekret) ergibt den typischen fischigen Geruch durch Freisetzen von geruchsintensiven Aminen.

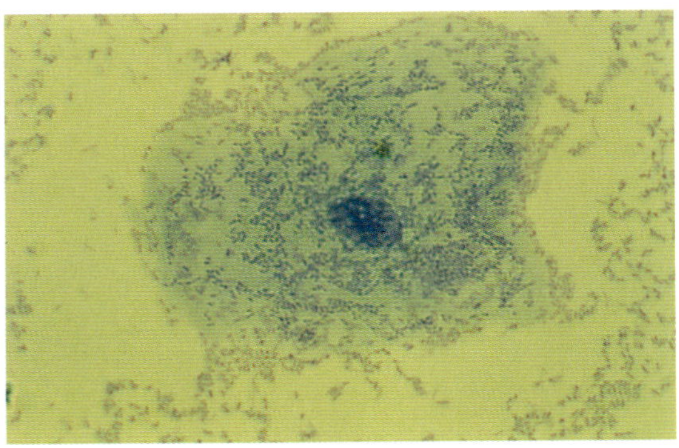

Abb. 40: Vaginaler Fluor bei bakterieller Vaginose mit dichtem Bakterienrasen auf Epithelzelle mit aufgelösten Zellgrenzen (clue cell), fehlende Stäbchenbakterien (Gramfärbung, Vergrößerung 1:1000)

Erkrankung in der Schwangerschaft

In der Schwangerschaft erhöht die unbehandelte bakterielle Vaginose das Risiko einer aufsteigenden Infektion von der Scheide über die Zervix bis in die Gebärmutter. Dadurch steigt das Risiko eines vorzeitigen Blasensprungs, einer Frühgeburt, eines Fiebers der Mutter unter der Geburt, eines Fiebers nach der Geburt (Endometritis post partum) insbesondere nach einer Sektio und auch die Gefahr einer Sepsis des Neugeborenen.

Bei der Behandlung der bakteriellen Vaginose hat sich die orale Gabe von Metronidazol-Präparaten (z. B. Clont®) bewährt. Erfolgreich ist auch eine lokale Therapie mit Clindamycin Vaginalcreme.

Therapie

14.1.2 Gonorrhoe

Definition: Der Erreger der Gonorrhoe (**Tripper**) ist das Bakterium **Neisseria gonorrhoeae.** Er wird beim Geschlechtsverkehr übertragen und besiedelt bei der Frau die **Urethra** und die **Zervix.**

Seltener findet sich der Erreger auch im Bereich der Bartholonischen Drüsen (Bartholinitis gonorrhoica), im Bereich des Ano-Rektums (ano-rektale Gonorhoe), im Bereich der Augenbindehaut (konjunktivale Gonorrhoe beim Neugeborenen bzw. beim Erwachsenen) und im Bereich der Mandeln (oopharyngiale Gonorrhoe).

Bis zu 50 % der Frauen mit einer urogenitalen Gonorrhoe sind symptomlos. Die Besiedlung der Zervix kann zu entzündlichen Veränderungen im Sinne einer Zervizitis führen. Bei der Spekulumuntersuchung erkennt man dann eine vulnerable, ödematöse und teilweise gerötete Zervix und ein gelblich eitriges zervikales Sekret. In diesem Fall klagen die Patientinnen über Brennen beim Wasserlassen und eitrigen Fluor.

Symptome

Die **Diagnose** einer urogenitalen Gonorrhoe erfordert eine gezielte **mikrobiologische Untersuchung.** Zum sicheren Nachweis müssen dabei Selektivmedien zur Anwendung kommen. Die gezielte Abstrichentnahme erfolgt dabei aus der Urethra und der Zervix.

Diagnose

Die **Therapie** einer Gonorrhoe besteht in der einmaligen intramuskulären bzw. oralen Anwendung z. B. eines Cephalosporins oder von Spektinomycin. Als sexuell übertragene Erkrankung muss der Partner in die Diagnostik und Therapie miteinbezogen werden.

Therapie

Achtung: Eine unbehandelte Gonorrhoe bedeutet für die Patientin ein erhebliches Risiko für die Entwicklung einer aufsteigenden Infektion. Dabei kommt es zur Besiedlung zunächst des Endometriums (Endometritis) und anschließend der Eileiter (Salpingitis). Die Eileiter können so stark geschädigt werden, dass eine **unerwünschte Kinderlosigkeit** bzw. die Gefahr der **Eileiterschwangerschaft** deutlich erhöht sind.

In der Schwangerschaft ist die Diagnose einer unbehandelten Gonorrhoe von besonderer Bedeutung. So steigt das Risiko eines vorzeitigen Blasensprungs, einer vorzeitigen Wehentätigkeit und damit einer Frühgeburt. Außerdem entwickeln die betroffenen Frauen häufiger Fieber im Wochenbett (Endometritis post partum). Perinatal kann der Erreger auf das Neugeborene übertragen werden und zu einer eitrigen Konjunktivitis und –

Erkrankung in der Schwangerschaft

selten – zu septischen Erkrankungen führen. Die rechtzeitige antibiotische Therapie in der Schwangerschaft ist deshalb von herausragender Bedeutung.

14.1.3 Syphilis

Definition und Häufigkeit: Das Bakterium **Treponema pallidum** aus der Familie der Spirochäten ist der Erreger der Syphilis (Lues). Diese sexuell oder transplazentar übertragene Infektion tritt in Deutschland (Stand 2004) in einer Häufigkeit von 4 Fällen pro 100.000 Einwohner auf.

Symptome

Etwa drei Wochen nach der Infektion kommt es im Bereich der Eintrittspforte der Erreger zu einem in der Regel schmerzlosen, derben Ulkus (Ulcus durum), dem syphilitischen **Primäraffekt**. In armen und unterentwickelten Ländern gilt dieser meist genitale Primäraffekt als bedeutender Risikofaktor für eine Infektion mit dem Immunschwächevirus HIV. Bei der Frau findet sich dieser Primäraffekt meist auf der Vulva, der Vagina oder der Portio. Auch unbehandelt verheilt der Primäreffekt innerhalb von sechs Wochen ohne eine wesentliche Narbenbildung. Ohne Therapie folgt diesem Primärstadium der Syphilis (Syphilis 1) innerhalb von wenigen Monaten das **Sekundärstadium** (Syphilis 2), verbunden mit einer hämatogenen Aussaat der Erreger mit typischen Hautausschlägen. Bei etwa einem Drittel der unbehandelten Patientinnen ($^{2}/_{3}$ Spontanheilung) entwickelt sich in einem Zeitraum von 1–20 Jahren eine Syphilis im **Tertiärstadium** (Syphilis 3) mit granulomatös entzündlichen Veränderungen, die alle Organsysteme einschließlich des zentralen Nervensystems betreffen können.

Diagnose

Die **Diagnose** einer Syphilis erfolgt über den mikroskopischen Direktnachweis des auffallend beweglichen Erregers im Nativpräparat oder serologisch durch die Bestimmung von Antikörper.

Besonderheiten in der Schwangerschaft

In der **Schwangerschaft** ist die frühzeitige Diagnose einer behandlungsbedürftigen (Nachweis der Ansteckungsfähigkeit mittels Serologie) Syphilis von großer Bedeutung, da nur durch eine entsprechende antibiotische Behandlung die gefürchteten Schäden beim Kind vermieden werden können. In den gültigen Mutterschaftsrichtlinien ist vorgesehen, dass bei jeder Schwangerschaft möglichst früh eine Syphilis-Serologie durchgeführt wird. Zur Übertragung von Treponema pallidum auf den Fötus bzw. das Neugeborene kann es transplazentar während der gesamten Schwangerschaft oder direkt während der Geburt durch den Geburtskanal mit einer frischen Syphilisläsion kommen. Als Folge der intrauterinen Infektion finden sich Aborte, Totgeburten, Frühgeburten und die verschiedenen Formen der Lues connata. Zu den schwerwiegendsten Folgen der Lues connata gehören Zahnanomalien, Sattelnase, Krümmung der Tibia, geistige und körperliche Retadierung und eine Schwerhörigkeit. Eine behandlungsbedürftige Syphilis in der Schwangerschaft wird sofort antibiotisch therapiert. Als Mittel der Wahl gilt nach wie vor das Penicillin G.

14.1.4 Ulcus molle

Definition: Das Ulcus molle (**Weicher Schanker**) wird durch das Bakterium **Haemophilus ducreyi** hervorgerufen und sexuell übertragen.

Etwa 1–3 Tage nach der Infektion kommt es im Bereich der Eintrittspforte, in der Regel im Vulvabereich, zu unterschiedlich großen schmerzhaften Ulzerationen. Der Erregernachweis erfolgt mikroskopisch, kulturell mit Spezialnährböden oder über die PCR-Methode. Die Behandlung wird antibiotisch, z. B. mit Cephalosporinen, Azithromycin oder auch Ciprofloxacin durchgeführt.

14.1.5 Chlamydieninfektionen

Häufigkeit: Das Bakterium **Chlamydia trachomatis** (C. trachomatis) ist weltweit einer der häufigsten sexuell übertragenen Mikroorganismen!

Symptome

Chlamydien verursachen so genannte oculo-genitale Infektionen wie eine **Konjunktivitis, Urethritis** und bei der Frau eine **Zervizitis, Endometritis, Salpingitis, Perihepatitis** und **Bartholinitis.** Im Sinne einer aufsteigenden Infektion über die Zervix, das Endometrium bis hin zu beiden Eileitern führen die Chlamydien zu einer **Salpingitis** (☞ Kap. 13.1.1) und sind häufig verantwortlich für die tubare Sterilität, eine Extrauteringravidität und chronische Unterbauchschmerzen. Nach der Geburt erhöhen die Chlamydien das Risiko einer Endometritis und verursachen in einem hohen Prozentsatz perinatale Infektionen des Neugeborenen wie eine Konjunktivitis und Pneumonie.

Diagnose

Als Methode der Wahl zum **Nachweis** von Chlamydia trachomatis gilt die **DNA-Hybridisierung** (sog. PCR-Test, Polymerase Kettenreaktion). Mithilfe dieser Methode können die Chlamydien durch einen Direktabstrich z.B. aus der betroffenen Zervix bzw. direkt aus dem Urin diagnostiziert werden.

Therapie

Chlamydieninfektionen werden antibiotisch behandelt. In Frage kommen Tetrazykline, Erythromycin, Roxythromycin, Gyrasehemmer und Amoxicillin. Bei der in der Regel oral durchgeführten antibiotischen Behandlung ist darauf zu achten, dass eine Behandlungsdauer von 7 Tagen möglichst nicht unterschritten wird. Da es sich um eine sexuell übertragene Infektion handelt, muss der Partner wenn nötig ebenfalls antibiotisch therapiert werden.

14.2 Virale Infektionen

14.2.1 Herpes genitalis

Differenzierung

Das **Herpes-simplex-Virus** ist die Ursache für den genitalen Herpes. Man unterscheidet zwischen dem Herpes-simplex-Virus Typ 1 und Typ 2. In den meisten Fällen ist das Herpes-simplex-Virus Typ 1 für den in der Kindheit erstmals auftretenden Herpes labialis verantwortlich, während der Typ 2 zum Herpes genitalis führt.

Symptome

Beim Herpes genitalis handelt es sich um eine sexuell übertragbare Erkrankung. Dabei kommt es im Bereich der Vulva, aber auch im Bereich der Vagina oder der Zervix zu schmerzhaften, verstreut angeordneten Bläschen, die von einem roten Hof umgeben sind. Nach Platzen der Bläschen bleiben schmerzhafte Ulzerationen zurück. Insbesondere der primäre Herpes genitalis (Antikörper noch nicht vorhanden) kann zu einer ausgeprägten lokalen Schmerzsymptomatik führen. In einzelnen Fällen kommt es auch zu Allgemeinreaktionen wie Fieber und Kopfschmerzen. Wie dies für alle Herpesviren typisch ist, folgt der Primärinfektion das Stadium der so genannten latenten Infektion. So muss beim Herpes genitalis immer wieder mit Rezidiven gerechnet werden, die allerdings in ihrem klinischen Verlauf weniger ausgeprägt sind. Die Diagnose eines Herpes genitalis ergibt sich in der Regel aus dem typischen klinischen Bild. In Zweifelsfällen sollte eine gezielte Virusdiagnostik durchgeführt werden.

Therapie

Das Virostatikum Aciclovir gilt als Mittel der Wahl bei der Behandlung des genitalen Herpes. Die orale Gabe dieses Medikaments kann die Symptomatik deutlich lindern und den Krankheitsverlauf verkürzen.

Besonderheiten in der Schwangerschaft

Von besonderer Bedeutung ist die genitale Herpesinfektion in der Schwangerschaft. Hier kann es, insbesondere nach einer primären genitalen Herpesinfektion, vor oder während der Geburt zu einer Übertragung des Virus auf das Neugeborene kommen. Da keine mütterlichen Antikörper vorhanden sind, kann es beim Kind zu schwer verlaufenden Herpesinfektionen kommen. Deutlich geringer ist die Gefahr, wenn die Mutter zum Zeitpunkt der Geburt einen rezidivierenden Herpes genitalis aufweist. In diesen Fällen drohen nur selten schwer verlaufende Infektionen des Neugeborenen. Für die tägliche Praxis gilt, dass schwangere Frauen mit erkennbaren Veränderungen eines Herpes genitalis zum Zeitpunkt der Geburt eine primäre Sektio erhalten sollten, um das Risiko für das Kind zu minimieren.

14.2.2 Papillomvirusinfektionen

Definition: Die humanen Papillomviren (HPV) werden sexuell übertragen und verursachen typischerweise die **spitzen Feigwarzen** (Condylomata acuminata) beim Mann und bei der Frau.

Lokalisation

Spitze Feigwarzen finden sich bei der Frau im Bereich der Vulva, Vagina, Zervix, Urethra und des Anus. Typische Lokalisation beim Mann sind der Penis oder der Anus.

Hintergrundwissen

Von großer klinischer Bedeutung ist, dass ein Teil der über 80 bekannten verschiedenen Genotypen von HPV einen wichtigen Co-Faktor bei der Entstehung von bösartigen Veränderungen im Bereich der Anogenitalregion, des Kehlkopfs und der Augen darstellen. Die HPV-assoziierten, prämalignen bzw. malignen Veränderungen finden sich bei der Frau typischerweise im Bereich der Zervix (**Zervixkarzinom**), der Vagina (**Vaginalkarzinom**), der Vulva (**Vulvakarzinom**) und beim Mann im Bereich des Penis (**Peniskarzinom**).

Therapie

Bei der Behandlung der HPV-bedingten Veränderungen kann zwischen verschiedenen chirurgischen Maßnahmen (z. B. Skalpell, Elektrokauter, Kryotherapie, Laservaporisation) und zytotoxischen Methoden (z. B. Podophyllotoxin oder Trichloressigsäure) unterschieden werden. Veränderungen im Sinne von Condylomata acuminata werden heute häufig mit dem Laser erfolgreich therapiert.

14.2.3 HIV-Infektion und AIDS

Definition: Die beiden humanen Immunschwächeviren Typ 1 und Typ 2 (human immunal dificiency virus, HIV) sind die Ursachen von AIDS. Das klinische Bild von AIDS wurde erstmals 1981 in den USA beschrieben. Das HIV infiziert und zerstört bevorzugt Zellen, die wie die Lymphozyten ein wesentlicher Bestandteil der zellulären Immunität sind. Mit zunehmender Zerstörung und Abnahme dieser weißen Blutkörperchen kommt es zu einer Beeinträchtigung der zellulären Abwehrkraft.

Die betroffenen Menschen fallen durch zunehmende Infektionen mit Erregern aus der Gruppe der Parasiten (z. B. Toxoplasma gondii), Bakterien (z. B. Tuberkulose), Viren (Herpes-simplex-Virus) und der Pilze (Candidaarten) auf. Mit fortschreitender Erkrankung entwickeln sich vermehrt Tumoren (Kaposi-Sarkom, Non-Hodgkin-Lymphome, Zervixkarzinome).

Übertragungsweg: Die Übertragung des Erregers erfolgt sexuell, durch Kontakt mit infiziertem Blut oder Blutprodukten, transplazentar, perinatal und über die Muttermilch.

Symptome

Bei einigen Betroffenen kommt es Tage bis wenige Wochen nach einer Infektion mit HIV zu einem uncharakteristischen grippeähnlichen Krankheitsbild. Nicht selten verläuft die Erstinfektion aber auch asymptomatisch. Nach dieser Erstinfektion folgt eine unterschiedlich lange Phase der Latenz, in der die Betroffenen keine Symptome zeigen. Nach einer Latenzphase, die im Schnitt 7 bis 9 Jahre dauert, folgt bei einigen Patienten das generalisierte Lymphadenopathiesyndrom. Dabei kommt es zu diffusen Lymphknotenschwellungen. Später entwickelt sich das Vollbild von AIDS mit Fieber, Durchfällen, Gewichtsverlust, schweren sekundären Infektionen und Tumorentstehungen.

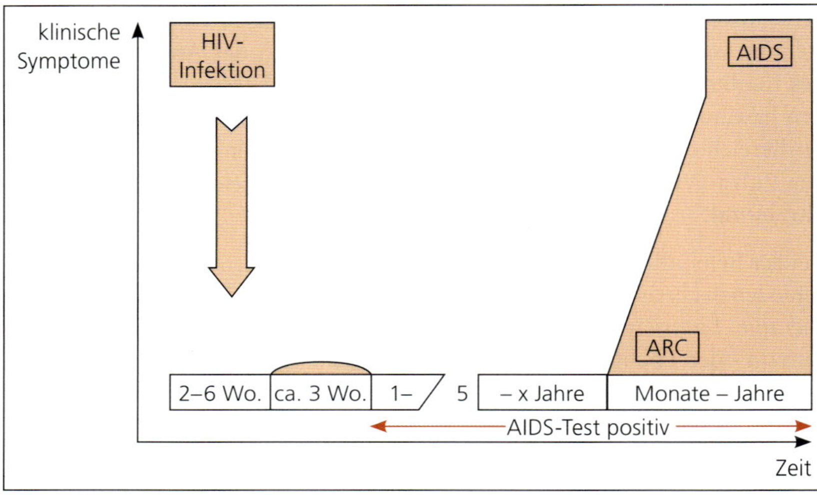

Abb. 41: Zeitlicher Verlauf der HIV-Infektion

Diagnose

Die **Diagnose** einer HIV-Infektion erfolgt in der Regel serologisch durch den Nachweis von spezifischen Antikörpern oder durch den direkten Virusnachweis.

HIV-infizierte Frauen bedürfen einer besonders intensiven gynäkologischen Überwachung, da sie häufiger an anderen sexuell übertragenen Infektionen leiden und ein deutlich höheres Risiko für die Entstehung eines Zervixkarzinoms haben.

Besonderheiten in der Schwangerschaft

In der Schwangerschaft besteht die Gefahr, dass das Virus transplazentar, perinatal oder postpartual über das Stillen auf das Kind übertragen wird. Mit einer derartigen Übertragung auf das Kind muss in ca. 10–15 % der Fälle gerechnet werden. Dieses Risiko steigt durch invasive pränatale Diagnostik, mit dem Einsetzen der Wehen und durch den Kontakt des Kindes mit Vaginalsekret jedoch deutlich an. Heute ist bekannt, dass eine frühzeitige antivirale Therapie in der Schwangerschaft (von der 33. SSW bis zur Entbindung) und zum Zeitpunkt der Geburt sowie die großzügige Durchführung einer primären Sektio zu einer deutlichen Reduzierung der Übertragungsrate beitragen kann. Des Weiteren wird das Neugeborene prophylaktisch über einen Zeitraum von mehreren Wochen ebenfalls mit antiretroviral wirksamen Substanzen (Zirovudin) behandelt. Da die Übertragung des Virus auch über die Muttermilch erfolgt, dürfen die betroffenen Frauen nicht stillen.

Hinweis: HIV-positive schwangere Frauen sollten in Zentren betreut werden, die eine adäquate medizinische Versorgung bieten können!

Pflegehinweis: Das Risiko von Pflegepersonen in Bezug auf eine Ansteckung über Injektionsnadeln, Skalpelle oder Hautkontakt mit infiziertem Blut ist gegeben. Meistens bestanden sichtbare Hautverletzungen, die als Eintrittspforte für das Virus angesehen werden. Es ist deshalb unumgänglich, bei der Pflege eines HIV-Trägers oder AIDS-Kranken die **Hygienevorschriften** so konsequent einzuhalten wie beim Umgang mit Hepatitis-B-Patienten. Bei allen Verrichtungen, die zum Kontakt mit Blut oder sonstigen Sekreten führen können, sind Einmalhandschuhe und in besonderen Fällen flüssigkeitsdichte Kittel und Mundschutz zu tragen. Bei der Entsorgung von kontaminierten Instrumenten besteht die größte Infektionsgefahr! Sämtliche Laborproben sind als „infektiös" zu kennzeichnen und dementsprechend zu transportieren.
Bei Einhaltung dieser Schutzmaßnahmen sind, ähnlich wie bei der Hepatitis B, keine Infektionen zu befürchten, da keine Übertragung durch einfachen Hautkontakt oder Berührung von Gegenständen des Erkrankten (z. B. Geschirr) erfolgt. Überängstliche Reaktionen der Pflegenden sind deshalb unbegründet. Ein Problem ergibt sich allerdings daraus, dass viele HIV-Träger nichts von ihrer Infektion wissen oder bei der Aufnahme in ein Krankenhaus keine Informationen geben.

14.3 Parasitäre Infektionen

Trichomoniasis

Definition: Trichomonas vaginalis ist ein sexuell übertragener, beweglicher Parasit aus der Gruppe der **Protozoen.**

Lokalisation und Symptome

Bei der Frau finden sich die Erreger in der Urethra, der Harnblase und der Vagina. In bis zu 50 % der Fälle haben Frauen mit nachweisbaren Trichomonaden keine Symptome. Typische Beschwerden sind Brennen und Juckreiz im Bereich der Vulva und Vagina, Dyspareunien, Dysurien und ein vermehrter, teilweise übelriechender schaumiger Fluor. Im Nativpräparat erkennt man die beweglichen Trichomonaden und reichlich Leukozyten. Der pH-Wert liegt meist deutlich über 4,5, und ähnlich wie bei der bakteriellen Vaginose fällt die Riechprobe positiv aus (typischer Fischgeruch).

Therapie

Die systemische Verabreichung von Metronidazol-Präparaten (z. B. Clont®) gilt als Behandlung der Wahl. Da es sich um eine sexuell übertragbare Erkrankung handelt, ist eine Diagnostik und Therapie beim Partner obligatorisch.

14.4 Mykosen

Soorkolpitis

Häufigkeit: Der Hefepilz **Candida albicans** ist die häufigste Ursache für die pilzbedingte Vulvovaginitis der Frau!

Symptome

Zu den wichtigsten Symptomen einer Candidose gehören der Juckreiz, Brennen, Dyspareunie (Schmerzen beim Verkehr) und Dysurie (Schmerzen beim Wasserlassen). Bei der Untersuchung fallen eine Rötung und Schwellung der Vulva und Vagina auf. In ausgeprägten Fällen erkennt man Fissuren und einen krümeligen, fest auf der Unterlage haftenden Fluor.

Diagnose

Die **Diagnose** wird über das Nativpräparat (Nachweis von Pseudomycelien, Plastosporen und Leukozyten) oder kulturell gestellt. Der pH-Wert der Scheide liegt mit unter 4,5 meist im Normbereich.

Disponierende Faktoren und Therapie

Als **disponierende Faktoren** für eine Candidose gelten die Anwendung von Breitspektrumantibiotika, ein schlecht eingestellter Diabetes mellitus, allgemeine Abwehrschwäche, die Schwangerschaft und die hormonelle Kontrazeption. Die lokal in Form von Salbe und Vaginaltabletten bzw. systemisch anwendbaren Clotrimazol-Präparate gelten als Mittel der Wahl bei der Behandlung der Candidose.

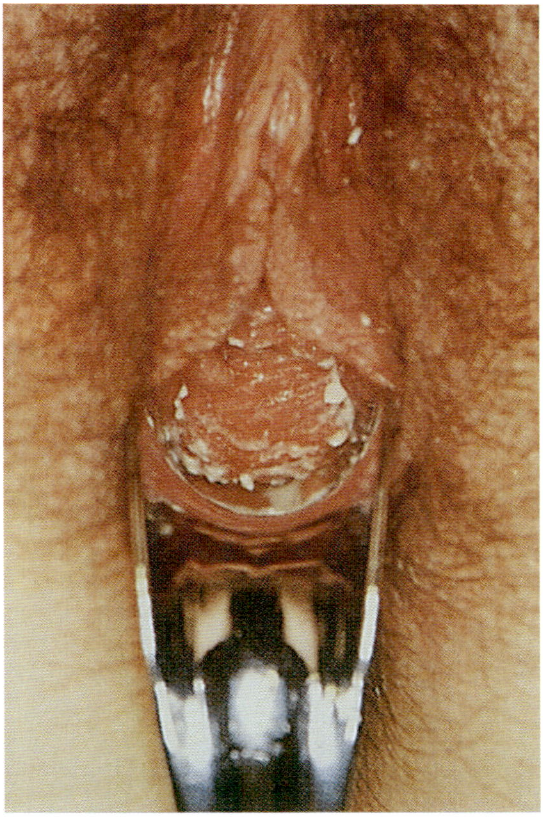

①

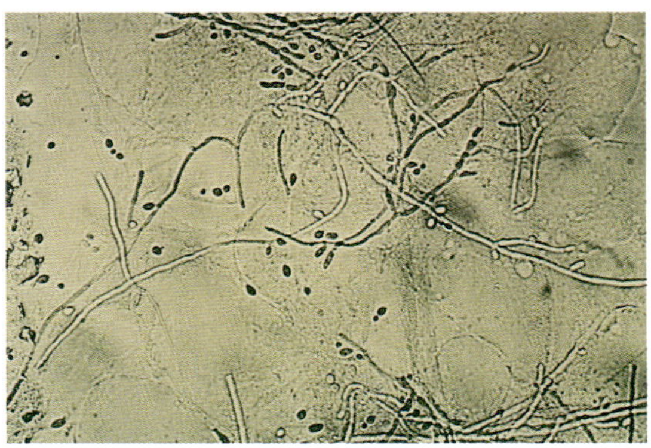

②

Abb. 42.1 und 42.2:
1 Weißlicher, krümeliger Fluor in der geröteten Vagina bei Candidose.
2 Vaginaler Fluor bei Candidose mit Hyphen und Sporen. Nativpräparat, Vergrößerung 1:400

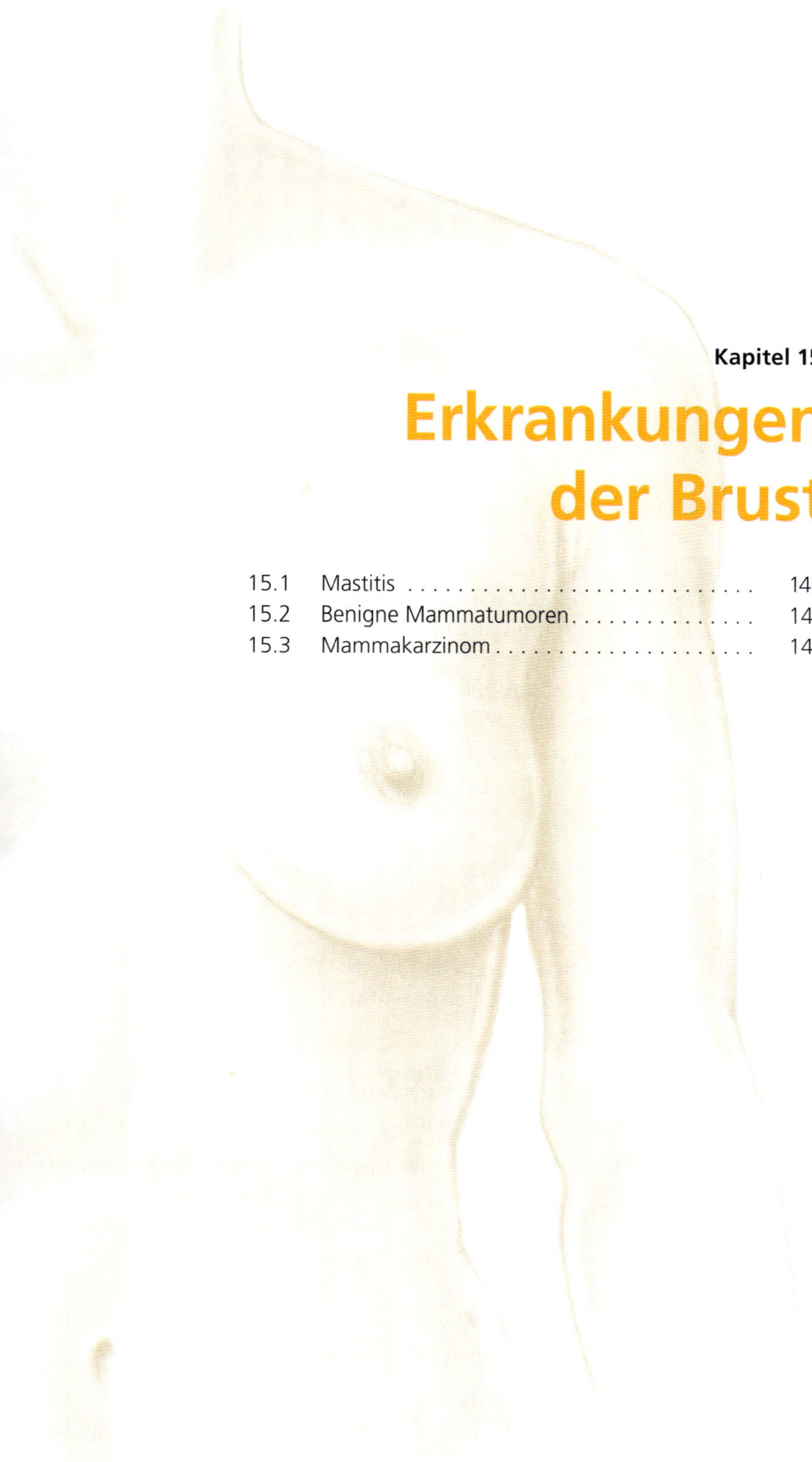

Kapitel 15:

Erkrankungen der Brust

15 Erkrankungen der Brust

Bedeutung der Prävention: Die **Brustdrüse** (**Mamma**) zählt zu den sekundären Geschlechtsmerkmalen der Frau. Im Rahmen der mindestens einmal jährlich durchzuführenden gynäkologischen **Krebsvorsorgeuntersuchung** sollte jedes Mal eine gründliche Inspektion und Palpation der Brüste erfolgen. Dabei ist auch auf etwaige Vergrößerungen der Lymphknoten im Bereich der Achselhöhlen und der Supraklavikulargruben zu achten. Lymphknoten reagieren auf entzündliche Vorgänge oder auf Absiedelung von Karzinommetastasen mit einer deutlichen Größenzunahme. Die Mammografie wird i. d. R. zwischen dem 40. und 50. Lebensjahr in 2–3-jährigen Intervallen, vom 50. bis 70. Lebensjahr in jährlichen Abständen durchgeführt.
Im Rahmen der Früherkennung maligner Tumoren hat auch die Selbstuntersuchung der Brust durch die Frau eine große Bedeutung (☞ Abb. 46, S. 145).

15.1 Mastitis

Häufigkeit und Differenzierung: Die meisten Mastitiden (Brustdrüsenentzündungen) treten in Form einer **Mastitis puerperalis** im Wochenbett auf (☞ Kap. 18.2.3.3, S. 267).

In seltenen Fällen tritt eine Mastitis außerhalb des Wochenbetts auf, die als **Mastitis nonpuerperalis** bezeichnet wird.

Symptome

Typischerweise kommt es dabei zu einer meist einseitigen, schmerzhaften Schwellung im Bereich der Brustdrüse. Oft ist die darüber liegende Haut überwärmt und gerötet. Bei zu später Behandlung kann es zur spontanen Entleerung von Abszessen kommen. Ursächlich kommen bakterielle Infektionen, die über die Brustwarze in das Brustdrüsengewebe eindringen, in Frage. Der Krankheitsverlauf bei der nonpuerperalen Mastitis ist oft sehr langwierig, Krankheitsverläufe über Wochen und Monate kommen vor.

Therapie

Die **Therapie** basiert im Wesentlichen auf drei Säulen. Bei erkennbaren Abszedierungen in der betroffenen Brust ist meistens eine chirurgische

Intervention notwendig. Gleichzeitig wird mit einer hoch dosierten antibiotischen Behandlung begonnen. Die zusätzliche Gabe von Prolaktinhemmern (z. B. Pravidel®) über mehrere Wochen ist von entscheidender Bedeutung für den Heilungsverlauf. Bei allen chronisch entzündlichen Veränderungen im Bereich der Brust ist differenzialdiagnostisch an ein Mammakarzinom zu denken. Im Zweifel müssen deshalb gezielte Gewebebiopsien für die histologische Untersuchung gewonnen werden.

15.2 Benigne Mammatumoren

Zu den gutartigen Mammatumoren gehören die bindegewebigen **Fibrome, Fibroadenome** und **Lipome**. Eine spezielle, hinsichtlich ihrer Ursachen noch nicht vollständig geklärte Veränderung in der Brustdrüse ist die **Mastopathie**. Bei ihr kommt es zu einer knotenförmigen Verdichtung des Bindegewebes der Brust mit zusätzlicher Zystenbildung. Bei der Inspektion der betroffenen Brust fallen die knotigen, teilweise schmerzhaften Veränderungen der Brustdrüse auf. Histologisch wird eine benigne **einfache Mastopathie** von der **proliferierenden Mastopathie** unterschieden. Die proliferierende Mastopathie stellt im Hinblick auf eine potenzielle spätere Entstehung eines Karzinoms einen Risikofaktor dar, insbesondere dann, wenn die proliferierenden Zellen Atypien aufweisen.

15.3 Mammakarzinom

Häufigkeit: Das Mammakarzinom ist ein bösartiger epithelialer Tumor der Brustdrüse und ist heute in Westeuropa und in den USA die mit Abstand häufigste Krebserkrankung der Frau. Statistisch erkrankt nahezu jede 9. Frau an einem Mammakarzinom, und die Tendenz zeigt eine kontinuierliche Zunahme der Krankheitsfälle.

Risikofaktoren

Als **Risikofaktoren** für die Entstehung eines Mammakarzinoms gelten genetische Einflüsse, hormonelle Einflüsse, insbesondere Kinderlosigkeit, frühe Menarche, späte Menopause und nach neuesten Erkenntnissen eine späte erste Schwangerschaft, bestimmte Ernährungsgewohnheiten, Adipositas und das Vorliegen einer proliferierenden Mastopathie mit Atypien.

Merke: Am häufigsten (48 %) ist das Mammakarzinom im oberen äußeren Quadrant der Brust lokalisiert.

Klinik

Ähnlich wie beim Zervixkarzinom gibt es auch beim Mammakarzinom frühe, so genannte **präklinische Stadien**. Diese bösartigen Zellveränderungen sind sehr häufig auf die Milchgänge und nur selten auf einzelne Drüsenläppchen beschränkt und gehen zuerst nicht über deren Grenzen hinaus. Diese nur mikroskopisch zu diagnostizierenden Vorstadien des Mammakarzinoms werden nach ihrem Sitz als **duktales Carcinoma in situ** (DCIS) und **Carcinoma lobulare in situ** (CLIS) bezeichnet. Da diese Vorstadien zu keiner Metastasierung in die Lymphbahnen führen, ist die vollständige chirurgische Entfernung mit einer vollständigen Heilung gleichzusetzen.

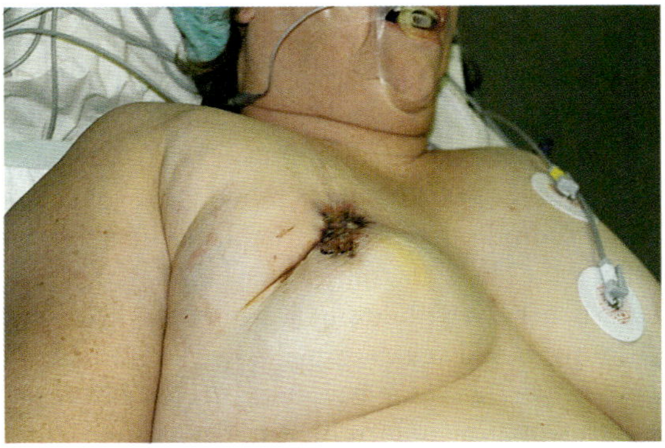

Abb. 43: Mammakarzinom. 51-jährige Patientin präoperativ. Fortgeschrittenes Mammakarzinom rechts. Die noch vorhandene Restbrust ist steinhart, der Tumor über den Ansatzbereich der Brust hinaus in die Pektoralismuskulatur eingewachsen. Zerfall der Haut und ausgeprägtes Lymphödem des rechten Arms.

Im weiteren Krankheitsverlauf können diese Vorstufen des Mammakarzinoms infiltrierend in die Umgebung hineinwachsen und damit zu einem **invasiven Mammakarzinom** werden. Mit der Größenzunahme des invasiven Tumors wächst die Wahrscheinlichkeit einer hämatogenen oder lymphogenen Metastasierung.

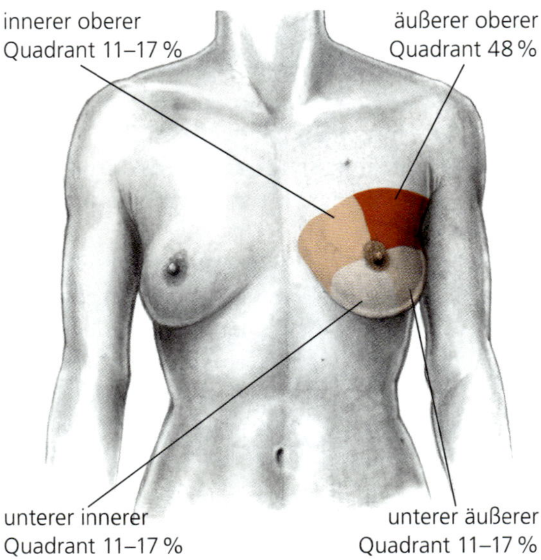

Abb. 44: Lokalisation des Mammakarzinoms – prozentuale Verteilung auf die Quadranten der Brust

Achtung: Bereits ab einer Tumorgröße von nur 5 mm kann eine hämatogene Streuung von Tumorzellen beobachtet werden. Diese frühe Metastasierungsneigung lässt das Mammakarzinom schnell zu einer lebensbedrohlichen generalisierten Systemerkrankung werden. Das Schicksal der Patientinnen ist deshalb oft bereits zum Zeitpunkt der Erstdiagnose bzw. Behandlung nicht mehr entscheidend zu beeinflussen.

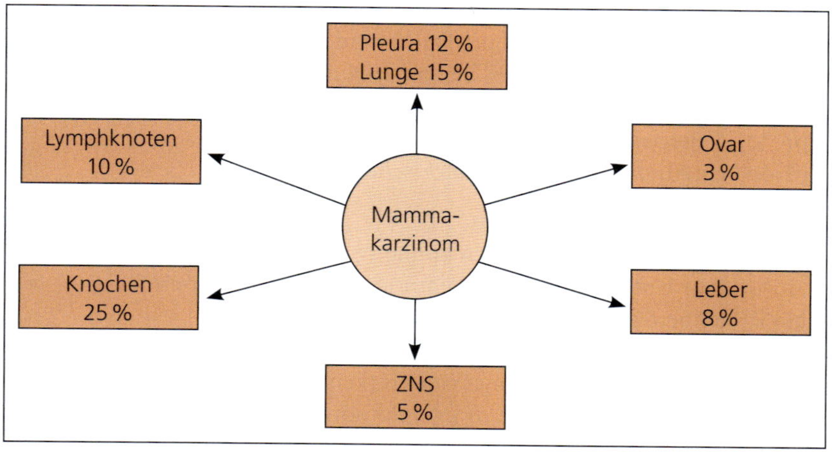

Abb. 45: Häufige Metastasierungswege beim Mammakarzinom

Einteilung nach dem TNM-System

Die klinischen Stadien des Karzinoms werden nach dem internationalen **TNM-System** eingeteilt. Da eine exakte Klassifikation erst postoperativ (p) durch den Pathologen erfolgen kann, wird für die Übersicht 4 die etwas gekürzte **pTNM-Einteilung** gewählt.

Übersicht 4: Stadieneinteilung beim Mammakarzinom unter Verwendung des TNM-Systems

pT – Primärtumor

pT X Primärtumor kann nicht beurteilt werden

pT O kein Anhalt für Primärtumor

pT is Carcinoma in situ: intraduktales Karzinom oder lobuläres Carcinom in situ oder M. Paget der Mamille ohne nachweisbaren Tumor

Anmerkung: Der M. Paget, kombiniert mit einem nachweisbaren Tumor, wird entsprechend der Größe des Tumors klassifiziert

pT 1 Tumor 2 cm oder weniger in größter Ausdehnung

- pT 1mic Mikroinvasion von 0,1 cm oder weniger in größter Ausdehnung
- pT 1a 0,5 cm oder weniger in größter Ausdehnung
- pT 1b mehr als 0,5 cm, aber nicht mehr als 1 cm in größter Ausdehnung
- pT 1c mehr als 1 cm, aber nicht mehr als 2 cm in größter Ausdehnung

Übersicht 4: Stadieneinteilung beim Mammakarzinom unter Verwendung des TNM-Systems – Fortsetzung

pT 2	Tumor mehr als 2 cm, aber nicht mehr als 5 cm in größter Ausdehnung
pT 3	Tumor mehr als 5 cm in größter Ausdehnung
pT 4	Tumor jeder Größe mit direkter Ausdehnung auf Brustwand oder Haut

Anmerkung: Die Brustwand schließt die Rippen, die interkostalen Muskeln und den vorderen Serratusmuskel mit ein, nicht aber die Pektoralis-Muskulatur

pT 4a	mit Ausdehnung auf die Brustwand
pT 4b	mit Ödem (einschließlich Apfelsinenhaut), Ulzeration der Brusthaut oder Satellitenmetastasen der Haut der gleichen Brust
pT 4c	Kriterien 4a und 4b gemeinsam
pT 4d	entzündliches (inflammatorisches) Karzinom

pN – Regionäre Lymphknoten

pN X	regionäre Lymphknoten können nicht beurteilt werden (zur Untersuchung nicht entnommen oder früher entfernt)	
pN 0	keine regionären Lymphknotenmetastasen	
pN 1	Metastasen in beweglichen ipsilateralen axillären Lymphknoten	
	pN 1a	nur Mikrometastasen (keine größer als 0,2 cm)
	pN 1b	Metastasen in Lymphknoten, zumindest eine größer als 0,2 cm
	i	Metastasen in 1–3 Lymphknoten, eine größer als 0,2 cm, aber alle kleiner als 2 cm
	ii	Metastasen in vier oder mehr Lymphknoten, eine größer als 0,2 cm, aber alle kleiner als 2 cm
	iii	Ausdehnung der Metastasen über die Lymphknotenkapsel hinaus (alle kleiner als 2 cm in größter Ausdehnung)
	iv	Metastasen in Lymphknoten 2 cm oder mehr in größter Ausdehnung
pN 2	Metastasen in ipsilateralen axillären Lymphknoten, untereinander oder an andere Strukturen fixiert	
pN 3	Metastasen in Lymphknoten entlang der Arteria mammaria interna	

pM – Fernmetastasen

pM X	Vorliegen von Fernmetastasen kann nicht beurteilt werden	
pM 0	keine Fernmetastasen	
pM 1	Fernmetastasen	
	Fakultativ ist eine Unterscheidung zwischen:	
	pM 1a	Metastasen nur in supraklavikulären Lymphknoten (ipsi- und/oder kontralateral)
	pM 1b	andere Fernmetastasen

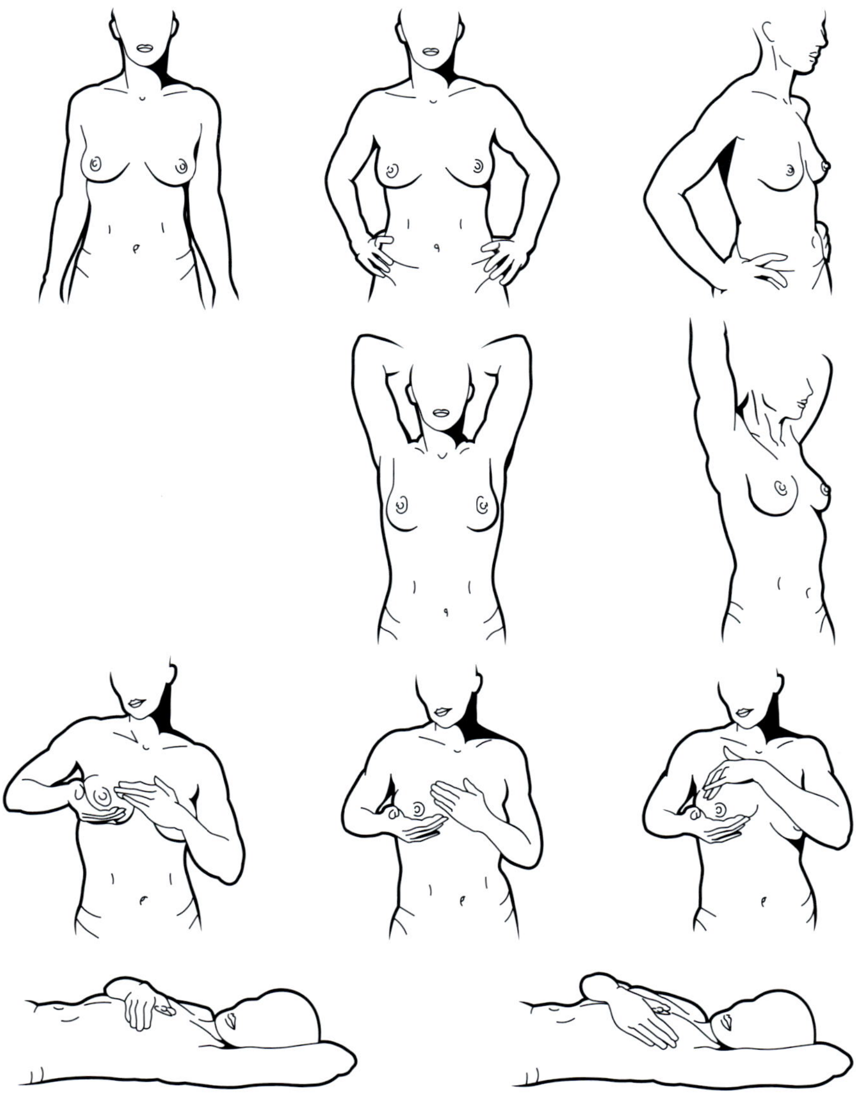

Abb. 46.1: Selbstuntersuchung der Brust: Die Inspektion der Brüste sollte in den dargestellten Haltungen und Ansichten vor einem Spiegel erfolgen; die Palpation sollte im Stehen und Liegen durchgeführt werden.

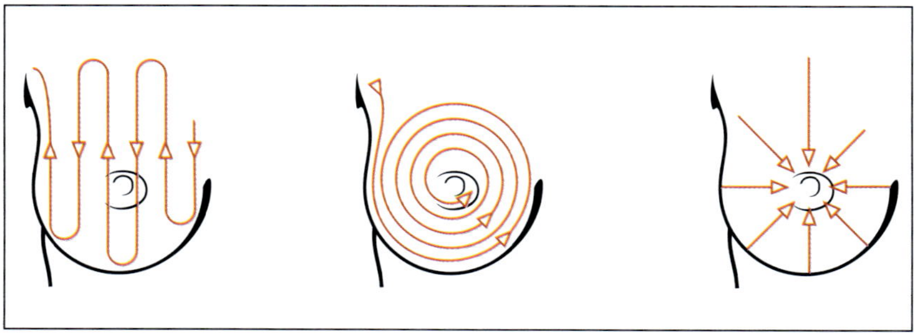

Abb. 46.2: Selbstuntersuchung der Brust: Erhebung des Tastbefundes anhand verschiedener Tastbewegungen

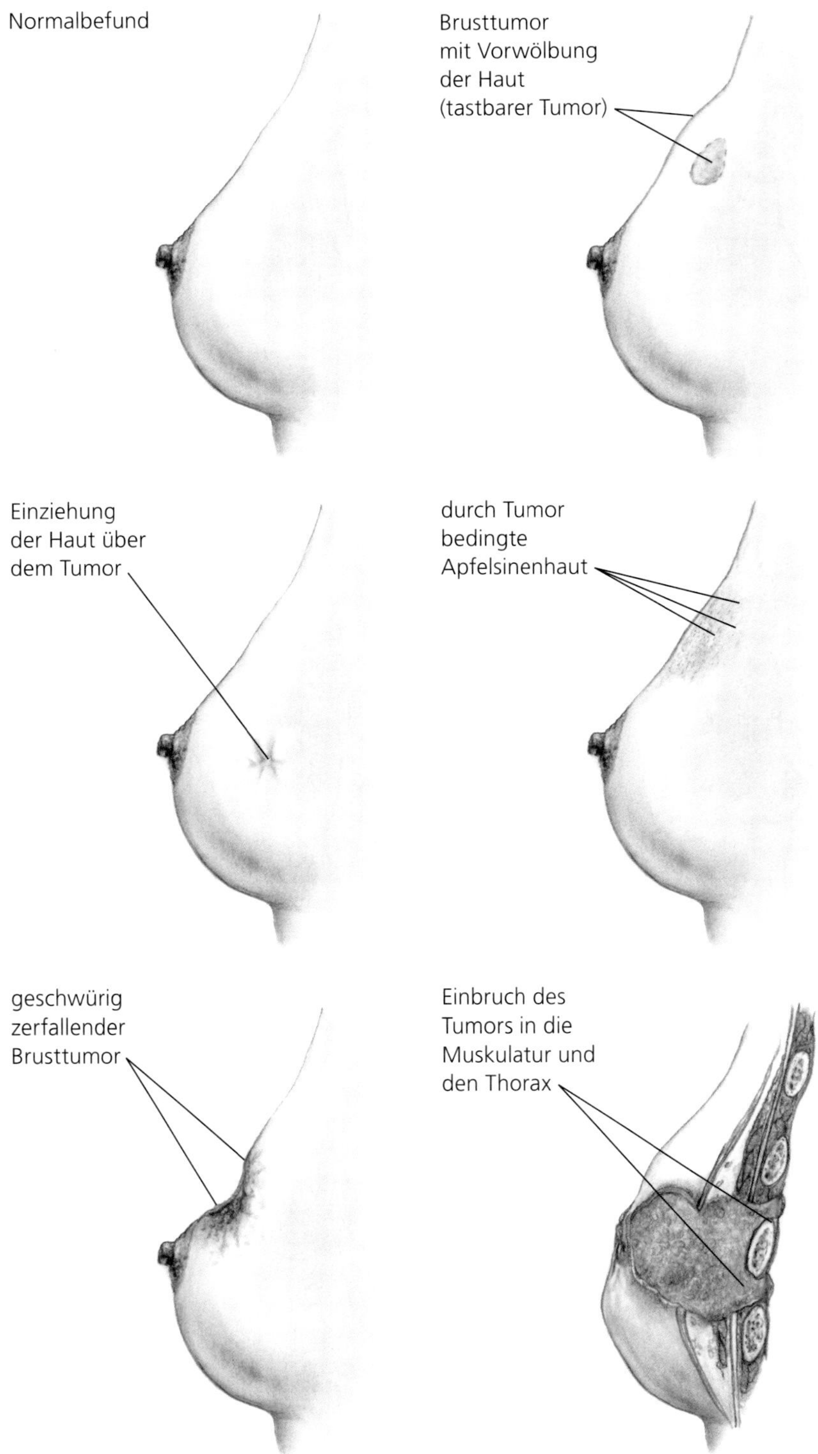

Abb. 47: Symptome des Mammakarzinoms

Diagnostik

Häufig wird ein Tumor der Brust im Rahmen einer **Selbstuntersuchung** von den Frauen erstmals erkannt (☞ Abb. 46.1 und 46.2). Im Sinne der rechtzeitigen und frühen Diagnose eines Mammatumors kommt deshalb der regelmäßigen Selbstuntersuchung der Brustdrüsen eine große Bedeutung zu. In einer Brust, die nicht durch mastopathische Veränderungen erschwert beurteilbar oder zu groß ist, kann ein Tumor von etwa 1 cm Größe in der Regel erkannt werden.

Weitere wichtige Merkmale für einen bösartigen Mammatumor sind Hauteinziehungen über dem Tumor (Apfelsinenhaut) oder eingezogene, oft mit Richtung auf die Geschwulst verzogene Brustwarzen sowie auch die Tatsache, dass die malignen Knoten eher wenig schmerzhaft sind im Vergleich mit der Mastopathie. Auch eine eingeschränkte Verschieblichkeit des Knotens im Gewebe ist verdächtig. Damit kommt wie beim Zervixkarzinom der regelmäßigen gynäkologischen **Vorsorgeuntersuchung** eine große Bedeutung zu.

Diagnostische Möglichkeiten

Zur **Früherkennung** des Mammakarzinoms stehen hochwertige Untersuchungsmethoden zur Verfügung. An erster Stelle ist nach wie vor die **Mammografie** zu erwähnen, mit deren Hilfe selbst winzige Karzinome oder deren Vorstufen (Mikrokalk in den Milchgängen) diagnostiziert werden können. Die Mammografiegeräte wurden so verbessert, dass die Strahlendosis ständig verringert werden konnte. Als wichtige Zusatzuntersuchung hat sich die **Sonografie** der Mamma bewährt. Mit ihrer Hilfe können unklare Tastbefunde oder nicht eindeutige Mammografiebilder zusätzlich abgeklärt werden. Eine Farbdoppler-Sonografie mit Darstellung der den Tumor ernährenden Gefäße kann in einigen Fällen nützlich sein. Seit einigen Jahren kann die Mammadiagnostik durch die **Magnet-Resonanz-Mammografie (MRM)** ergänzt werden.

Hintergrundwissen

Grundsätzlich gilt, dass alle nicht eindeutig gutartigen Prozesse im Bereich der Brust einer histologischen Abklärung bedürfen. Konkret bedeutet dies, dass tastbare Tumoren oder Bereiche, die über eines der bildgebenden Verfahren als nicht eindeutig gutartig eingestuft werden, histologisch zu beurteilen sind. Die Gewebeentnahme kann entweder über eine Feinnadelbiopsie, eine Hochgeschwindigkeitsstanze oder eine gezielte Probeentnahme erfolgen.

Histologie und spezielle prognostisch bedeutsame Faktoren

Der Pathologe stellt die histologische Diagnose. Als wichtige Prognosefaktoren für den weiteren Verlauf der Erkrankung gelten in diesem Zusammenhang die Tumorausdehnung (T), die Bestimmung der Tumoraggressivität über das Grading (G1 = reifer, vergleichsweise gutartiger Tumor bis G3 = entdifferenzierter, vergleichsweise bösartiger Tumor), und die Beschreibung einer Lymphangiosis (Einbruch von Tumorzellen in Blut- bzw. Lymphgefäße). Ein weiteres wichtiges Diagnostikum ist die Bestimmung der **Steroid-Hormonrezeptoren** im exstirpierten Tumorgewebe (Östrogenrezeptor, Progesteronrezeptor). Diese Hormonrezeptoren werden in der Regel auf immunhistochemischem Wege bestimmt. Sie erlauben eine exaktere Prognosestellung und bilden die Grundlage für eine erforderliche Hormontherapie.

Bedeutung der Tumormarker

Prä- und postoperativ erfolgt die **Bestimmung der Tumormarker** CEA und CA 15–3. Das Ergebnis kann auch bei der späteren Metastasendiagnostik bzw. zur Beurteilung des Therapieerfolgs hilfreich sein.

Therapie

Bei der chirurgischen Therapie des Mammakarzinoms ist in den letzten Jahren ein gravierender Wandel eingetreten. Die vollständige Entfernung der Brust (Ablatio mammae) galt über viele Jahre als Methode der Wahl bei der chirurgischen Behandlung des invasiven Mammakarzinoms. Im Gegensatz dazu wird heute weltweit in Abhängigkeit vom Tumorstadium häufig das Brust erhaltende Vorgehen gewählt. Hierunter versteht man die segmentförmige Resektion des tumortragenden Mammagewebes, mit Erhalt des restlichen Brustdrüsengewebes einschließlich der Brustwarze. Aus der gleichseitigen Axilla werden – meistens über eine zweite Inzision – mindestens 10 Lymphknoten entfernt und histologisch aufgearbeitet (N-Status). Anschließend erfolgt grundsätzlich eine Nachbestrahlung der belassenen Brust. Dabei hängt die Entscheidung für oder gegen ein Brust erhaltendes Vorgehen nahezu ausschließlich von der primären Tumorgröße ab. Der Befall oder Nichtbefall der axillären Lymphknoten ist jedenfalls kein entscheidendes Kriterium für oder gegen ein Brust erhaltendes Vorgehen. Eine Tumorgröße von mehr als 3 cm oder ein Vorliegen von Tumorknoten in näheren unabhängigen Bezirken der Brust (multifokale Tumoren) sind wichtige Kriterien, die gegen ein Brust erhaltendes Vorgehen sprechen; auch die Größe der Brust spielt eine Rolle.

Inzwischen nimmt die Entfernung des Sentinel-Lymphknotens (Wächter-Lymphknoten, SLN) im Rahmen der operativen Behandlung des Mammakarzinoms einen festen Platz ein. Dabei wird anstelle der ausgedehnten operativen Entfernung von mindestens 10 Lymphknoten im Bereich der Axilla nur ein vorher radioaktiv markierter, den anderen Lymphknoten vorgelagerter Lymphknoten entfernt und histologisch untersucht. Sollte der SLN histologisch frei von Tumorzellen sein, so ist in einem hohen Prozentsatz davon auszugehen, dass auch die nachfolgenden Lymphknoten tumorfrei sind. Eine Entfernung dieser Lymphknoten ist damit überflüssig. Ergibt sich allerdings doch ein Tumornachweis im SLN, dann wird in einer 2. Operation das restliche Lymphknotengewebe im Bereich der Axilla entfernt und mikroskopisch untersucht. Wie zu erwarten, bedeutet die operative Beschränkung auf die Entfernung des SLN eine wesentliche Reduzierung der postoperativen Beschwerden der betroffenen Patientinnen.

Hinweis: Die bisher vorliegenden Behandlungsergebnisse sprechen eindeutig dafür, dass sich unter der Voraussetzung einer sorgfältigen präoperativen Auswahl die Überlebenswahrscheinlichkeiten statistisch nicht wesentlich unterscheiden, wenn das Brust erhaltende Vorgehen mit der radikalen Entfernung der Brust verglichen wird. Diese Ergebnisse sollten in das präoperativ aufklärende Gespräch zwischen dem Arzt und der Patientin Eingang finden.

Therapie fortgeschrittener Tumorerkrankungen

Muss wegen eines fortgeschrittenen Tumorstadiums doch ausgedehnt operiert werden, bietet sich die **modifizierte Radikaloperation** nach Patey mit dem von Stewart eingeführten Querschnitt an (☞ Abb. 48). Dabei wird das Brustdrüsengewebe einschließlich der Faszie des M. pectoralis major vollständig entfernt und vom selben Schnitt aus auch die axillären Lymphknoten ausgeräumt.

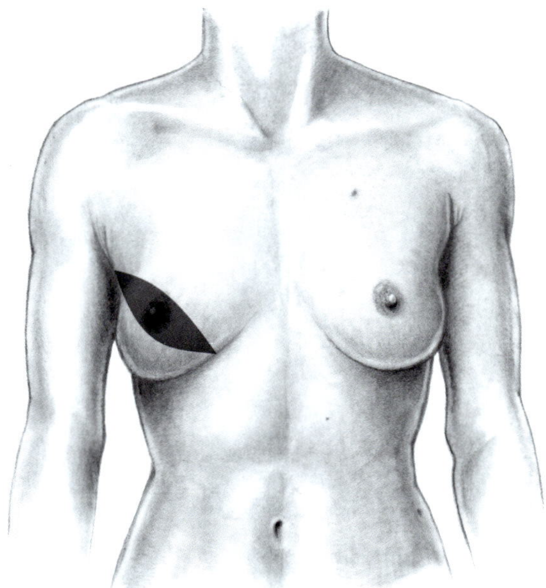

Abb. 48: Schnittführung nach Stewart zur operativen Therapie des Mammakarzinoms

Sind die **Lymphknoten** von Tumorzellen befallen, so muss von einer bereits systemischen Erkrankung des Mammakarzinoms ausgegangen werden. Bei Frauen vor Eintritt der Menopause mit befallenen Lymphknoten gilt nach wie vor eine **adjuvante Chemotherapie** als Behandlungsmethode der Wahl. Das Ziel dieser Nachbehandlung mit einer Kombination verschiedener Zytostatika in der Regel über 6 Zyklen im Abstand von 3–4 Wochen besteht darin, bereits verschleppte Tumorzellen oder nicht nachweisbare Mikrometastasen zu vernichten. Patientinnen mit Lymphknotenmetastasen, die bereits postmenopausal sind und deren Tumorgewebe Hormonrezeptoren aufweist, können von einer Dauermedikation mit dem endokrin wirksamen Antiöstrogen Tamoxifen profitieren. Bereits manifeste Metastasen im Skelett, der Lunge oder der Leber sprechen auf eine Poly-Chemotherapie oder eine von Fall zu Fall festzulegende Hormontherapie in einigen Fällen an. Bei Knochenmetastasen hat sich, insbesondere zur Stabilisierung der befallenen Region bzw. zur Schmerzbekämpfung, eine gezielte Bestrahlung bewährt.

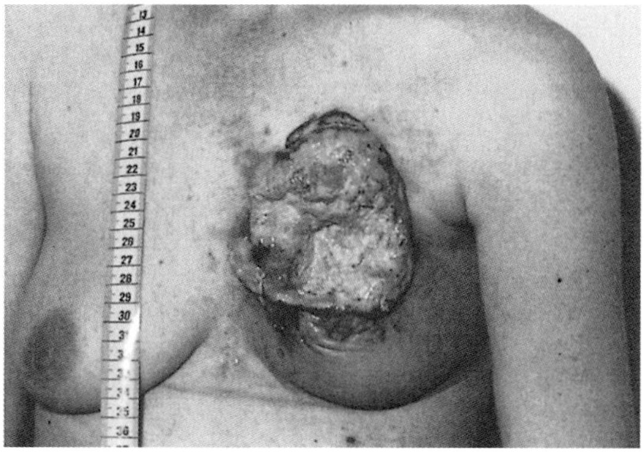

①

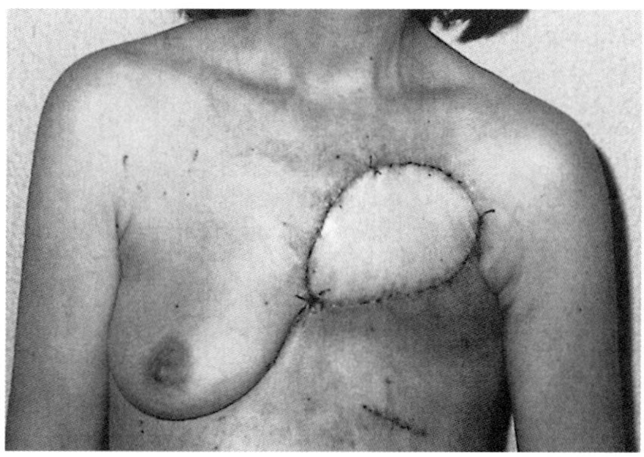

②

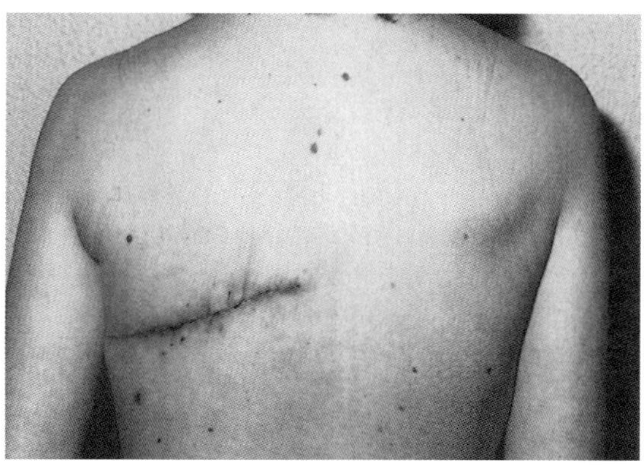

③

Abb. 49.1–49.3:
1 Exulzerierendes Mammakarzinom vor der plastischen Deckung
2 Plastische Deckung mit einem Latissimuslappen – ventral
3 Plastische Deckung mit einem Latissimuslappen – dorsal

Rekonstruktion der Brust

Zum Wiederaufbau der amputierten Brust haben plastische Chirurgen und gynäkologische Operateure eine Reihe von Operationsmethoden entwickelt. Diese Möglichkeiten sind für die psycho-soziale Situation der operierten Frau von oft unschätzbarem Wert. Die Brust kann aus körpereigenem Gewebe rekonstruiert werden, wobei die fehlende Substanz durch gestielte Haut-Fett-Muskel-Lappen aus einem vom Rücken stammenden Latissimus-dorsi-Lappen oder heute bevorzugt durch einen von der Weichteildecke des Bauches entnommenen Rektus-abdominis-Lappen ersetzt wird. Die Ernährung der Gewebelappen erfolgt über die erhaltenen Muskelgefäße; die Operationen sind jedoch sehr aufwändig.

Eine weitere verbreitete Methode ist die Verwendung von **Gewebe-Expandern**, die mit einer speziellen Oberfläche versehen, sowohl submuskulär als auch subkutan zur Dehnung der Brustwand eingelegt werden. Sie brauchen heute nicht mehr durch andere Implantate ersetzt zu werden.

Hinweis: Alle genannten Rekonstruktionsverfahren ergeben gute Resultate, zumal sich auch die Brustwarze und der Warzenhof inzwischen gut rekonstruieren lassen.

①

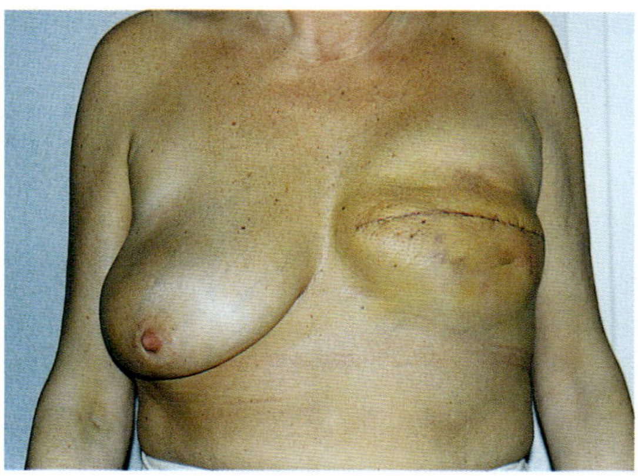

②

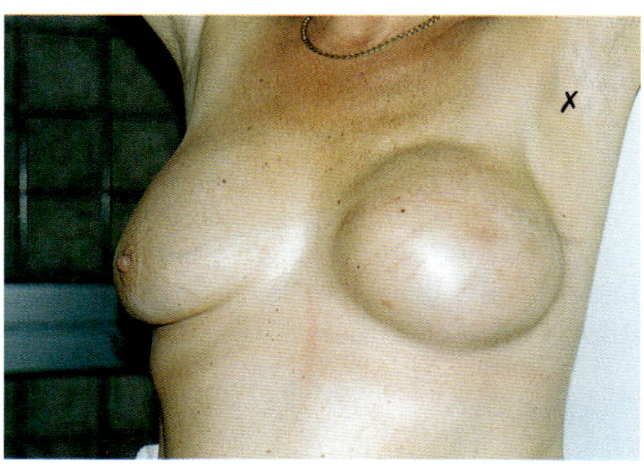

Abb. 50.1–50.2:
1 Patientin nach Mammaamputation links wegen Brustkrebs mit gleichzeitigem Einsetzen eines Silikonexpanders von 500 ml submuskulär, Foto am 6. postoperativen Tag nach der ersten Füllung auf 200 ml.

2 Ergebnis der endgültigen Füllung auf 460 ml NaCl; das Kreuz markiert die Position des Ventils, das dauerhaft verbleiben kann. Somit kann auch noch nach Jahren der kleine natürliche Verlust nachgefüllt werden.
Die Herstellung einer neuen Brustwarze wurde von der Patientin nicht gewünscht.

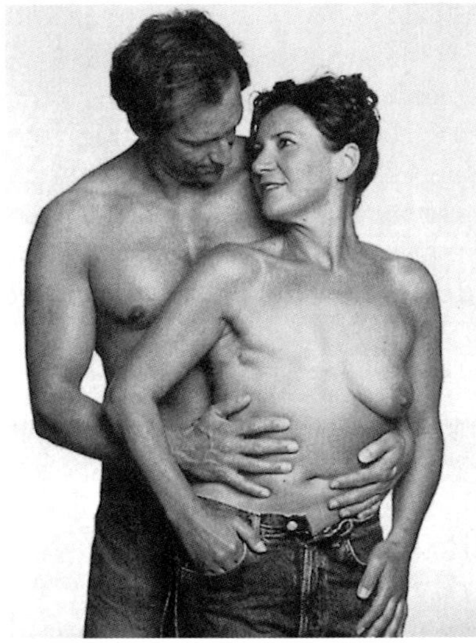

Abb. 51: Vollständige Mastektomie (Entfernung der Brust)

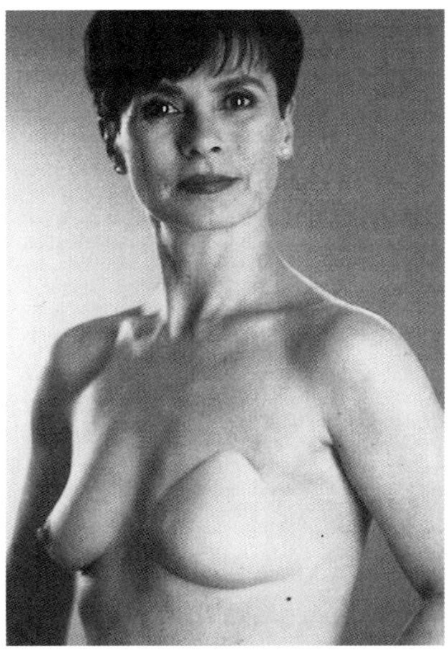

Abb. 52: Selbst haftende Brustprothese

Prognose

Die Heilungsergebnisse des Mammakarzinoms sind sehr unterschiedlich. Unabhängig von der primären Behandlungsmethode leben von Patientinnen mit der Tumorklassifizierung T1, N0, M0 noch etwa 70 % nach 10 Jahren. Sind bei der Erstoperation bereits mehr als vier axilläre Lymphknoten befallen, beträgt die 10-Jahres-Überlebensrate nur noch etwa 20 %.

Ein metastasiertes Mammakarzinom ist nicht mehr heilbar. Alle angewandten Therapiemethoden dienen nur einer angestrebten Lebensverlängerung.

TEIL 3 – Kapitel 16:

Schwangerschaft

16 Schwangerschaft

16.1 Physiologische Schwangerschaft

16.1.1 Beginn der Schwangerschaft/Befruchtung

[i]

Entstehung: Die Schwangerschaft entsteht durch die Einnistung einer mit einer männlichen Geschlechtszelle, einem **Spermatozoon**, befruchteten weiblichen Eizelle, dem **Oozyt**, in das Endometrium.

Diese Vereinigung von Oozyt und Spermatozoon wird als **Imprägnation** bezeichnet. Sie findet **im Eileiter** statt, nachdem der Oozyt durch den Eisprung aus dem Eierstock freigegeben und vom Fimbrientrichter der Tube aufgefangen wurde. Die Samenzellen durchdringen den zur Zeit des Eisprungs verflüssigten zervikalen Schleimpfropf und gelangen so durch die Gebärmutterhöhle in die Eileiter.

[!]

Merke: Die Vereinigung (= Befruchtung) der weiblichen Eizelle mit einem männlichen Samenfaden erfolgt im Eileiter, am häufigsten im ampullären Anteil.

Eizelle

Die **weibliche Eizelle** ist mit einem Durchmesser von 0,1 mm die größte Körperzelle des Menschen und mit dem bloßen Auge eben sichtbar. Sie wird in 4-wöchentlichen Intervallen während der **Ovulation** (Eisprung) aus dem Graaf-Follikel freigegeben. Der Fimbrientrichter stülpt sich zur Aufnahme des Oozyten über den sprungfertigen Graafschen Follikel, so dass sich dessen Inhalt einschließlich der Eizelle unmittelbar in den Eileiter entleert. Die Eizelle bleibt nach dem Verlassen des Follikels nur für wenige Stunden (ca. 12 Stunden) befruchtungsfähig (☞ Kap. 7.2.1.2).

Spermatozoen

Die **Spermatozoen** bestehen aus Kopf, Hals, Verbindungsstück und Schwanz. Die Eigenbeweglichkeit gibt ihnen die Möglichkeit, aus der Scheide durch den Uterus in die Tuben zu schwimmen. Bei der Kohabitation werden etwa 300 Millionen Samenzellen im hinteren Scheidengewölbe deponiert. Die **Passage des Zervikalkanals** ist für den Befruchtungsvorgang von Wichtigkeit, da die Spermatozoen in der Zervix in Form der **Kapazitation** erst ihre Befruchtungsfähigkeit erhalten. Nur dann ist ein Samenfaden in der Lage, die das weibliche Ei umgebenen Zellschichten zu durchdringen. Die

Befruchtungsfähigkeit der Spermatozoen hält nach der Ejakulation etwa für 2–3 Tage an.

16.1.1.1 Voraussetzungen für den Eintritt einer Schwangerschaft

Die Zeugungsfähigkeit ist bei Mann und bei der Frau an eine Reihe von Vorbedingungen geknüpft. Die wichtigsten Vorbedingungen sind:

1 Vorbedingungen vonseiten des Mannes:

Voraussetzungen vonseiten des Mannes

- Fähigkeit zur Ausübung der Kohabitation,
- Produktion und Abgabe einer ausreichenden Zahl normaler, funktionstüchtiger Samenfäden,
- normale Zusammensetzung des Ejakulats einschließlich des Prostata- und Samenblasensekrets,
- Durchgängigkeit von Nebenhoden und Samenleiter.

2 Vorbedingungen vonseiten der Frau:

Voraussetzungen vonseiten der Frau

- Durchgängigkeit der Genitalorgane von der Vagina bis zum Fimbrientrichter der Tuben,
- freie Beweglichkeit des Fimbrienendes, damit die Eiabnahme aus dem Follikel möglich wird,
- normale hormonale Eierstocksfunktion, die zum Aufbau einer funktionstüchtigen Gebärmutterschleimhaut (Endometrium) für die Einnistung des befruchteten Eis führt,
- Ovulation mit Abgabe einer intakten Eizelle (Oozyt).

3 Kohabitation zur Zeit des Konzeptionsoptimums

Kohabitationszeitpunkt

Die zeitlich begrenzte Befruchtungsfähigkeit des Oozyten und der Spermatozoen macht die Kohabitation um den Zeitpunkt der Ovulation zu einer weiteren wichtigen Vorbedingung für das Entstehen einer Schwangerschaft. Auf diese Weise ist zugleich die **periodische Fruchtbarkeit der Frau**, d.h. die ausschließlich zur Zeit des Eisprungs (± 2 Tage) gegebene Möglichkeit des Eintritts einer Schwangerschaft erklärt. Auf dieser biologischen Tatsache basiert die Empfängnisverhütung der „periodischen Enthaltsamkeit“ nach Knaus-Ogino (☞ Kap. 7.2.1.2, S. 61).

16.1.1.2 Entwicklung der Frühschwangerschaft

[i]

Definition: Die **Imprägnation** (Eindringen eines Spermatozoen in die Eizelle) stellt im biologischen Sinn den eigentlichen Beginn der Entwicklung eines neuen menschlichen Individuums dar. Als **Konjugation** bezeichnet man die Verschmelzung der beiden Vorkerne von Ei- und Samenzellen.

Zellteilungsstadien

Nachdem zuvor durch die Reifeteilung in Form der **Reduktionsteilung** der Chromosomensatz im Oozyten und im Spermatozoen auf 23 reduziert, d.h. halbiert worden war, kommt es durch die Konjugation zur Wiederherstellung des mit 46 Chromosomen vollständigen Chromosomensatzes der befruchteten Eizelle. Die **Zellteilung** und damit die Entwicklung der befruchteten Eizelle zum Embryo beginnt unmittelbar nach der Befruchtung bereits im Eileiter. Sie führt in etwa 72 Std. zu der aus 32 Zellen bestehenden maulbeerartig höckrigen **Morula**, dem Maulbeerstadium, im Verlauf der embryonalen Entwicklung. Nach etwa vier Tagen entwickelt sich aus der Morula durch Verflüssigung der inneren Zellen ein zystisches Gebilde, die **Blastozyste**. An der Oberfläche der Hülle sind bereits knospenartige Wucherungen zu erkennen, die den Beginn der Trophoblastbildung und damit der Plazentaanlage darstellen. Diese hat zunächst die Aufgabe, nach dem Eintritt der Blastozyste in den Uterus mit der Gebärmutterschleimhaut Kontakt aufzunehmen, indem sie sich an diese anheftet, um so die Eiansiedlung (**Nidation**) vorzubereiten.

Dauer der Passage

Die Tubenpassage des befruchteten Eis mithilfe des Flimmerepithels und der Peristaltik der Tube dauert bis zum Eintreffen der Blastozyste im Uterus zwischen 4 und 6 Tagen.

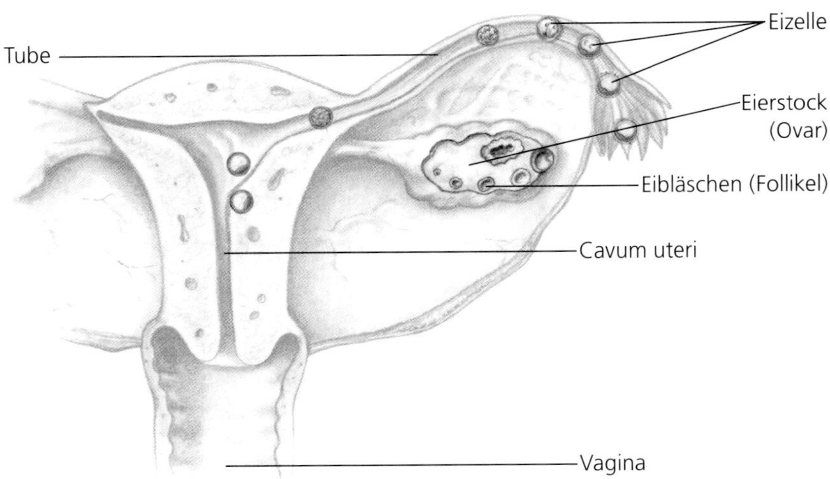

Abb. 53: Befruchtung und Wanderung der befruchteten Eizelle bis zur Nidation im Uterus

Nidation

Die **Nidation,** die Ansiedlung der Blastozyste im Uterus, erfolgt dadurch, dass die Trophoblastenanlage nach ihrer Verklebung mit der Gebärmutterschleimhaut fermentativ in der Schleimhaut eine Grube schafft, in die die Blastozyste einsinkt. Danach schließt sich die entstandene Schleimhautwunde über der Blastozyste wieder. Durch das Wachstum der Schwangerschaftsanlage wölbt sich nachfolgend die Gebärmutterschleimhaut mehr und mehr vor, bis sie sich an der gegenüber liegenden Uteruswand anlegt und die beiden Schleimhautanteile, die **Kapseldezidua** und die **Basaldezidua** verschmelzen. So wird die Uterushöhle im Verlauf des 3. Schwangerschaftsmonats vollständig verschlossen.

Nährstoffversorgung

Die Ernährung des befruchteten Eis wird während der Tubenpassage durch das von dem Oozyten mitgebrachten Nährmaterial und aus dem Tubensekret sichergestellt. Durch die erfolgreich abgeschlossene Nidation beginnt die Schwangerschaft, also die Herstellung der Verbindung zwischen Mutter und Kind. Etwa eine Woche nach der Nidation werden materne (mütterliche) Blutgefäße eröffnet. Damit wird die **hämatotrophe Versorgungsphase** eingeleitet. Der Antransport der Nährstoffe von der Mutter zum Embryo wird dann sehr bald von den sich ausbildenden Plazentagefäßen und damit vom embryonalen Kreislauf übernommen.

Im Inneren der Blastozyste befindet sich ein Zellkomplex, der **Embryonalknoten**, der über den **Haftstiel** mit der Trophoblastenanlage verbunden ist. Der Haftstiel bildet sich später zur Nabelschnur aus. Der Embryonalknoten verflüssigt sich dann in seinem Inneren, um an seinem Boden eine sich verbreiternde Zellschicht (Embryonalschild) stehen zu lassen. Diese entspricht der eigentlichen Embryonalanlage. Die darüberliegende Blase wird zur Amnionhöhle mit der sie umgebenden Wasserhaut (Amnionhaut).

16.1.2 Plazentation

[i]

Definition: Die Herstellung einer engen Verbindung des Endometriums mit der das Ei umgebenden Zottenhaut wird als **Plazentation** bezeichnet. Ihr Ziel ist die Schaffung eines neuen, für die Dauer der Schwangerschaft angelegten Organs, der **Plazenta**. Sie hat die Aufgabe, die Versorgung des Kindes sicherzustellen.

Entstehung der Plazenta

Die **Trophoblastbildung** (Entstehung der Plazenta) erfolgt zunächst auf der gesamten Oberfläche der Blastozyste. Nach der Einnistung der Blastozyste kommt es aufgrund der günstigeren Wachstumsbedingungen an dem Teil der Blastozyste, die der Uteruswand zugewandt ist, zu einem intensiven Zottenwachstum (☞ Abb. 54 und 55). Zugleich bilden sich die Zotten im Bereich der Kapseldezidua in Form der **Zottenreduktion** zurück (Zottenglatze). Damit ist die Ausbildung der umschriebenen, rundlichen Plazentaanlage im Bereich der Ansiedlungsstelle, dem Nidationsort, erklärt.

16.1.2.1 Reife Plazenta

[i]

Definition: Die reife Plazenta (☞ Abb. 55) ist ein schwammiges Organ von etwa 20 cm Durchmesser und einer Dicke von etwa 2–4 cm. Die Plazenta bildet mit der Nabelschnur und den Eihäuten zusammen die Nachgeburt. Ihr Gewicht beträgt am Ende der Schwangerschaft etwa 500 g.

Störungen der Plazentabildung können im weiteren Verlauf der Schwangerschaft zu Versorgungsstörungen des Feten im Sinne einer Plazentainsuffizienz (☞ Kap. 16.2.4.3, S. 205) führen. Nicht selten handelt es sich um sehr frühe Schäden, die durch das Rauchen der Mutter verursacht werden.

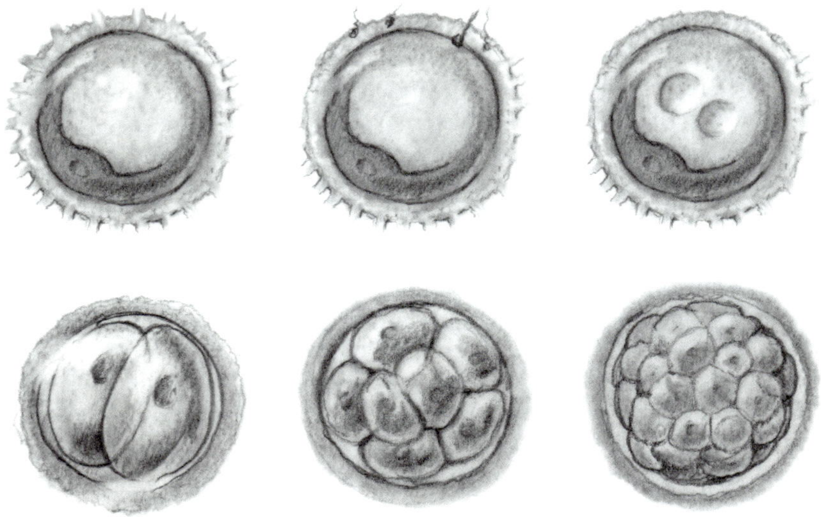

Abb. 54: Impregnation und erste Teilungen der befruchteten Eizelle bis zum Stadium der Morula

Kindliche und mütterliche Seite der Plazenta

Bei der Betrachtung der geborenen Plazenta unterscheidet man die:

- **fetale Seite** (☞ Abb. 55.1): Sie ist von der blanken Wasserhaut, dem **Amnion** überzogen. Darunter sind die sich auf der Oberfläche verteilenden, fetalen Gefäße zu erkennen. Der Nabelschnuransatz (Nabelschnurinsertion) findet sich meistens auf der Mitte der fetalen Seite.
- **materne Seite** (☞ Abb. 55.2): Sie ist in 20–30 Funktionseinheiten (**Kotyledonen**) unterteilt. Zwischen ihnen befindet sich das Stützgewebe, das die Stabilität des Organs sicherstellt. Nach Ausstoßung der Plazenta ist die materne Fläche von einer dünnen, grau schimmernden Schicht Gebärmutterschleimhaut überzogen. Das Vorhandensein dieses feinen Belags wird nach der Ausstoßung der Nachgeburt zur Beurteilung der Vollständigkeit der Plazenta herangezogen.

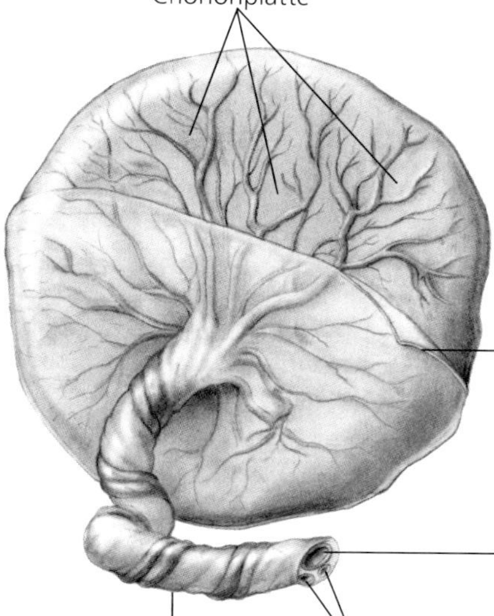

Abb. 55.1: Fetale Seite der reifen Plazenta. Die Plazenta ist von der glatten, durchsichtigen Wasserhaut (Amnion) überzogen. Der Nabelschnuransatz befindet sich in der Mitte. Die sich auf der fetalen Plazentaseite verteilenden Nabelschnurgefäße sind unter der Wasserhaut erkennbar.

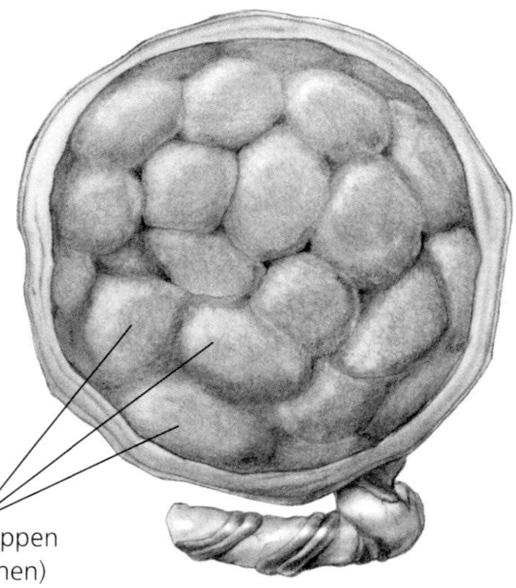

Abb. 55.2: Mütterliche Seite der reifen Plazenta. Das Plazentagewebe ist von einer dünnen Schicht Dezidua überzogen. Die einzelnen, durch Stützgewebe voneinander getrennten Kotyledonen sind zu erkennen.

Gewebsanteile der Plazenta

Die Plazenta stellt eine **Funktionseinheit** dar, die aus zweierlei Gewebsanteilen besteht, und zwar aus einem fetalen und maternen Teil (☞ Abb. 56):

- Die Deck- oder auch Chorionplatte begrenzt das Organ zur Seite der Fruchthöhle hin. Durch sie dringen die Nabelschnurgefäße in das Innere der Plazenta vor (intravillöser Raum). Die Deckplatte entsteht aus dem fetalen Anteil der Plazenta, und zwar aus dem Trophoblasten. Die Basalplatte stellt die Grenze zur Gebärmutterwand und damit gleichsam den unteren Abschluss der Plazenta dar. Sie besteht aus dem basalen Teil der Gebärmutterschleimhaut und damit aus mütterlichem Gewebe.
- Zwischen der Deckplatte und der Basalplatte liegt das eigentliche Plazentagewebe (Parenchym) mit den inter- und intravillösen Räumen, in denen der Stoffaustausch zwischen Mutter und Kind stattfindet.

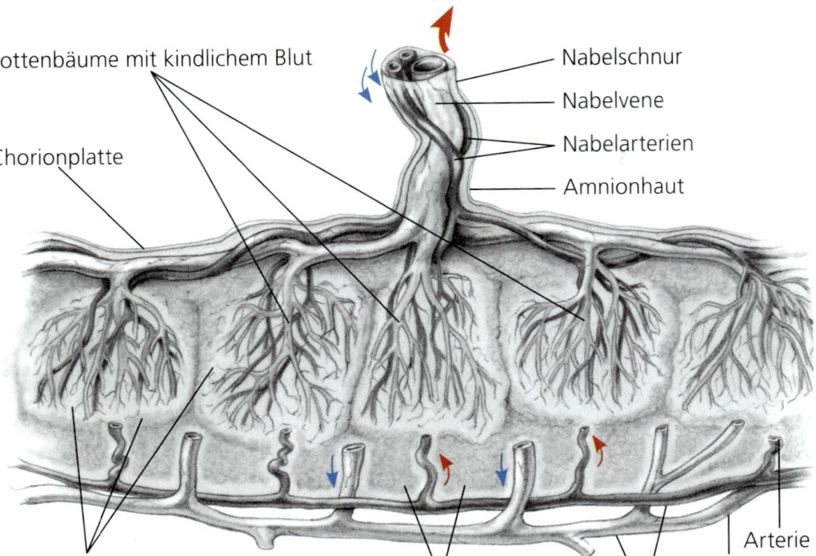

Abb. 56: Bau der reifen Plazenta. Durch die Deckplatte dringen die fetalen Gefäße (Umbilikalgefäße) in den mütterlichen Blutraum (intervillösen Raum) ein und verzweigen sich hier in Form von Zottenbäumchen. Der intervillöse Raum wird mit mütterlichem Blut aus den Gefäßen versorgt, die aus der Gebärmutterwand durch die Basalplatte zum intervillösen Raum gelangen.

16.1.2.2 Funktion der Plazenta

Aufgaben

Die Funktion der Plazenta ist für die Versorgung des Kindes und dessen Entwicklung sowie für den Bestand der Schwangerschaft von großer Bedeutung. Das Organ hat folgende **Aufgaben** zu erfüllen:

- **Atmung** des Kindes durch diaplazentaren Gasaustausch,
- **Ernährung** des Kindes durch Nährstoffzufuhr,
- **Ausscheidung** von Stoffwechselendprodukten des Kindes,
- **Hormonbildung** (u.a. Östrogene, Progesteron, Choriongonadotropin) zum Erhalt der Schwangerschaft.

Stoff- und Gasaustausch

Der **Stoff-** bzw. **Gasaustausch** erfolgt an der 10–15 Quadratmeter großen Oberfläche der Zotten. Sie tauchen in den Zwischenzottenräumen – ein System spaltförmiger Hohlräume – in das mütterliche Blut ein. Das materne und fetale Blut sind an dieser Stelle lediglich durch die **Stoffwechselmembran** voneinander getrennt. Sie ermöglicht sowohl eine passive Stoffbewegung als auch einen aktiven Stofftransport in beide Richtungen.

Gefäßversorgung

Die **Gefäßversorgung** der Plazenta (☞ Abb. 56) besteht ebenfalls aus einem fetalen und einem maternen Anteil:

- Die **Blutzufuhr vom Kind zur Plazenta** übernehmen die beiden Nabelschnurarterien. Durch sie wird das fetale, sauerstoffarme Blut vom fetalen Herzen mit einem Minutenvolumen von 200–350 ml in die Plazentazotten gepumpt. Der Rücktransport zum Kind erfolgt über eine Nabelvene.

- Das **materne Blut** in der Plazenta tritt aus den Uterusgefäßen durch die Basalplatte in den Zwischenzottenraum ein. Das Minutenvolumen beträgt hier ca. 400 ml (☞ Abb. 56).

16.1.2.3 Eihäute, Fruchtwasser und Nabelschnur

Aufbau der Eihäute

Die Eihäute umgeben in zwei Schichten das Kind bzw. die Fruchthöhle:

- Die **Lederhaut** (Chorion) bildet die äußere, stabilere Eihaut, auf deren Außenseite die Plazenta haftet.
- Die **Wasserhaut** (Amnion) stellt die innere, zartere Eihautschicht dar. Sie ist an der Fruchtwasserbildung beteiligt.

Fruchtwasser

Das **Fruchtwasser** (Liquor amnii) wird als wasserklare, bernsteinfarbene, oftmals auch leicht getrübte Flüssigkeit von der Wasserhaut, den Nabelschnurgefäßen und den Nieren des Fetus gebildet. Die am Ende der Schwangerschaft physiologische Menge von 500–1000 ml wird alle 2–3 Stunden erneuert.

[!]

Merke: Die Aufgaben des Fruchtwassers bestehen in der ausreichenden Bewegungs- und Wachstumsmöglichkeit für das Kind, dem Schutz des Kindes und der Nabelschnur vor mechanischen Einwirkungen (auch später bei der Geburt durch die Wehen) und der Flüssigkeitszufuhr zum Kind.

Nabelschnur

Die **Nabelschnur** (Funiculus umbilicalis) verbindet die Plazenta mit dem Kind. Sie enthält eine sulzige Masse, die Whartonsche Sulze, in der drei Gefäße, zwei Nabelarterien und eine Nabelvene, eingelagert sind. Ihre Länge beträgt 50–60 cm, und ihr Überzug besteht aus glattem Amnion.

16.1.3 Intrauterine Entwicklung des Kindes

Kindliche Entwicklungsphasen

Während der 38 Wochen des intrauterinen Lebens des Kindes unterscheidet man folgende Entwicklungsphasen:

- **Blastenzeit:** Ausbildung der Blastozyste mit dem Embryonalknoten im Inneren, aus dem die Embryonalzyste mit Embyonalschild und Amnionanlage entsteht. Die Blastenzeit umfasst die ersten zwei Wochen nach der Befruchtung.
- **Embryonalzeit:** Die Embryonalzeit umfasst die Phase der Organogenese, der Anlage und Ausbildung der Keimblätter und der Organe. Sie ist nach etwa 12 Wochen abgeschlossen.
- **Fetalzeit:** Wachstum und Reife des Kindes bis zum physiologischen Ende der Schwangerschaft.

16.1.3.1 Intrauterine Größenentwicklung

Wachstum

Die intrauterine Größenentwicklung lässt sich am einfachsten mithilfe der **Haase-Formel** demonstrieren. Nach ihr entspricht die Länge des Kindes in den ersten 5 Monaten dem Quadrat des Monatsalters, danach der Anzahl der Monate multipliziert mit 5.

Berechnungsbeispiele:

3. Monat:	$3 \times 3 = 9$ cm	8. Monat:	$8 \times 5 = 40$ cm
4. Monat:	$4 \times 4 = 16$ cm	10. Monat:	$10 \times 5 = 50$ cm

Für die **Gewichtsentwicklung** gelten in etwa die folgenden Maße:

5. Monat (20 Wochen) = ca. 300 g
7. Monat (28 Wochen) = ca. 1000 g
10. Monat (40 Wochen) = ca. 3300 g

16.1.3.2 Messbare und nicht messbare Reifezeichen

Gewicht

Zur Beurteilung des Reifezustands des Kindes nach der Geburt werden die folgenden Reifezeichen herangezogen:

Messbare Reifezeichen

1. Messbare Reifezeichen:

Länge: über 48 cm
Gewicht: über 2800 g
Kopfumfang: 33 cm und mehr

Nicht messbare Reifezeichen

2. Nicht messbare Reifezeichen:

Haut: blassrosa mit Resten von Käseschmiere, Lanugobehaarung an den Schultern, Streckseite der Oberarme und Rücken
Fingernägel: überragen die Fingerkuppen
Genitalorgane: Hoden in das Skrotum eingetreten bzw. große Labien bedecken die kleinen Labien
Stimme: kräftig bei regelmäßiger, abdominaler Atmung

16.1.4 Schwangerschaftsveränderungen des mütterlichen Organismus

Merke: Jedes Gewebe und jede Funktion des mütterlichen Organismus erfahren durch den Eintritt einer Schwangerschaft Veränderungen. Sie sind zumeist die Folge der Einwirkung plazentarer Hormone und stellen weitgehend Anpassungserscheinungen an die Erfordernisse der Schwangerschaft und der Entbindung dar. Diese Veränderungen umfassen die Frau ganzheitlich und beziehen sich sowohl auf den Körper als auch auf die Psyche.

16.1.4.1 Herz-/Kreislauf-System

Physiologische Herz-/ Kreislauf-Veränderungen

Die Wachstumsvorgänge im Bereich der Genitalorgane erfordern eine stärkere Durchblutung dieser Region. Zusätzlich erfolgt eine Mehrbelastung des Herz-Kreislauf-Systems durch die notwendige Versorgung des sich ständig vergrößernden plazentaren Kreislaufs. Von den physiologischen Herz- und Kreislauf-Veränderungen in der Schwangerschaft sind die wichtigsten:

- **Zunahme des Blutvolumens, physiologische Schwangerschaftsanämie:** Durch eine Vermehrung des Plasmavolumens um 35 % und der Erythrozyten um 25 % entsteht eine Vergrößerung des Blutvolumens um etwa 1,5 Liter mit gleichzeitigem Verdünnungseffekt. So entsteht die physiologische Schwangerschaftsanämie mit einem Absinken des Hämoglobins auf Werte bis 12,0 g/dl. Niedrigere Werte sind Ausdruck einer echten Anämie (☞ Kap. 16.2.2.5, S. 190).
- **Weiterstellung der Gefäße mit Abnahme des peripheren Widerstands:** Das Venensystem ist in der Gravidität unter dem Einfluss des Progesterons erweitert. Dies, wie die gleichzeitige Abflussbehinderung aus den Venen der unteren Extremitäten durch den vergrößerten Uterus, erklärt die Neigung der Schwangeren zur Entstehung von **Varizen** und von **Hämorrhoiden**.
- **Zunahme des Herzminutenvolumens bei unverändertem Blutdruck:** Das Herzminutenvolumen steigt um etwa 30 % an, wobei der diastolische und systolische Blutdruck in der individuellen Norm bleiben. Jede Steigerung des systolischen Blutdrucks auf Werte über 135 mmHg und des diastolischen Blutdrucks auf über 85 mmHg ist als Symptom einer **Spätgestose** bzw. **Gestationshypertonie** zu werten. Sie stellt in jedem Fall eine erhöhte Gefährdung der Mutter und insbesondere des Kindes dar (☞ Kap. 16.2.1.2, S. 185).

16.1.4.2 Tonusverminderung der glatten Muskulatur

Von klinischer Bedeutung ist die Herabsetzung des Tonus der glatten Muskulatur unter dem Einfluss des Gelbkörperhormons, die zuerst eine Ruhigstellung der Uterusmuskulatur während der Schwangerschaft gewährleistet. Sie führt an verschiedenen Organen zu typischen Funktionsänderungen. Die verminderte Darmperistaltik ist die Ursache der **atonischen Obstipation**, die manchmal die Verordnung von Laxanzien erforderlich macht. Am harnableitenden System besteht eine Neigung zur Restharnbildung mit der erhöhten Gefahr einer **Zystitis**, die auch in eine Nierenbeckenentzündung (**Schwangerschaftspyelonephritis** ☞ Kap. 16.2.2.4, S. 189) übergehen kann.

16.1.4.3 Veränderungen der Haut

Pigmentationen

Zu den charakteristischen Schwangerschaftsveränderungen zählen auch verstärkte Pigmentationen im Bereich der Haut. Sie treten an der Brust am und um den Warzenhof als **sekundärer Warzenhof**, in der Mittellinie des Abdomens als **Linea fusca**, an alten Operationsnarben sowie im Gesicht schmetterlingsförmig als **Chloasma uterinum** auf. Diese Veränderungen sind vollständig reversibel.

Striae

Streifenförmige Dehiszenzen an der Bauchhaut, seltener an den Brüsten, finden sich als **Striae** (Schwangerschaftsstreifen) in Form weißlich glänzender Streifen, besonders bei Frauen mit einer Bindegewebsschwäche und bei einer übermäßigen Gewichtszunahme in der Schwangerschaft. Diese echten Narben der Subkutis bilden sich nicht mehr zurück (Prophylaxe ☞ Kap. 16.1.6.1, S. 180).

16.1.4.4 Veränderungen des Zentralnervensystems

Vegetatives Nervensystem

Veränderungen des vegetativen Nervensystems führen in der Frühgravidität zu einem erhöhten Parasympathikotonus mit der Neigung zu Übelkeit, zum morgendlichen Erbrechen und zum erhöhten Speichelfluss. Diese Beschwerden werden auch noch direkt durch den Einfluss der Schwangerschaftshormone begünstigt.

Motorisches Nervensystem

Die Veränderungen des motorischen Nervensystems und auch die Auflockerung des Bindegewebes, der Bänder und Gelenkkapseln sind für den Tonusverlust der willkürlichen Muskulatur und damit für die herabgesetzte körperliche Leistungsfähigkeit, die erhöhte Unfallgefährdung und das gehäufte Auftreten von Kreuzschmerzen verantwortlich zu machen.

Psychische Veränderungen

Die **psychischen Veränderungen** bestehen typischerweise in einer Hinwendung zum Kind bei gleichzeitiger Einengung anderer Interessen. In Verbindung zu Stimmungsschwankungen führt dies nicht selten zu Schwierigkeiten mit der Umgebung. Typisch ist auch eine vorübergehend nachlassende Libido.

16.1.5 Schwangerenvorsorge

[i]

Definition: Unter dem Begriff der Schwangerenvorsorge werden alle Maßnahmen zusammengefasst, die der Gesunderhaltung von Mutter und Kind in der Schwangerschaft und damit der rechtzeitigen Erkennung von Komplikationen dienen.

Untersuchungsintervalle

Eine quantitativ und qualitativ gute Überwachung der Schwangeren trägt zur Verminderung der mütterlichen und vor allem kindlichen Gefährdung bei. Die anzuratende **Frequenz der Untersuchungen** ist aus der folgenden Regel zu entnehmen:

- in den ersten 4 Monaten in 4-wöchentlichen Abständen,
- in den folgenden 3 Monaten in 3-wöchentlichen Abständen,

- in den folgenden 2 Monaten in 2-wöchentlichen Abständen,
- bis zur Entbindung in 8-tägigen Abständen.

16.1.5.1 Anamnese

Die Anamnese (Vorgeschichte) gibt Auskunft über **frühere Erkrankungen**, die eventuell die Leistungsfähigkeit einzelner Organe beeinträchtigen. Der Verlauf **vorausgegangener Graviditäten** und **Geburten** bilden die Basis hinsichtlich der Entscheidung über prophylaktische Maßnahmen, z. B. zur Verhinderung einer erneuten Fehl- oder Frühgeburt, zur rechtzeitigen Erkennung einer Plazentainsuffizienz und auch über die Geburtsleitung (☞ Kap. 2.1).

16.1.5.2 Untersuchung

Untersuchungen der Schwangeren

Folgende Maßnahmen sind für die Erkennung einiger typischer Komplikationen erforderlich:

- Die **Blutdruckmessung** hat in erster Linie die Früherkennung der Gestationshypertonie (☞ Kap. 16.2.1.2, S. 185), aber auch der besonders in der Frühgravidität häufigen Hypotonie bzw. des Vena-cava-Kompressionssyndroms (☞ Kap. 16.2.2.2, S. 188) zum Ziel.
- **Hämatologische Untersuchungen**: Die erforderliche **Blutgruppenbestimmung** dient zum einen der Diagnose einer zwischen den Partnern bestehenden Blutgruppendifferenz und damit der rechtzeitigen Erkennung einer Blutgruppenunverträglichkeit zwischen Mutter und Kind (☞ Kap. 16.2.2.8, S. 191 f.). Weiterhin ermöglicht sie die Bereitstellung von Blutkonserven in einer ggf. notwendig werdenden Bluttransfusion. Die **Hämoglobinbestimmung** sollte bei einer entsprechenden Disposition der Schwangeren zu einer Anämie (☞ Kap. 16.2.2.5, S. 190) im Abstand von 8 Wochen wiederholt werden. Werte von unter 12 g/dl sind nicht physiologisch und erfordern eine Medikation mit Eisenpräparaten.
- Die **Urinuntersuchung** erfolgt unter Verwendung kombinierter Teststreifen, und zwar auf Eiweiß, Glukose und durch die Nitritprobe auf das Vorliegen einer bakteriellen Infektion.
- **Gewichtskontrolle**: Die normale Gewichtszunahme beträgt in der Gravidität 15–20 % des Körpergewichts, welches einer monatlichen Zunahme von 1–1,5 kg entspricht. Physiologischerweise liegt die Gewichtszunahme somit zwischen 9 und 12,5 kg (☞ Übersicht 5).

Übersicht 5: Zusammensetzung der Gewichtszunahme

Kind	3–3,5 kg
Fruchtwasser	0,5–1 kg
Uterus	1 kg
Nachgeburt	0,5 kg
Vergrößerung der Brüste	0,5 kg
Physiologische Gewebewasservermehrung	4–6 kg
Physiologische Gewichtszunahme	9–12,5 kg

- **Infektionsdiagnostik**: Zunehmend hat die rechtzeitige Erkennung von Infektionen der Mutter im Rahmen der Schwangerenvorsorge in den letzten Jahren an Bedeutung gewonnen. Zu beachten sind:
  – **Allgemeininfektionen** wie z. B. Viruserkrankungen (Röteln, Hepatitis, AIDS, Varizellen-Zoster, Herpes simplex, Zytomegalie u. a.) und
  – **bakterielle** bzw. **Protozoen-Infektionen** (Lues, Listeriose, Toxoplasmose) als auch
  – **lokale urogenitale Infektionen** (Harwegsinfektionen, Scheideninfektionen mit Streptokokken der Gruppe B, Chlamydien, Gonorrhoe, bakterielle Vaginosen, Pilzinfektionen).

Mutterschaftsrichtlinien

Nach den Mutterschaftsrichtlinien müssen einige dieser Infektionen während der Schwangerschaft ausgeschlossen werden (z. B. Lues-Serologie, Röteln-Titer, Harnwegsinfektionen, Chlamydieninfektionen, Hepatitiden). Urogenitale Infektionen sollten in der Schwangerschaft rechtzeitig erkannt werden, da sonst die Gefahr einer aufsteigenden Infektion über den Muttermund zum unteren Eipol bis hin zum Fetus besteht. Gehäuft treten dann vorzeitige Wehen, ein vorzeitiger Blasensprung, Fruchtwasserinfektionen und Infektionen im Wochenbett auf.

Möglichkeiten der Kontrolle der kindlichen Herztöne

Zur äußeren Untersuchung gehört die **Kontrolle der fetalen Herztöne.** Hierzu sind die folgenden Möglichkeiten gegeben:

- das CTG (☞ Kap. 16.1.5.9, S. 179),
- das geburtshilfliche Stethoskop (etwa ab der 24. Woche) und
- das Ultraschall-Dopplergerät (etwa ab 12. bis 14. Woche ☞ S. 175).

Bei Verdacht auf eine intrauterine Gefährdung des Kindes in der Schwangerschaft und zur Überwachung des Kindes unter der Geburt ist die **fortlaufende** Herzton- und Wehenschreibung in Form der Kardiotokografie (CTG) erforderlich (☞ Kap. 16.1.5.9, S. 179).

Vaginale geburtshilfliche Untersuchung

Bedeutung der vaginalen Untersuchung

Die vaginale geburtshilfliche Untersuchung während der Schwangerschaft dient zum einen der Inspektion des äußeren Genitale und zum anderen der palpatorischen Kontrolle von Vagina und Portio. Insbesondere bei drohender Frühgeburt oder nach vorausgegangener Frühgeburt kann mit dieser digitalen Kontrolle des Muttermundes festgestellt werden, ob vorausgegangene Wehen zu einer Verkürzung, Auflockerung oder gar Erweiterung des Muttermundes geführt haben. Bei einer der ersten Schwangerenvorsorgeuntersuchungen während der Gravidität sollte auch eine Spekulumuntersuchung durchgeführt werden. Hierbei ist auf entzündliche Veränderungen im Bereich des Muttermundes bzw. im Bereich der Scheide zu achten. Außerdem kann zu diesem Zeitpunkt ein zytologischer Abstrich vom Muttermund entnommen werden, um prämaligne bzw. maligne Veränderungen rechtzeitig zu erkennen. Die Untersuchungsergebnisse werden im Mutterpass dokumentiert (☞ Abb. 57).

Stempel des Arztes/ der Klinik/ der mitbetreuenden Hebamme

1	2
3	4

Mein nächster Untersuchungstermin:

Tag	Uhrzeit	Tag	Uhrzeit

1

Name: ______

Vorname: ______ geb. am: ______

Wohnort: ______

Bei Namensänderung: Name: ______

Wohnort: ______

Serologische Untersuchungen

Blutgruppenzugehörigkeit

ABO

Rh pos. (D pos.)/Rh neg. (D neg.) *)

*) Rh positiv bzw. Rh negativ wörtlich eintragen

Diese Eintragungen entbinden den behandelnden Arzt nicht von seiner Sorgfaltspflicht (z.B. Kreuzprobe)

Datum der Untersuchung: ______

Protokoll-Nr. des Laboratoriums: ______

Antikörper-Suchtest

negativ ☐ positiv, Titer 1: ______

Datum der Untersuchung: ______

Protokoll-Nr. des Laboratoriums: ______

Röteln-HAH-Test

negativ ☐ positiv, Titer 1: ______

Immunität anzunehmen ja ☐ nein ☐

Datum der Untersuchung: ______

Protokoll-Nr. des Laboratoriums: ______

ggf. ergänzende serologische Untersuchungen: ______

Stempel des Arztes

Unterschrift des Arztes

2

Nachweis von Chlamydia trachomatis-Antigen aus der Zervix

negativ ☐ positiv ☐

Datum der Untersuchung: ______

Protokoll-Nr. des Laboratoriums: ______

Stempel und Unterschrift des Arztes

LSR durchgeführt am: ______

Protokoll-Nr.: ______

Stempel und Unterschrift des Arztes

(ggf. Ergebnisse weiterer serologischer Untersuchungen siehe Seite 4)

Antikörper-Suchtest-Kontrolle

negativ ☐ positiv, Titer 1: ______

Datum der Untersuchung: ______

Protokoll-Nr. des Laboratoriums: ______

Stempel und Unterschrift des Arztes

Antikörper-Suchtest-Kontrolle

negativ ☐ positiv, Titer 1: ______

Datum der Untersuchung: ______

Protokoll-Nr. des Laboratoriums: ______

Stempel und Unterschrift des Arztes

Röteln-HAH-Test-Kontrolle

(vgl. Abschnitt C Nr. 1 zu b) der Mutterschafts-Richtlinien)

negativ ☐ positiv, Titer 1: ______

Datum der Untersuchung: ______

Protokoll-Nr. des Laboratoriums: ______

ggf. ergänzende serologische Untersuchungen: ______

Stempel und Unterschrift des Arztes

Nachweis von HBs-Antigen aus dem Serum

negativ ☐ positiv ☐

Datum der Untersuchung: ______

Protokoll-Nr. des Laboratoriums: ______

Stempel und Unterschrift des Arztes

3

Angaben zu vorangegangenen Schwangerschaften

Jahr	Ausgang der Schwangerschaften und Geburten (Spontangeburt, Sectio, vag. Operation, Abort, Abruptio, EU, Schwangerschaftsdauer in Wochen, Geburtsverlauf, Komplikationen, Kindsgewicht, Geschlecht):

Besonderheiten

4

Abb. 57: Mutterpass

Alter ______ Jahre Gewicht vor SS-Beginn ________ kg Größe ______ cm
Gravida ______ Para ______

A. Anamnese und allgemeine Befunde/Erste Vorsorge-Untersuchung

	ja		nein
1. Familiäre Belastung (z.B. Diabetes, Hypertonie, Fehlbildungen, genetische Krankheiten, psychische Krankheiten ______________)	❑	1.	❑
2. Frühere eigene schwere Erkrankungen (z.B. Herz, Lunge, Leber, Nieren, ZNS, Psyche) ggf. welche ______________	❑	2.	❑
3. Blutungs-/Thromboseneigung	❑	3.	❑
4. Allergie, z.B. gegen Medikamente ______________	❑	4.	❑
5. Frühere Bluttransfusionen	❑	5.	❑
6. Besondere psychische Belastung (z.B. familiäre oder berufliche)	❑	6.	❑
7. Besondere soziale Belastung (Integrationsprobleme, wirtsch. Probleme)	❑	7.	❑
8. Rhesus-Inkompatibilität (bei vorangegangenen Schwangerschaften)	❑	8.	❑
9. Diabetes mellitus	❑	9.	❑
10. Adipositas	❑	10.	❑
11. Kleinwuchs	❑	11.	❑
12. Skelettanomalien	❑	12.	❑
13. Schwangere unter 18 Jahren	❑	13.	❑
14. Schwangere über 35 Jahren	❑	14.	❑
15. Vielgebärende (mehr als 4 Kinder)	❑	15.	❑
16. Zustand nach Sterilitätsbehandlung	❑	16.	❑
17. Zustand nach Frühgeburt (vor Ende der 37. SSW)	❑	17.	❑
18. Zustand nach Mangelgeburt	❑	18.	❑
19. Zustand nach 2 oder mehr Fehlgeburten/Abbrüchen	❑	19.	❑
20. Totes/geschädigtes Kind in der Anamnese	❑	20.	❑
21. Komplikationen bei vorausgegangenen Entbindungen ggf. welche ______________	❑	21.	❑
22. Komplikationen post partum ggf. welche ______________	❑	22.	❑
23. Zustand nach Sectio	❑	23.	❑
24. Zustand nach anderen Uterusoperationen ggf. welche ______________	❑	24.	❑
25. Rasche Schwangerschaftsfolge (weniger als 1 Jahr)	❑	25.	❑
26. Andere Besonderheiten ggf. welche ______________	❑	26.	❑

Nach ärztlicher Bewertung des Kataloges A liegt bei der Erstuntersuchung ein Schwangerschaftsrisiko vor ❑

Beratung der Schwangeren

a) Ernährung, Medikamente, Genußmittel ❑
b) Tätigkeit/Beruf, Sport, Reisen ❑
c) Risikoberatung ❑
d) Geburtsvorbereitung/Schwangerschaftsgymnastik ❑
e) Krebsfrüherkennungsuntersuchung ❑

5

B. Besondere Befunde im Schwangerschaftsverlauf

27. Behandlungsbedürftige Allgemeinerkrankungen, ggf. welche ______________

28. Dauermedikation
29. Abusus
30. Besondere psychische Belastung
31. Besondere soziale Belastung
32. Blutungen vor der 28. SSW
33. Blutungen nach der 28. SSW
34. Placenta praevia
35. Mehrlingsschwangerschaft
36. Hydramnion
37. Oligohydramnie
38. Terminunklarheit
39. Placenta-Insuffizienz
40. Isthmozervikale Insuffizienz
41. Vorzeitige Wehentätigkeit
42. Anämie
43. Harnwegsinfektion
44. Indirekter Coombstest positiv
45. Risiko aus anderen serologischen Befunden
46. Hypertonie (Blutdruck über 140/90)
47. Eiweißausscheidung 1% (entsprechend 1000 mg/l) oder mehr
48. Mittelgradige - schwere Ödeme
49. Hypotonie
50. Gestationsdiabetes
51. Einstellungsanomalie
52. Andere Besonderheiten ggf. welche ______________

Terminbestimmung

Zyklus ________/ __________ Letzte Periode ______________
Konzeptionstermin (soweit sicher): ______________
Schwangerschaft festgestellt am: __________ in der __________ SSW
Berechneter Entbindungstermin: ______
Entbindungstermin (ggf. nach Verlauf korrigiert): ______ ______

Kommentar ______________

6

Gravidogramm

Zweiter Ak-Suchtest (24.-27. SSW) am: ______________
Anti-D-Prophylaxe (28.-30. SSW) am: ______________
Untersuchung auf Hepatitis B (32.-40. SSW) am: ______________
In der Entbindungsklinik vorgestellt am: ______________

	Datum	Schwangerschaftswoche	SSW ggf.Korr.	Fundusstand Symph.-Fundusabstand	Kindslage	Herztöne	Kindsbewegung	Ödeme	Varikosis	Gewicht	RR syst./diast.	Hb (Ery)	Eiweiß / Zucker / (Nitrit) / (Blut) Sediment ggf.Bakteriolog. Bef.	Vaginale Untersuchung	Risiko-Nr. nach Katalog B	Sonstiges/Therapie/Maßnahmen
1.											/					
2.											/					
3.											/					
4.											/					
5.											/					
6.											/					
7.											/					
8.											/					
9.											/					
10.											/					
11.											/					
12.											/					
13.											/					
14.											/					

7 8

◀ **Besonderheiten zu den Katalogen A. und B.**
(einschließlich veranlaßter Maßnahmen)

Stationäre Behandlung während der Schwangerschaft

von/bis	Klinik	Diagnose	Therapie

Cardiotokographische Befunde

Datum	Rechn. SSW	Beurteilung

9

Ultraschall-Kontrolluntersuchungen nach **Anlage 1 b** zu den Mutterschafts-Richtlinien
(Datum, Indikation zur Untersuchung, Befunde, Kommentar, Untersucher/Stempel)

12

ULTRASCHALL- UNTERSUCHUNGEN

Bemerkungen: (z.B. Ergebnisse aus vorausgegangener Ultraschalluntersuchung)

Datum	SSW (LR)	SSW korrigiert	**I. Screening 9. -12. SSW**		FS	SSL	BPD	Biometrie I (ein Maß)
			Intrauteriner Sitz: ❍ ja ❍ nein Embryo darstellbar: ❍ ja ❍ nein Herzaktion: ❍ ja ❍ nein V.a. Mehrlinge: ❍ nein ❍ ja Auffälligkeiten: ❍ nein ❍ ja (z.B. dorsonuchales Ödem)	Zeitgerechte Entwicklung: ❍ ja ❍ nein ❍ Kontrolle Konsiliaruntersuchung veranlaßt: ❍ nein ❍ ja				Bemerkungen:

Datum	SSW (LR)	SSW korrigiert	**II. Screening 19.-22. SSW**	**Kontrollbedürftige Befunde hinsichtlich**	BPD	FOD/KU	ATD	APD/AU	FL/HL
			Einling: ❍ ja ❍ nein Lebenszeichen: ❍ ja ❍ nein Plazentalok./-struktur: ❍ normal ❍ Kontrolle Kommentar: Zeitgerechte Entwicklung: ❍ ja ❍ nein ❍ Kontrolle	Fruchtwassermenge: ❍ nein ❍ ja körperl. Entwicklung: ❍ nein ❍ ja Körperumriß: ❍ nein ❍ ja fetaler Strukturen: ❍ nein ❍ ja Herztätigkeit: ❍ nein ❍ ja Bewegung: ❍ nein ❍ ja Konsiliaruntersuchung veranlaßt: ❍ nein ❍ ja	Bemerkungen: Biometrie II (4 Maße)				

Datum	SSW (LR)		**III. Screening 29.-32. SSW**	**Kontrollbedürftige Befunde hinsichtlich**	BPD	FOD/KU	ATD	APD/AU	FL/HL
			Einling: ❍ ja ❍ nein Kindslage: Lebenszeichen: ❍ ja ❍ nein Plazentalok./-struktur: ❍ normal ❍ Kontrolle Kommentar: Zeitgerechte Entwicklung ❍ ja ❍ nein ❍ Kontrolle	Fruchtwassermenge: ❍ nein ❍ ja körperl. Entwicklung: ❍ nein ❍ ja Körperumriß: ❍ nein ❍ ja fetaler Strukturen: ❍ nein ❍ ja Herztätigkeit: ❍ nein ❍ ja Bewegung: ❍ nein ❍ ja Konsiliaruntersuchung veranlaßt: ❍ nein ❍ ja	Bemerkungen: Biometrie III (4 Maße)				

10 11

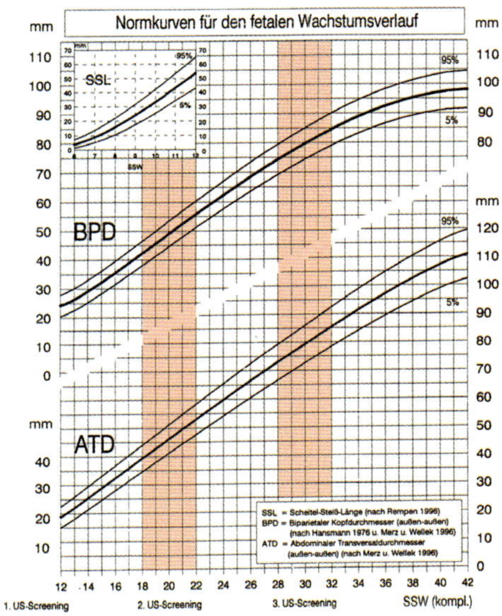

13

Weiterführende Ultraschall-Untersuchungen zur Abklärung und Überwachung pathologischer Befunde nach **Anlage 1 c** zu den Mutterschafts-Richtlinien
(Datum, Indikation zur Untersuchung, Befunde, Kommentar, Untersucher/Stempel)

Dopplersonographische Untersuchungen nach **Anlage 1 d**
(Datum, Indikation zur Untersuchung, Befunde, Kommentar, Untersucher/Stempel)

14

Abschluß-Untersuchung/Epikrise

Schwangerschaft

Alter □□ alleinstehend □ deutsch □
andere ______
Schwangerschaften (mit dieser) □□ Geburten (mit dieser) □□ Erst-Untersuchung in SSW □□
Anzahl der Vorsorge-Untersuchungen □□ vor Entbindung in Klinik vorgestellt □ stat. Aufenthalt ante partum in Wochen □□
Nach Katalog A/B (Seite 5 und 6) dokumentierte wichtigste Risikonummern
□□ □□ □□ □□ □□ □□

Geburt

Datum □□□□□□ SSW □□ extern entbunden ja

	1. Kind	2. Kind (Zwilling)
Lebendgeburt	ja nein	ja nein
Geschlecht	m w	m w
Geburtsmodus	sp S vag. Op.	sp S vag. Op.
Kindslage	SL BEL QL	SL BEL QL
Gewicht	□□□□ g	□□□□ g
Länge/Kopfumfang	□□/□□ cm	□□/□□ cm
Apgar-Zahl 5'/10'	□□/□□	□□/□□
pH-Wert (Nabelarterie)	□□□	□□□
auffällige Fehlbildung	ja nein	ja nein

Besonderheiten ______

Wochenbett

Wochenbett normal ja nein gyn. Befund normal ja nein
Hb □□□ RR □□□/□□□
Anti-D-Prophylaxe ja nein
Besonderheiten (s. a. S. 16) ______

	1. Kind	2. Kind (Zwilling)
Blutgruppe und Untergruppen (nur bei Rh neg.-Mutter; kein Ausweis!)	A B O AB / Rh pos. Rh neg.	A B O AB / Rh pos. Rh neg.
direkter Coombstest	neg. pos.	neg. pos.
Kind unauffällig entl. am	□□□□□□	□□□□□□
Kind verlegt am	□□□□□□	□□□□□□
Kind verstorben am	□□□□□□	□□□□□□

Datum der Entlassungsuntersuchung Unterschrift/Stempel

15

Besonderheiten im Wochenbett ______

2. Untersuchung nach Entbindung (6.–8. Woche)

gynäkol. Befund unauffällig ja nein Hb □□□ g %
RR □□□/□□□
Urin Z pos. E pos. Sediment o.B.
Besonderheiten ______
Mutter stillt □ hat nicht gestillt □ hat abgestillt □

	1. Kind	2. Kind (Zwilling)
Kind: U 3 durchgeführt	ja nein	ja nein
lebt und ist gesund	ja nein	ja nein
ist lt. U 3 behandlungsbedürftig	ja nein	ja nein
ist verstorben am	□□□□□□	□□□□□□

Untersuchungsdatum Unterschrift/Stempel

16

16.1.5.3 Diagnose der Schwangerschaft

Hinweis: Das Ausbleiben der Periode bei einer Frau mit normalem Menstruationszyklus ohne wesentliche Veränderungen in ihrer Umwelt (Reise, Klimawechsel, schwere Erkrankung) ist der erste Hinweis auf eine mögliche Schwangerschaft.

Schwangerschaftstest

Die Bestätigung einer vermuteten Schwangerschaft erfolgt heute zum einen über immunologische Schwangerschaftstests und zum anderen durch Ultraschalluntersuchungen.

Mithilfe der **immunologischen Schwangerschaftstests** wird das von der Plazenta gebildete Choriongonadotropin (HCG) entweder im Urin oder im Blut der Frau nachgewiesen. Es stehen verschiedene Tests zur Verfügung, die mit unterschiedlichen Indikatorsystemen und unterschiedlicher Empfindlichkeit die Ausscheidung des schwangerschaftsspezifischen Hormons nachweisen, oft schon zum Zeitpunkt der ausgebliebenen Periode. Diese Schwangerschaftstests sind frei verkäuflich (z. B. ClearBlue®).

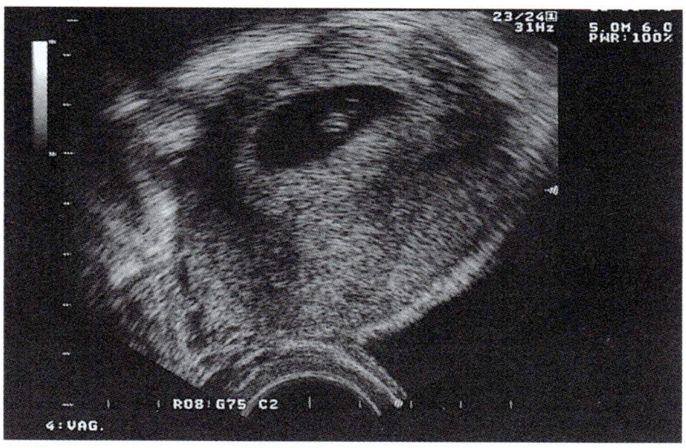

Abb. 58: Sonografischer Befund einer Schwangerschaft in der 7. Schwangerschaftswoche, Embryo in der Fruchtblase, HA bereits positiv

Sonografie

Mithilfe der **transvaginal** durchgeführten **Ultraschalluntersuchung** (☞ Abb. 58) gelingt heute der Nachweis einer frühen Schwangerschaft bereits zwischen der 4. und 6. Woche nach der letzten Periode. Eine ringförmige Struktur in der Gebärmutterschleimhaut (sog. Endometriumring) kann bereits ab der 4. Woche post menstruationem erkannt werden. Ein Embryo und dessen Herzaktionen sind von der 6. Schwangerschaftswoche an zu sehen. Der Nachweis der **Vitalitätskriterien** (Herzaktion, embryonale Bewegungen) dient als Beweis einer intakten frühen Schwangerschaft. Mit dieser Methode ist auch der frühestmögliche Nachweis einer evtl. vorliegenden Extrauteringravidität möglich.

- Unsichere Zeichen gehen allgemein vom **körperlichen** Zustand aus, z. B. Gewichtszunahme, Übelkeit, psychische Schwankungen etc.
- Wahrscheinliche Zeichen gehen vom Zustand der **Genitalorgane** aus, z. B. Ausbleiben der Periode, Vergrößerung des Uterus und Brustspannung.

- Sichere Zeichen gehen vom Embryo aus, z.B. HA (Herzaktion) und Kindsbewegungen per US-Untersuchung.

Der immunologische Schwangerschaftstest liegt in seiner Einordnung zwischen dem wahrscheinlichen und sicheren Zeichen. Ein positiver Test ist sicher als Zeichen einer Schwangerschaft, jedoch nur wahrscheinlich was das Vorhandensein eines (intakten) Embryos angeht.

16.1.5.4 Bestimmung des Geburtstermins

Bedeutung der Geburtsterminbestimmung

Die genaue Bestimmung des Geburtstermins ist für die Überwachung der intrauterinen Größenentwicklung des Kindes und für eine eventuell erforderliche künstliche (vorzeitige) Schwangerschaftsbeendigung durch die Geburtseinleitung – z.B. bei einer Plazentainsuffizienz (☞ Kap. 16.2.4.3, S. 205) – von großer Wichtigkeit. Es werden dazu die folgenden diagnostischen Maßnahmen herangezogen:

Fragenkatalog

- Frage nach der letzten normal starken Periode,
- Frage nach dem möglichen Konzeptionstermin,
- Temperaturanstieg einer eventuell geführten Basaltemperaturkurve,
- Zeitpunkt des ersten positiven Schwangerschaftstests,
- Auftreten der ersten Kindsbewegungen,
- Kontrolle des Fundusstands des Uterus,
- Größenbestimmung des Kindes mittels Ultraschall-Fetometrie in der 1. Hälfte der Gravidität.

Normale Schwangerschaftsdauer

Die normale Schwangerschaftsdauer beträgt von der **Konzeption** an im Mittel 267 Tage oder **38 Wochen.** In dem Zeitraum von ± 10 Tagen um den 267. Tag herum werden ca. 66 %, in dem Zeitraum von ± 14 Tagen etwa 80 % der Kinder geboren. Bei etwa 10 % aller Schwangerschaften muss mit einer Frühgeburt und bei weiteren 10 % mit einer Übertragung gerechnet werden. Da bei der Mehrzahl der Schwangeren der Konzeptionstermin nicht bekannt ist, hat es sich bewährt, die Schwangerschaftsdauer vom ersten Tag der letzten Periode an zu berechnen. Sie beträgt im Mittel 281 Tage oder **40 Wochen** vom **ersten Tag der letzten Periode** an. Diese Zahlen gelten nur für Frauen mit einem 28-tägigen Zyklus.

Gravidarien

Runde **Rechenschieber** in Form von Gravidarien haben sich bei der Geburtsterminbestimmung bewährt. Nach Einstellung der letzten Periode bzw. des Konzeptionstermins können wichtige Daten, wie z.B. das zu erwartende erste Auftreten der Kindsbewegungen, der Beginn des Mutterschutzes und der Geburtstermin, sofort abgelesen werden.

Kindsbewegungen

Das **Auftreten der ersten Kindsbewegungen** weist eine überraschende Genauigkeit auf. Von Erstgebärenden werden die Kindsbewegungen erstmalig in der 20. Woche, von Mehrgebärenden in der 18. Woche bemerkt. Diese Daten sollten bei der Bestimmung des Geburtstermins Berücksichtigung finden.

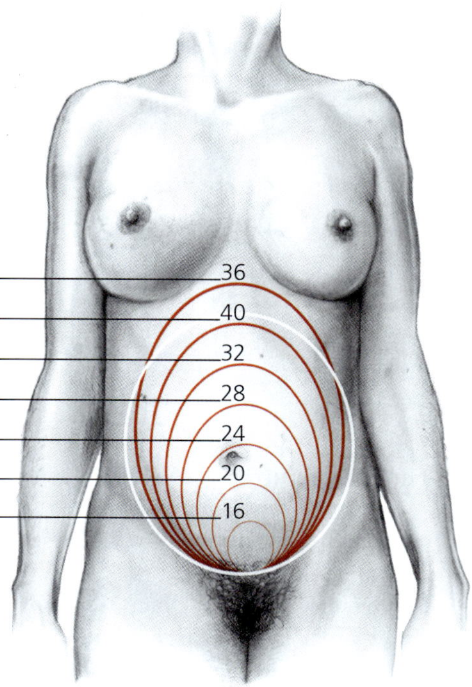

Abb. 59: Fundusstand in den verschiedenen Schwangerschaftswochen (QF = Querfinger)

Uterusgröße

Die **Uterusgröße** bzw. der Fundusstand eignet sich nur grob zur Bestimmung für die Dauer der Schwangerschaft und damit den errechneten Geburtstermin, aber auch für die zeitgerechte Entwicklung (☞ Abb. 59). Eine Abweichung vom Termin muss sonografisch geprüft und berichtigt werden.

16.1.5.5 Sonografische Diagnostik

Anwendungsgebiete

Die sonografische Untersuchung beruht darauf, dass in das Gewebe eindringende Schallwellen in Grenzflächen Echos entstehen lassen. Die rückstrahlenden Schallwellen werden auf einem Bildschirm sichtbar gemacht. Die wichtigsten **Anwendungsgebiete** dieses diagnostischen Verfahrens in der Geburtshilfe sind:

- **Embryonale Biometrie:** Das Ultraschallbild erlaubt es, in der Frühgravidität den Fruchtblasendurchmesser und die Scheitel-Steißlänge des Embryos zu bestimmen. Die Maße geben mit großer Genauigkeit das jeweilige Gestationsalter und damit den zu erwartenden Geburtstermin an. Der Nachweis von embryonalen Herzreaktionen und Bewegungen zeigt die Intaktheit der Schwangerschaft an.
- Im weiteren Verlauf der Schwangerschaft ist es möglich, durch wiederholte Bestimmungen des **Kopfquerdurchmessers** (☞ Abb. 60) und des

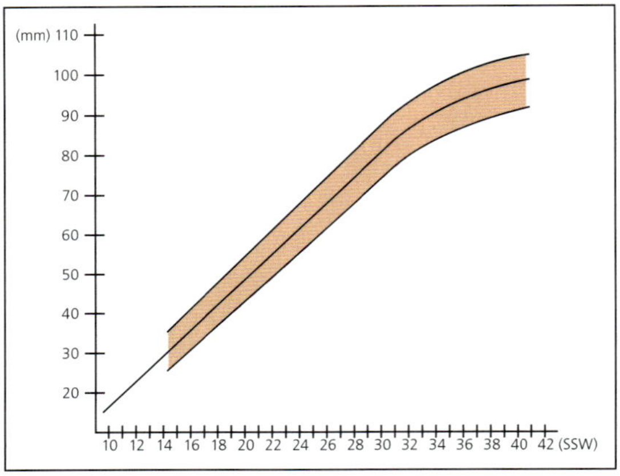

Abb. 60: Sonografisch ermittelte Größenzunahme des biparietalen Kopfdurchmessers (Wachstumskurve). Die mittlere Linie zeigt den normalen Wachstumsverlauf für den queren Kopfdurchmesser. Die seitlichen Zusatzlinien geben die noch zulässige Schwankungsbreite der Messwerte an.

Thoraxquerdurchmessers das Wachstum des Kindes zu verfolgen und so eventuell einen Hinweis auf eine unzureichende Plazentafunktion oder auch auf das Heranwachsen eines übermaßig großen Kindes zu bekommen.

- **Geburtsmechanische Diagnosen:** Eine wesentliche Erleichterung über die erforderlichen Entscheidung über die Geburtsleitung bedeutet es, die Lage des Kindes und damit das Vorliegen einer Beckenend- bzw. Schädellage mithilfe des Ultraschalls sichtbar zu machen, und dies – im Gegensatz zur Röntgendiagnostik – ohne Gefährdung des Kindes.
- **Mehrlingsdiagnose:** Der frühzeitige und schon in der Embryonalzeit mögliche Nachweis von Mehrlingen hat für die rechtzeitige Einleitung prophylaktischer Maßnahmen, z. B. zur Vermeidung einer Frühgeburt, Bedeutung erlangt.
- **Erkennung grober Fehlbildungen:** Im Rahmen der pränatalen Diagnostik (☞ Kap. 16.1.5.6, S. 175 f.) wird der Ultraschall genutzt, um Formabweichungen beim Kind, wie z. B. einen Hydrozephalus, Bruchbildungen am Kopf oder Rücken bzw. an der vorderen Bauchwand in Form der Omphalozele, aber auch z. B. eine fehlende Harnblasenfüllung und damit eine Fehlbildung der Nieren, zu erkennen.
- **Pränatale Geschlechtsbestimmung:** Mit relativ großer Sicherheit können im Ultraschallbild die männlichen Geschlechtsorgane dargestellt werden, mit ausreichender Sicherheit auch die weiblichen.
- **Plazentadiagnostik:** Die sonografische Darstellung von Trophoblast bzw. Plazenta kann diagnostisch in der Frühschwangerschaft zur Erkennung einer Blasenmole anhand des sog. Schneegestöberbilds, später zur Diagnose einer vorzeitigen Plazentalösung bzw. einer Plazenta praevia, aber auch einer Verminderung oder Vermehrung der Fruchtwassermenge herangezogen werden. Bei der Amniozentese (Fruchtwasserpunktion) hilft sie Punktionen durch die Plazenta und damit Verletzungen dieses Organs zu vermeiden (☞ Abb. 61).

- **Doppler-Verfahren:** Mit dem Doppler-Verfahren können Echos von sich bewegenden Grenzflächen, wie z. B. von der pulsierenden Herzwand, hörbar gemacht werden. Mit dieser Methode werden heute die Herztöne etwa ab der 12. SSW nachgewiesen. Zugleich wird sie für die Ableitung der Herztöne unter der Geburt herangezogen (☞ Kardiotokografie, S. 227 ff.).
- Eine wichtige Anwendung der Ultraschalldiagnostik stellt die **Flussmessung** in den uterinen, plazentaren und fetalen Gefäßen mithilfe der Doppler-Sonografie dar. Veränderungen des Gefäßwiderstands sind ein wichtiger frühzeitiger Hinweis auf eine Plazentainsuffizienz und damit auf eine Sauerstoffmangelgefährdung des Kindes.

16.1.5.6 Pränatale Diagnostik

Merke: Die pränatale Diagnostik hat die Aufgabe, Fehlbildungen oder intrauterine Erkrankungen des Kindes frühzeitig zu erkennen. In der **Frühschwangerschaft** kann aus dem Ergebnis eventuell die Indikation zum Schwangerschaftsabbruch abgeleitet werden. In der **Spätschwangerschaft** führt die pränatale Diagnostik eventuell zu der Möglichkeit der intrauterinen Behandlung einer fetalen Erkrankung oder auch zur Indikationsstellung zu einer vorzeitigen Schwangerschaftsbeendigung.

[!]

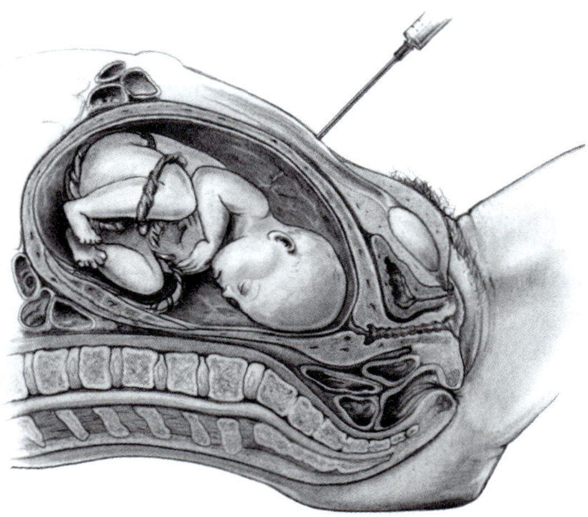

Abb. 61: Amniozentese-Punktion der Fruchtwasserhöhle. Mittels der transabdominellen Punktion wird Fruchtwasser entnommen. Durch Untersuchungen des Fruchtwassers ist es möglich, bestimmte Fehlbildungen und Erkrankungen des Kindes zu erkennen.

Ein nicht geringer Teil der Untersuchungen wird heute anhand von Fruchtwasserproben vorgenommen. Die Fruchtwassergewinnung erfolgt mittels der **Amniozentese** (☞ Abb. 61). Etwa in der 16. SSW wird unter der Voraussetzung, dass der Verdacht auf eine bestimmte Fehlbildung oder Erkrankung besteht und dass diese auch im Fruchtwasser nachweisbar ist, nach Lokalanästhesie der Bauchhaut die Fruchthöhle durch die Bauchdecke (transabdominal) der Schwangeren hindurch punktiert. Die Gefahr der Auslösung einer Fehlgeburt ist dabei mit 1 % nur gering erhöht.

Amniozentese

Chorionzottenbiopsie

Zur Chromosomenanalyse (☞ S. 278) ist es möglich, schon in der 8.–9. Woche Trophoblastengewebe durch den Halskanal des Uterus vom unteren Pol des Trophoblasten oder mittels Punktion durch die Bauchdecke unter Ultraschallsicht zu gewinnen. Dieses Verfahren wird als **Chorionzottenbiopsie** bezeichnet. Es hat den Vorteil, das Chomosomenstörungen früher erkannt werden und damit ein erforderlicher Schwangerschaftsabbruch mit geringeren Gefahren durchgeführt werden kann.

Erkennen intrauteriner Erkrankungen

Mithilfe der pränatalen Diagnostik sollen vor allem die folgenden intrauterinen Erkrankungen erkannt werden:

- **Chromosomenanomalien:** Von den Chomosomenstörungen haben besonders die numerischen Anomalien, wie z. B. das dreifache Vorkommen eines Chromosoms (Trisomien), Bedeutung. Die Trisomie 21 führt zum Mongolismus des Kindes. Sie tritt mit zunehmender Häufigkeit bei Schwangeren mit einem Alter von über 35 Jahren auf, eine Beobachtung, aus der die altersabhängige Indikationsstellung zur Chromosomenanalyse abgeleitet wird.
- **Geschlechtsgebundene Erkrankungen:** Krankheiten des Kindes, die über das X-Chromosom weitergegeben werden, treten nur bei Jungen auf. Die pränatale Geschlechtsbestimmung aufgrund des Chromosomenmusters ermöglicht die Entscheidung über die Möglichkeit eines Schwangerschaftsabbruchs.
- **Angeborene Stoffwechselstörungen:** Es ist möglich, einen Teil der bekannten Stoffwechselstörungen über Enzymbestimmungen in den Fruchtwasserzellen bereits intrauterin zu erkennen. Vor einer Amniozentese ist zu klären, ob der erwartete bzw. vermutete Enzymdefekt im Fruchtwasser zu diagnostizieren ist.
- **Angeborene Spaltbildungen:** Spaltbildungen im Bereich des Rückens, des Kopfes und auch des Bauches zeigen sich im Fruchtwasser an einer Erhöhung des Alpha-Fetoprotein (AFP). Das vom Fetus gebildete Protein tritt in diesen Fällen vermehrt in das Fruchtwasser über. Die zusätzliche Bestimmung der Azetylcholinesterase erhöht die Sicherheit der Diagnostik einer Spaltbildung.
- **Blutgruppenunverträglichkeit:** Bei einer Unverträglichkeit z. B. im Bereich des Blutgruppensystems „Rhesus" bei einer Rh-negativen Schwangeren und einem Rh-positiven Kindsvater kann Bilirubin im Fruchtwasser bestimmt und so der Schweregrad der drohenden Schädigung des Kindes vor dessen Geburt erkannt werden.
- **Nicht invasives Serumscreening** (Triple-Test): Zum Ausschluss chromosomaler Aberationen bzw. von Neuralrohrschlussdefekten beim Feten können heute biochemische Marker im Blut der Mutter bestimmt werden. Die kombinierte Bestimmung von Alpha-Fetoprotein (AFP), Betachoriongonadotropin (HCG) und der unkonjugierten Östriolserumkonzentrationen erlauben eine Präzisierung des Risikos einer kindlichen Chromosomenalteration (z. B. Trisomie 21). Der Triple-Test kommt

heute insbesondere bei Schwangeren in Betracht, die unter 35 Jahre alt sind. Mit seiner Hilfe kann das ohnehin relativ niedrige Risiko einer chromosomalen Störung bei einer Frau unter 35 Jahren nochmals reduziert werden. Es ist dann leichter abzuschätzen, ob das Risiko einer Fehlgeburt durch die Amniozentese in Kauf genommen werden sollte.

- **Ultraschalldiagnostik:** Die Ultraschalldiagnostik insbesondere in der Frühschwangerschaft nimmt heute einen breiten Raum im Rahmen der pränatalen Diagnostik ein. Der Nachweis einer frühen Wachstumsverminderung des Kindes, einer Verminderung oder Vermehrung des Fruchtwassers sowie eines abnormen Bewegungsverhaltens des Kindes können den Verdacht auf eine Fehlbildung des Kindes lenken. Die Feststellung eines Nackenödems im ersten Trimenon der Schwangerschaft (11.–13. SSW) ist ein sensitiver Marker für das Vorliegen einer chromosomalen Erkrankung des Kindes. Ist die Nackenhautfalte dicker als 0,5 cm, besteht ein erhöhtes Risiko in Bezug auf Chromosomenschäden oder einen Herzfehler.

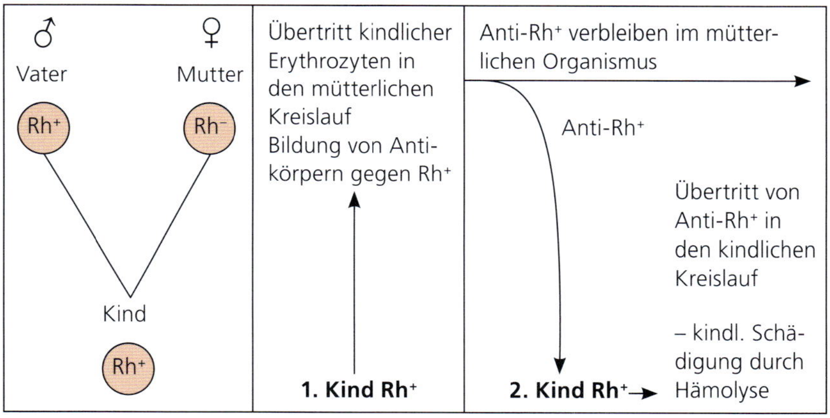

Abb. 62: Blutgruppenunverträglichkeit

16.1.5.7 Pränatale Therapie

Pränatale Behandlungsmöglichkeiten

Die Behandlung von Erkrankungen des Kindes vor dessen Geburt hat zum einen durch die verbesserte pränatale Diagnostik und zum anderen durch neue endoskopische Operationstechniken an Bedeutung gewonnen. Die folgenden **Behandlungsmöglichkeiten** sind gegeben:

- **Indirekte medikamentöse Behandlung über die Mutter:** Beispielhaft sind hier die Antibiotikagabe an die Mutter bei intrauterinen Infektionen, die Lungenreifeinduktion vor der möglichen Frühgeburt und die Digitalistherapie, z. B. bei fetalen Herzrhythmusstörungen, zu nennen.
- **Medikamentöse Behandlung über das Fruchtwasser:** Die Zufuhr von Medikamenten erfolgt direkt über die Injektion in das Fruchtwasser.
- **Direkte medikamentöse Behandlung:** Mittels der Fetoskopie, d. h. mittels der Darstellung des Kindes, der Nabelschnur und der Plazentaober-

fläche unter Verwendung eines Endoskops, das in die Fruchtwasserhöhle eingeführt wird, können Medikamente in ein fetales Gefäß (z.B. in die Nabelvene) injiziert werden.

- **Direkte chirurgische Eingriffe am Fetus:** Spezialisierte Zentren sind heute in der Lage, gezielte chirurgische Eingriffe am Feten während der Schwangerschaft durchzuführen, um z.B. die Entwicklung eines Wasserkopfs (Hydrozephalus) zu verhindern.

16.1.5.8 Risikoschwangerschaft

Am Ende der Schwangerenvorsorgeuntersuchung besteht die Aufgabe des Geburtshelfers darin, zu einer **prognostischen Beurteilung** zu kommen. Hierbei muss geprüft werden, ob aufgrund der Anamnese oder der erhobenen Befunde eine erhöhte Gefährdung von Mutter oder Kind anzunehmen ist.

[i]

Definition: Eine **Risikoschwangerschaft** besteht, wenn die Schwangerenvorsorge eine über das normale Maß hinausgehende Gefährdung von Mutter und Kind erkennen lässt. Eine Ursache über die wichtigsten Risikofaktoren gibt Tabelle 1.

Tabelle 1: Risikofaktoren in der Schwangerschaft. Durch die Untersuchung und die Erhebung der Anamnese lassen sich bestehende Risikofaktoren erkennen. Sie geben die Möglichkeit, die Diagnostik gezielt zu erweitern und vorbeugende Maßnahmen zu ergreifen.

Nach Befund	Nach Anamnese
EPH-Gestose	Intrauteriner Fruchttod
Adipositas	Geburt eines toten bzw. geschädigten Kindes
Blutungen in der Spätschwangerschaft	Frühgeburt
Diabetes mellitus	Zustand nach Uterusoperation (Sektio, Uterusfehlbildung, Myom)
Blutgruppen-Inkompatibilität	
Regelwidrige Kindslagen	Erhöhtes Gebäralter: • Erstgebärende über 32 Jahre • Mehrgebärende über 40 Jahre
Mehrlinge	Vielgebärende
Zervixinsuffizienz	vorausgegangene Sterilitätsbehandlung
Hydramnion, Oligohydramnie	Übertragung
Fetale Wachstumsretardierung	

16.1.5.9 Antepartuales Kardiotokogramm (CTG)

Aufzeichnung der fetalen Herztöne

Ein wichtiges, insbesondere bei Risikoschwangerschaften mit dem Verdacht auf eine Plazentainsuffizienz indiziertes Untersuchungsverfahren der letzten Schwangerschaftswochen ist die apparative Aufzeichnung der fetalen Herztöne. Sie wird je nach dem anzunehmenden Gefährdungsgrad ggf. sogar mehrmals täglich durchgeführt. Ein normales antepartuales CTG mit ausreichend breiter Oszillation (Frequenzschwankungen), normaler mittlerer Herzfrequenz und insbesondere bei Kindsbewegungen auftretenden Herztonbeschleunigungen zeigt Abb. 63.

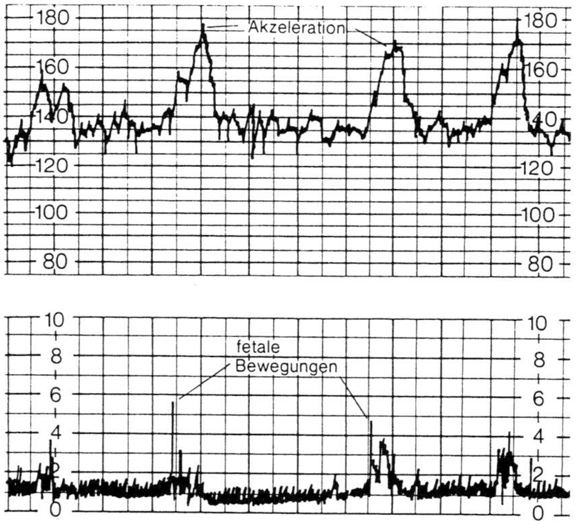

Abb. 63: Normales, vorgeburtlich aufgezeichnetes Kardiotokogramm (CTG). Bei normaler Grundfrequenz von etwa 140 Spm und einer Bandbreite von etwa 10 Spm treten zeitgleich mit den Kindsbewegungen (untere Kurve) Frequenzbeschleunigungen (Akzelerationen) auf.

Symptome einer Gefährdung des Kindes

Symptome der Gefährdung des Kindes infolge einer eingeschränkten Sauerstoffzufuhr zum Kind, z. B. bei einer Plazentainsuffizienz, sind:

- eingeschränkte Oszillation = Bandbreite (sog. silente Kurve),
- fehlende Herztonbeschleunigung bei aufgezeichneten Kindsbewegungen,
- Herztonbeschleunigungen über 160 Schläge/Minute über einen längeren Zeitraum (Tachykardie),
- Herztonverlangsamungen während oder im Anschluss an eine Uteruskontraktion (Bradykardie) (☞ Abb. 64).

Fehlen im antepartualen CTG spontan auftretende Uteruskontraktionen, so können diese durch einen **Oxytocin-Belastungstest** ausgelöst werden, und zwar mittels einer langsam laufenden, niedrig dosierten Oxytocin-Infusion. Bei einer latenten Plazentainsuffizienz treten während der Wehen Herztonverlangsamungen auf, die die Gefährdung des Kindes sichtbar machen. Einzelheiten der Kardiotokografie sind auf S. 227 ff. dargestellt.

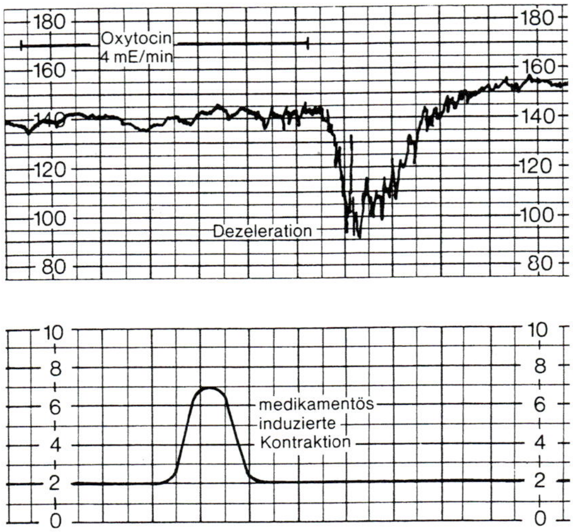

Abb. 64: Pathologischer Oxytocin-Belastungstest. Nach der durch eine Oxytocin-Infusion ausgelösten Wehe (untere Kurve) kommt es zum Abfall der kindlichen Herzfrequenz.

16.1.6 Beratung der Schwangeren

Pflegehinweis: Die Beratung der Schwangeren hat das Ziel, ein für die Gesundheit der werdenden Mutter und für die ungestörte intrauterine Entwicklung des Kindes optimales Verhalten sicherzustellen. Der betreuenden Hebamme bzw. dem betreuenden Geburtshelfer kommt dabei die wichtige Aufgabe zu, unter Berücksichtigung der individuellen Gegebenheiten und Gewohnheiten die wichtigsten Grundregeln für das Verhalten in der Schwangerschaft zu vermitteln. Auch die psychische Betreuung und Begleitung mit der ggf. erforderlichen Vermittlung von entsprechenden Beratungszentren oder Organisationen ist von großer Bedeutung.

Schwangerschaft, Geburt und die Mutterrolle bedeuten einschneidende Veränderungen im Leben einer Frau. Insbesondere Frauen, die ihr erstes Kind erwarten, sind oft unsicher, wie sie sich in Bezug auf das Kind und auf Belastungen des eigenen Körpers richtig verhalten sollen.

16.1.6.1 Körperpflege und Hautpflege

Die **tägliche Reinigung** des Körpers durch **Duschen** oder ein **Vollbad** sollte auch während der Schwangerschaft, insbesondere bei vermehrter Schweißabsonderung infolge der erhöhten Durchblutung der Haut, beibehalten werden. Anschließend sollte die Haut mit einem individuell abgestimmten Hautpflegeprodukt eingecremt werden.

Pflegehinweis: Durch die Wassereinlagerungen wird das Hautbild der Schwangeren oftmals klarer. Kleine Unebenheiten und Fältchen verschwinden und Unreinheiten bzw. Akne verbessern sich. Mit fortschreitender Schwangerschaft wird die Haut durch die starke Dehnung jedoch stark belastet. Hier können vorbeugend leichte Zupfmassagen, sanfte Bürstenmassagen oder kalte Güsse angewendet werden. Hierfür sind viele verschiedene Hautpflege- und Massageöle im Handel oder in der Apotheke erhältlich.

Scheidenspülungen sollten unbedingt unterbleiben, da durch sie Keimverschleppungen bzw. ausgeprägte Allergien ausgelöst werden können und eine natürliche gesunde Vaginalflora dadurch nur gestört wird.

16.1.6.2 Ausscheidung

Auf eine regelmäßige **Blasen- und Darmentleerung** ist zu achten. Die in der Schwangerschaft nicht selten zu beobachtende Neigung zur atonischen Obstipation erfordert eine ballaststoffreiche Kost. Nicht immer kann auf eine gelegentliche Einnahme von Laxanzien verzichtet werden. Der vermehrte Drang zur Blasenentleerung in der Frühschwangerschaft ist auf die vermehrte Durchblutung der Blase zurückzuführen. Im dritten Trimenon kommt es durch die Größenzunahme des Uterus zu vermehrtem Harndrang. Um einer Zystitis durch Restharnbildung vorzubeugen, sollte die Schwangere ausreichend trinken.

16.1.6.3 Gefäßsystem

Wegen der in der Schwangerschaft bestehenden verstärkten Neigung zu **Varizen** und **Hämorrhoiden** sollten längeres Stehen und Sitzen möglichst vermieden werden. Bestehen bereits Varizen, ist das regelmäßige Tragen von Stützstrümpfen dazu geeignet, eine Zunahme der Varikosis bzw. die Entstehung von Thrombosen zu vermeiden.

16.1.6.4 Zahnärztliche Kontrolluntersuchungen

Mindestens zweimal während der Schwangerschaft sollte eine **zahnärztliche Kontrolle** erfolgen, da während dieser Zeit eine verstärkte Disposition für Karies und Zahnfleischentzündungen besteht. Die regelmäßige Einnahme von Fluoridtabletten während der Schwangerschaft ist deshalb empfehlenswert.

16.1.6.5 Sport, Reisen und Beruf

Sport

Sportliche Betätigung in Form von Leistungsport sollte in der Schwangerschaft unterbleiben. Die damit verbundene intensive körperliche Belastung kann zu einer vorübergehenden Sauerstoffmangelversorgung des Kindes oder auch zu vorzeitiger Wehentätigkeit führen. Auch Sportarten mit erhöhter Verletzungsgefahr, wie z.B. Reiten, Tennis, Fußball etc., sollten nicht praktiziert werden. Leichtere sportliche Betätigungen in der Schwangerschaft, wie z.B. **Gymnastik, Spazierengehen** oder regelmäßiges **Schwimmen**, sind dagegen sehr zu empfehlen.

Reisen

Vor einer **Reise** soll die Schwangere ihren Arzt konsultieren, damit er sie über das richtige Verhalten informieren kann. Größere Reisen mit Klimawechsel sollten wegen der damit verbundenen zusätzlichen Belastung eher unterbleiben. **Flugreisen** sind unter den heutigen Bedingungen des Druckausgleichs in der Kabine ungefährlich. Werden vor einer Auslandsreise prophylaktisch Impfungen empfohlen, so ist zu klären, ob diese unbedenklich in der Schwangerschaft durchgeführt werden können.

Hinweis: Generell bietet sich der Zeitraum des zweiten Trimenons der Schwangerschaft am ehesten für einen geplanten Urlaub an, da sich die Schwangere in dieser Zeit i.d.R. am wohlsten fühlt.

Berufstätigkeit

Die **Berufstätigkeit** der Schwangeren wird durch die Bestimmungen des **Mutterschutzgesetzes** (MuSchG) geregelt. Grundsätzlich gilt, dass jede Beschäftigung zu unterbleiben hat, die die Gesundheit von Mutter und Kind gefährdet. Bei schwangeren Pflegepersonen muss z.B. beachtet werden, dass einige Tätigkeiten verboten sind.

16.1.6.6 Impfungen, Arzeineimittel und Genussmittel

Impfungen

Die durch **Impfungen in der Schwangerschaft** gegebenen Gefahren sind in den vergangenen Jahren überschätzt worden. Trotzdem sollte vor jeder Impfung auf eine strenge Indikationsstellung und die Unbedenklichkeit für den Feten geachtet werden.

Medikamente

Nach wie vor gilt, dass die Verschreibung von **Medikamenten** in der Schwangerschaft mit großer Zurückhaltung erfolgen sollte. Bei vielen Präparaten sind die potenziell mit ihnen verbundenen Gefahren (insbesondere für das Kind) nicht ausreichend bekannt. Besondere Zurückhaltung ist in den ersten 16 Schwangerschaftswochen erforderlich, da dies die empfindlichste Entwicklungsphase des Kindes darstellt.

Genussmittel

Genussmittel, wie Kaffee, Schwarztee und Cola, sollten wegen des Koffeingehaltes nur in Maßen getrunken werden. Auf einen übermäßigen **Alkoholgenuss** und das **Rauchen** sollte in der Schwangerschaft und während der Stillzeit in jedem Fall verzichtet werden, da sie mit einer nachweisbaren

Gefährdung für das Kind verbunden sind. So führt ein übermäßiger Alkoholgenuss beim Kind zum **embryofetalen Alkoholsyndrom** mit körperlicher und psychischer Retardierung. Der Nikotinabusus beeinträchtigt die Plazentafunktion im Sinne einer Plazentainsuffizienz und ist mit körperlicher Retadierung und möglicherweise psychischer Beeinträchtigung verbunden.

Drogen

Drogenabhängige Schwangere bedürfen einer besonders intensiven Betreuung während der Schwangerschaft. Für die Mutter sind Gefahren insbesondere durch eine Fehl- bzw. Unterernährung, das gehäufte Vorkommen von sexuell übertragenen Erkrankungen (z.B. HIV-Infektion, Hepatitiden) und die drohende Frühgeburt gegeben. Das Kind ist durch eine intrauterine Mangelentwicklung und hypoxische Schäden, aber auch nach der Geburt durch das **Drogenentzugssyndrom** gefährdet. Bei drogenabhängigen Schwangeren wird aufgrund des hohen Risikos von einem Entzug während der Schwangerschaft abgeraten. Für diese Zeit wird i.d.R. ein Methadonprogramm empfohlen.

[!]

Merke: Diese Empfehlungen gelten analog auch für die Zeit des Stillens.

16.1.6.7 Ernährung

Frühschwangerschaft

In der **frühen Schwangerschaft** ist zunächst vor allem darauf zu achten, dass bei dem nicht selten bestehenden Appetitmangel bzw. der Übelkeit und der Neigung zum Erbrechen eine **ausreichende Nahrungs-** und **Flüssigkeitszufuhr** sichergestellt wird. Am einfachsten wird dies dadurch erreicht, dass die Nahrungsaufnahme auf mehrere kleine (5–6) Portionen am Tag aufgeteilt wird. Die Flüssigkeitszufuhr sollte zwischen 1,5 und 2 Liter am Tag betragen. Mineralwasser und ungesüßte Früchte- und Kräutertees sind am geeignetsten.

Zweite Schwangerschaftshälfte

In der **zweiten Schwangerschaftshälfte** tritt indessen vielfach ein übermäßiges Hungergefühl auf. Bei zu starker Gewichtszunahme sind **Nahrungskorrekturen** im Sinne einer vitamin- und ballaststoffreichen Ernährung sinnvoll. Während der gesamten Schwangerschaft und in der Stillzeit sollte regelmäßig ein eisenhaltiges Vitaminkombinationspräparat eingenommen werden.

16.1.6.8 Sexualität

Bei ungestörtem Verlauf der Schwangerschaft besteht kein Grund, auf Kohabitationen zu verzichten. Zurückhaltung ist geboten bei drohender Frühgeburt oder bei Blutungen während der Schwangerschaft.

16.1.6.9 Psychoprophylaxe

Funktion/Ziele

Die häufigste Ursache protrahierter und schmerzhafter Geburtsverläufe sind spastische Wehenstörungen mit Verkrampfungen im Bereich des Muttermundes, die vor allem bei ängstlichen Schwangeren auftreten. Der Prophylaxe dienen Geburtsvorbereitungskurse, deren Besuch jeder Schwangeren sehr zu empfehlen ist. Ihr Ziel ist die weitgehende Beseitigung der Angst vor der Entbindung sowie das Einüben des zweckmäßigen Verhaltens unter der Geburt, insbesondere der richtigen Atmung.

16.2 Pathologische Schwangerschaft

Hintergrundwissen

Regelwidrigkeiten in der Schwangerschaft können zum einen dadurch entstehen, dass die physiologischen Schwangerschaftsveränderungen entgleisen und auf diese Weise Funktionsstörungen von Organen bzw. Organsystemen auftreten. Zum anderen können primär schwangerschaftsunabhängige Erkrankungen auch in der Schwangerschaft auftreten und zu einer Gefährdung von Mutter und Fetus beitragen.

[i]

Definitionen: Die schwangerschaftsbedingten Regelwidrigkeiten werden als **Schwangerschaftserkrankungen** oder auch **Gestosen** bezeichnet. Damit werden sie den rein zufällig in der Gravidität auftretenden Erkrankungen, den so genannten **Erkrankungen in der Schwangerschaft** gegenübergestellt.

16.2.1 Schwangerschaftserkrankungen (Gestosen)

16.2.1.1 Hyperemesis gravidarum

Emesis gravidarum

Etwa 50 % aller Schwangeren klagen in der **Frühschwangerschaft** über morgendliche Übelkeit und Erbrechen. Diese leichte **Emesis gravidarum** bedarf in den meisten Fällen keiner Behandlung und hört i. d. R. ab dem zweiten Trimenon von selbst auf.

Hyperemesis gravidarum

Nimmt das Erbrechen jedoch in solchem Maße zu, dass schließlich keine Nahrung mehr beibehalten wird, kommt es schnell zur Gewichtsabnahme und Exsikkose und zu einem ausgesprochenen Krankheitsgefühl, in schweren Fällen schließlich zum unstillbaren Erbrechen, der so genannten **Hyperemesis.** Diese führt zu folgenden typischen **Stoffwechselstörungen:**

Folgen

- **Flüssigkeitsverlust** (Exsikkose): Die Schleimhäute sind gerötet, trocken und oft rissig, der Hautturgor ist stark vermindert. Die Urinausscheidung geht zurück (Oligurie). Ein starkes Durstgefühl und Fieber (so genanntes „Durstfieber") treten als Folge des Flüssigkeitsmangels auf.
- **Kreislaufsymptome:** Infolge des Flüssigkeitsverlustes kommt es zur Hypotonie und Tachykardie.

- **Kohlenhydratmangel:** Im Urin sind Ketonkörper nachweisbar (positive Azetonprobe), in der Ausatmungsluft tritt ein typischer obstartiger Geruch auf (metabolische Azidose).
- **Leberschäden** mit einem Ikterus oder eine **Beteiligung des ZNS** mit Verwirrtheitszuständen treten in seltenen Fällen auf.

Ursachen

Die Hyperemesis ist eine typische Erkrankung der ersten drei Schwangerschaftsmonate. Die wichtigste **Ursache** sind die tief greifenden hormonellen Veränderungen während der Schwangerschaft, die mit einer Umstellung im vegetativen Nervensystem verbunden sind. Auch psychische Konfliktsituationen (Ablehnung der Schwangerschaft, Einstellung zum Kind, soziale Situation, Probleme mit dem Partner etc.) können hier eine wichtige Rolle spielen und die Symptomatik verstärken.

Pflegehinweis: In leichteren Fällen sollte den Frauen die Einnahme mehrerer kleiner Mahlzeiten über den Tag verteilt empfohlen werden. Oft ist es auch hilfreich, vor dem Aufstehen eine Kleinigkeit zu essen und zu trinken (z. B. Tee und Zwieback oder Knäckebrot).

Therapie

In ausgeprägten Fällen besteht die **Therapie** zunächst in der stationären Krankenhausaufnahme mit einer körperlichen und psychischen Schonung. Zum Ausgleich der Stoffwechselstörungen sind zunächst leichte Kost sowie Infusionen in Form von NaCl 0,9 %-, Elektrolyt- und Glukoselösungen erforderlich. In einigen Fällen müssen zusätzlich Antiemetika (Medikamente gegen Übelkeit) verabreicht werden. Im Anschluss an das Akutstadium erfolgt ein langsamer Kostaufbau.

Pflegehinweis: Flüssigkeitsbilanzierung, Gewichtskontrollen, Blutdruck- und Pulskontrollen sowie ggf. unterstützende Maßnahmen bei der Körperpflege sind im Akutstadium angezeigt. Auf sorgfältige Mundpflege ist besonders zu achten.

16.2.1.2 Spätgestosen und hypertensive Schwangerschaftserkrankungen

Typische Schwangerschaftserkrankungen der zweiten Hälfte der Schwangerschaft stellen die verschiedenen Formen der **Spätgestosen** oder auch die **hypertensiven Schwangerschaftserkrankungen** dar.

Merke: Die **frühere** Krankheitsbezeichnung „EPH-Gestose" wurde von den häufigsten Krankheitssymptomen abgeleitet:
E = Edema (Ödeme), P = Proteinurie, H = Hypertonie.
Heute spricht man von einer schwangerschaftsinduzierten Hypertonie (SIH) oder einer Gestationshypertonie.

Manifestationen

Man unterscheidet die folgenden klinischen **Manifestationen:**

- **Schwangerschaftsinduzierte Hypertonie (SIH) oder Gestationshypertonie:** Das Hauptsymptom ist das Vorliegen einer Hypertonie mit systolischen Werten über 140 mmHg und diastolischen Werten über 90 mmHg, die vor der Schwangerschaft nicht bestanden hat. Eine Gefährdung der Mutter ist durch die Entwicklung einer **Eklampsie** (s. u.), die des Kindes vor allem durch eine **Plazentainsuffizienz** (s. u.), gegeben. Die rechtzeitige Erkennung einer Hypertonie muss durch regelmäßige Blutdruckkontrollen im Rahmen der Schwangerenvorsorge sichergestellt werden.
- **Präeklampsie:** Die charakteristische Symptomatik besteht in ansteigenden Blutdruckwerten, dem gleichzeitigen Auftreten einer Eiweißausscheidung im Urin von mehr als 300 mg/l in 24 Stunden (Proteinurie), einer übermäßigen Gewichtszunahme durch Wassereinlagerungen im Gewebe (Ödeme) und im fortgeschrittenen Stadium in den Zeichen des drohenden Krampfanfalls mit Kopfschmerzen, Unruhe, Sehstörungen (= drohender Eklampsie), die auf ein sich langsam entwickelndes Hirnödem hinweisen, und Oberbauchschmerzen.
- **Eklampsie:** Diese schwerste Form der Spätgestose ist durch das Auftreten von tonisch-klonischen Krämpfen mit nachfolgendem, unterschiedlich ausgeprägtem komatösen Zustand charakterisiert. Der Verlauf des Krampfanfalls entspricht dem eines epileptischen Anfalls. Neben der Gefahr von Verletzungen, Zungenbissen und Aspirationen während des Anfalls ist die des Nierenversagens und eines Hirnödems bzw. einer Hirnblutung gegeben. Ohne therapeutische Intervention endet ein eklamptischer Krampfanfall mit dem Erstickungstod.
- **Aufpropfgestose:** Als Aufpropfgestose wird die Gestose bezeichnet, die bei einer schon vor der Schwangerschaft vorhandenen Hypertonie bzw. Nierenerkrankung auftritt.
- Das **HELLP-Syndrom** stellt eine besondere Verlaufsform der schweren Spätgestose dar (H = hemolysis, E = elevated, L = liver enzymes, L = low, P = platelets). Charakteristisch für diese Erkrankung sind demnach die Hämolyse des Blutes, die erhöhten Leberenzyme und die verminderte Thrombozytenzahl. Es handelt sich um eine auf Gefäßspasmen zurückzuführende Leberschädigung, die mit Blutgerinnungsstörungen (Koagulopathien) einhergeht. Die klinische Symptomatik ist zuerst ausgesprochen unscheinbar (leichte rechtsseitige Oberbauchschmerzen), kann sich aber rasch dramatisch verschlechtern, und die Mortalität liegt auch heute noch bei bis zu 40 %. Der Tod tritt meistens infolge einer zerebralen Blutung, eines Nieren- bzw. Leberversagens oder eines Lungenödems ein.

Folgen für das Kind

Für das Kind besteht bei der schwangerschaftsinduzierten Hypertonie vor allem die Gefahr der **Plazentainsuffizienz.** Die zunehmende Einschränkung der nutritiven und respiratorischen Funktionen der Plazenta führt zur **intrauterinen Mangelversorgung mit Untergewichtigkeit** (fetale Dystrophie) aber auch zu bleibenden Hirnschädigungen, und im weiteren Verlauf der Schwangerschaft zu einer **Sauerstoffmangelversorgung.**

Diagnostik

Diagnostisch stehen die Ultraschallfetometrie zur Erkennung fetaler Wachstumsverzögerungen, im weiteren Verlauf der Schwangerschaft die präpartale Kardiotokografie und die dopplersonografischen Flowmessungen zur Überwachung des Kindes zur Verfügung.

Therapie

Die Behandlung der **SIH** besteht in der Verabreichung blutdrucksenkender Medikamente, einer protein- und ballaststoffreichen Diät und in der psychischen und körperlichen Schonung. Bei einer **Präeklampsie** oder einer **Eklampsie** ist i. d. R. eine intensivmedizinische Überwachung erforderlich. Krampfanfälle werden immer intensivmedizinisch und mit i. v.-Gabe von Magnesium und Sedativa (Diazepam) therapiert. In schweren Fällen einer SIH kann das Leben der Mutter akut gefährdet sein, so dass nicht selten aus mütterlicher Indikation eine Beendigung der Schwangerschaft unvermeidbar wird.

Vorsicht: Die Blutdrucksenkung, die z. B. mittels Nepresol über einen Perfusor erfolgt, darf wegen der Gewährleistung der ausreichenden Plazentadurchblutung nicht zu schnell und auch nicht zu tief erfolgen.

Aber auch zum Schutz des Kindes vor einer hypoxischen Schädigung bzw. dem intrauterinen Fruchttod ist häufig die **vorzeitige Schwangerschaftsbeendigung** (Geburtseinleitung, Sektio) angezeigt. Der Zeitpunkt wird durch die Ergebnisse der Plazentafunktionsprüfungen bestimmt.

Prophylaxe und Pflegehinweis: Prophylaktisch ist es bei einer Präeklampsie günstig, die Schwangere die Linksseitenlage einnehmen zu lassen, um die Durchblutungssituation von Uterus und Plazenta zu verbessern. Flüssigkeitsbilanzierungen, Gewichtskontrollen, regelmäßige Blutdruck- und Pulskontrollen sowie das Abschirmen belastender Reize sind erforderlich.

16.2.2 Erkrankungen der Mutter in der Schwangerschaft

Hinweis: Die auftretenden Erkrankungen in der Schwangerschaft gefährden Mutter und Kind in unterschiedlicher Weise. Für die Mutter bedeuten sie in jedem Fall zumindest eine zusätzliche Belastung.

16.2.2.1 Herzerkrankungen

Schweregrade

Herzfehler finden sich bei etwa 2 % aller Schwangeren. Die **Beurteilung des Schweregrades** erfolgt nach folgenden Richtlinien:

Gruppe 1: fehlende subjektive Symptome, keine Einschränkung der Arbeitsfähigkeit
Gruppe 2: Symptome bei stärkerer körperlicher Belastung
Gruppe 3: Symptome bei leichter körperlicher Belastung
Gruppe 4: Symptome in Ruhe

Therapie

Während Frauen mit Herzerkrankungen der Gruppen 1 und 2 die Schwangerschaft meist ohne Gefahr austragen können, bedürfen Patientinnen der Gruppen 3 und 4 einer sorgfältigen Betreuung in Zusammenarbeit mit dem Internisten. Über die ggf. erforderliche Notwendigkeit eines Schwangerschaftsabruchs muss rechtzeitig entschieden werden. Unter der Geburt kann nach intensiver Geburtserleichterung (PDA) die Austreibungsperiode durch die Vakuum- oder Zangenextraktion beendet werden, um der Frau die anstrengenden Presswehen abzunehmen.

16.2.2.2 Hypotonie und Vena-cava-Kompressionssyndrom

Die **Hypotonie** mit systolischen Blutdruckwerten unter 110 mmHg ist bei der hormonell bedingten Weiterstellung der Gefäße und der verminderten körperlichen Beanspruchung in der Schwangerschaft keine Seltenheit. Sie geht mit subjektiven Symptomen wie verminderter Leistungsfähigkeit, frühzeitiger Ermüdung, Tachykardien („Herzklopfen“) und Neigung zu Schwindel und Ohnmachtsanfällen einher und disponiert zur Frühgeburt, aber auch über Einschränkung der Gebärmutterdurchblutung zu Sauerstoffmangelschäden des Kindes. In ausgeprägten Fällen besteht die **Behandlung** in einem dosierten körperlichen Training, dem Tragen von Kompressionsstrümpfen, physikalischen Maßnahmen und der Gabe von Sympathikomimetika.

[i]

Definition: Das **Vena-cava-Kompressionssyndrom** stellt eine Sonderform der Hypotonie dar. Bei ihm kommt es in Rückenlage durch die Kompression der unteren Hohlvene durch den schweren, zurückfallenden Uterus zu einer Abflussbehinderung des venösen Bluts zum Herzen.

Folgen der Kompression

Ohnmachtsähnliche Zustände, vor allem aber Durchblutungsverminderungen im Bereich der Gebärmutterwand und damit der Plazenta mit einer Sauerstoffmangelversorgung des Kindes, sind die Folge. Die genannten Gefahren werden durch die (vorzugsweise linke) Seitenlagerung der Schwangeren schnell aufgehoben.

16.2.2.3 Gastrointestinale Erkrankungen

Sodbrennen

Sehr häufig werden in der zweiten Schwangerschaftshälfte Beschwerden in Form von Völlegefühl und **Sodbrennen** angegeben. Sie lassen sich durch die verstärkte Bildung des Magensafts und einen unzureichenden Kardiaverschluss des Magens mit Übertritt von Magensaft in die Speiseröhre erklären. Die **Behandlung** besteht in der Verordnung von **Antazida**, der Einnahme mehrerer kleiner Mahlzeiten unter Vermeidung von Kaffee und Süßspeisen, in der Vermeidung der Horizontallage unmittelbar nach dem Essen und Schlafen mit leicht erhöhtem Oberkörper. Eine Obstipation wird während der Schwangerschaft regelmäßig beobachtet. Eine ballaststoffreiche Ernährung und vereinzelt auch Laxanzien stehen zur Behandlung zur Verfügung.

Ileus

Ein **Ileus** tritt in der Schwangerschaft am häufigsten als Folge von Verwachsungen nach vorausgegangenen Operationen auf (Bridenileus). Strangförmige Adhäsionen können sich durch das Wachstum des Uterus und die dadurch eintretende Verdrängung des Darms anspannen und das Darmlumen abknicken. Die unverzügliche **operative Behandlung** ist erforderlich.

Appendizitis

Die **Appendizitis** bedeutet immer eine ernste Gefährdung der Schwangeren. Die **Diagnose** ist infolge der Verlagerung des Zökums nach hinten oben und die meist fehlende Abwehrspannung im Bereich der Bauchdecken erschwert, womit das gehäufte Auftreten von **Perforationen** mit nachfolgender **Peritonitis** erklärt wird. Aus diesem Grund ist bei jedem begründeten Verdacht auf eine Appendizitis großzügig von einer operativen Abklärung Gebrauch zu machen. Differenzialdiagnostisch muss an eine Cholezystitis, eine Pyelonephritis und in der Frühschwangerschaft auch an eine Extrauteringravidität gedacht werden.

Magen- und Darmulzera

Frische Magen- und **Darmulzera** sind in der Schwangerschaft eine Seltenheit. Bereits vor der Schwangerschaft bestehende Ulzera weisen während der Schwangerschaft eine gute spontane Heilungstendenz auf.

16.2.2.4 Schwangerschaftspyelonephritis

Ursachen und Risikofaktoren

Die Tonusverminderung der glatten Muskulatur lässt in der Gravidität am Harnleiter und am Dickdarm Transportstörungen auftreten. Die nachfolgenden Stauungen im Bereich der ableitenden Harnwege begünstigen die Aszension von Mikroorganismen über die Blase bis in die Nierenbecken. Ein wesentlicher Riskofaktor für die Pyelonephritis gravidarum ist die meist asymptomatische Bakteriurie. Damit wird verständlich, warum der regelmäßigen Urinkontrolle auf Bakterien in der Schwangerschaft eine große Bedeutung zukommt.

Diagnose

Die **Diagnose** einer Nierenbeckenentzündung in der Schwangerschaft, die in 1–5 % aller Schwangerschaften auftritt, ergibt sich zumeist aus den typischen Symptomen. Dazu gehören die Schmerzen im Nierenlager, eine Temperaturerhöhung, nicht selten Schüttelfrost und Kontraktionen der Gebärmutter. Im Urin sind vermehrt weiße Blutkörperchen und Bakterien nachweisbar. Im Blut kann es zu einer Leukozytose und einer CRP-Erhöhung kommen. Die unbehandelte Pyelonephritis gravidarum ist mit einem deutlich erhöhten Risiko einer Frühgeburt verbunden. Die rechtzeitige Diagnose und Behandlung sind deshalb von großer Bedeutung.

Therapie

Die **Behandlung** besteht in der sofortigen Verabreichung von geeigneten Antibiotika (z. B. Penizillinderivate oder Cephalosporine).

Einfache Harnwegsinfektionen wie eine Zystitis bedürfen ebenfalls einer gezielten antibiotischen Behandlung, da sie als Risikofaktor für eine Pyelonephritis gelten.

16.2.2.5 Blutkrankheiten

Anämie

Der hohe Eisenbedarf des Fetus und die notwendige Blutneubildung der Schwangeren erklärt, dass sich bei 30–70 % aller Schwangeren in der zweiten Schwangerschaftshälfte eine **Anämie** mit Hb-Werten unter 12 g/dl nachweisen lässt. Die Prophylaxe bzw. rechtzeitige Therapie sind von großer Bedeutung, da bei anämischen Schwangeren die Gefahr der Frühgeburt, unter der Geburt bei stärkeren Blutverlusten die Gefahr des hypovolämischen Schocks und im Wochenbett die Gefahr der Infektion erhöht sind. Die häufigste Form ist die Eisenmangelanämie, deren Therapie in der Substitution von Eisen und Vitamin B besteht.

16.2.2.6 Erkrankungen der Leber

Hepatitiden

Die häufigste Ursache eines Ikterus während der Schwangerschaft ist die **Hepatitis** (z. B. Hepatitis A, Hepatitis B, Hepatitis C). Der klinische Verlauf unterscheidet sich i. d. R. nicht von dem außerhalb der Schwangerschaft. Das **Risiko für das Kind** besteht in erster Linie in dem gehäuften Auftreten von Fehl- und Frühgeburten und insbesondere bei der Hepatitis B und Hepatitis C in der hohen **Infektionsrate** beim **Neugeborenen**. Zur Übertragung des Virus auf den Feten kann es bereits intrauterin oder während der Geburt kommen. Den infizierten Neugeborenen droht in einem hohen Prozentsatz eine chronische Hepatitis, die mit einem deutlich erhöhten Risiko eines Leberzellkarzinoms verbunden ist. Diese Gefahr kann durch eine rechtzeitige serologische Untersuchung der Schwangeren in Form des Screenings auf Hepatitis B weitgehend beseitigt werden. Bei serologisch positiven Müttern verhindert eine simultane aktive und passive Hepatitis B-Impfung beim Neugeborenen innerhalb von wenigen Tagen nach der Geburt die Infektion mit ihren Folgen in einem hohen Prozentsatz.

Cholestase

Charakteristisch für die zweite Hälfte der Schwangerschaft ist die hormonell bedingte **Cholestase**. Diese Störung der Ausscheidung der Gallenflüssigkeit führt zu einem **universellen Pruritus der Haut** (Juckreiz), der die Schwangere stark beeinträchtigt (Pruritus gravidarum). Von den Leberwerten ist lediglich die alkalische Phosphatase erhöht. Eine wirkungsvolle Therapie ist nicht bekannt. Oftmals bringen Bäder unter Zusatz von Öl oder von Eichenrinde vorübergehend eine Erleichterung.

16.2.2.7 Diabetes mellitus

Hintergrundwissen

Das Zusammentreffen eines Diabetes mellitus mit einer Schwangerschaft ist schon deshalb keine Seltenheit, da durch die Gravidität oftmals ein bis dahin latenter Diabetes manifest wird. Der erste diagnostische Hinweis ist i.d.R. die positive Zuckerprobe im Urin. Sie bedarf in jedem Fall einer Kontrolle des Nüchtern-Blutzuckers und evtl. der Glukosetoleranz durch einen Glukosebelastungstest (OGTT = oraler Glukose-Toleranztest).

Gefahren für die Mutter

Die **Gefahren** für die Schwangere bestehen beim manifesten Diabetes mellitus im Wesentlichen in der Verschlechterung der Stoffwechselsituation (erhöhter Insulinbedarf) sowie in dem gehäuften Auftreten von Harnwegsinfektionen und der Spätgestose.

Gefahren für das Kind

Die erhebliche **Gefährdung des Kindes** ist beim unzureichend behandelten Diabetes mellitus mit erhöhter Fehl- und Frühgeburtenrate, der Entwicklung von Riesenkindern (Makrosomien), der Plazentainsuffizienz, Fehlbildungen und dem gehäuften Auftreten von Atemstörungen und Hypoglykämien in den ersten Stunden nach der Geburt erklärt. Das Kind bedarf deshalb unmittelbar post partum der sorgfältigen Überwachung durch den Kinderarzt.

Therapie

Die **Behandlung** der schwangeren Diabetikerin besteht vor allem in einer sorgfältigen Einstellung der Zuckerstoffwechselstörung. In leichteren Fällen kann dies ausschließlich diätetisch erreicht werden. Häufig ist aber eine Insulinbehandlung nicht zu umgehen.

[!]

Merke: Grundsätzlich stellt jede Schwangerschaft einer Diabetikerin eine Risikoschwangerschaft dar, die engmaschige ärztliche Kontrollen der Stoffwechsellage erfordert!

16.2.2.8 Blutgruppenunverträglichkeit

Hintergrundwissen

Bei einem Morbus haemolyticus neonatorum (Blutgruppenunverträglichkeit) besteht eine Blutgruppendifferenz zwischen Vater und Mutter besonders im Rh-Blutgruppensystem. Damit ist die Gefahr verbunden, dass die Mutter gegen ein bei ihr nicht vorhandenes, dem Kind aber vom Vater vererbtes Blutgruppenantigen Antikörper bildet. Ist die Mutter Rh-negativ und das Kind Rh-positiv, so können die von der Mutter gebildeten Rh-Antikörper durch die Plazenta auf das Kind übertreten und bei diesem zu den folgenden Erscheinungen führen. In leichten Fällen findet sich eine **angeborene Anämie**, während in schweren Fällen ein postpartualer **Icterus gravis** mit der Gefahr der Hirnschädigung (Kernikterus) und schließlich eine angeborene Wassersucht (Hydrops congenitus) auftreten können.

Diagnose

Die rechtzeitige **Diagnose** wird aufgrund der **Blutgruppenbestimmung** und der **Antikörperkontrolle** im mütterlichen Blut während der Schwangerschaft gestellt. Die Schwere der fetalen Erkrankung kann am Bilirubinspiegel im Fruchtwasser, das mittels der Amniozentese gewonnen wurde, beurteilt werden. Bei hohen Bilirubinwerten ist eine intrauterine Bluttransfusion beim Kind, evtl. sogar eine vorzeitige Schwangerschaftsbeendigung angezeigt.

Coombs-Test

Nach der Geburt kann der Übertritt mütterlicher Antikörper mithilfe des Coombs-Tests im Nabelschnurblut nachgewiesen werden. Ist der Coombs-Test positiv, müssen beim Kind die Bilirubinwerte sorgfältig kontrolliert werden. Der Übertritt von Bilirubin durch die Blut-Liquor-Schranke in das Gehirn des Kindes lässt sich durch die rechtzeitige begonnene Phototherapie im Inkubator, in schweren Fällen durch die Blutaustauschtransfusion vermeiden. Andernfalls drohen bleibende Hirnschäden aufgrund eines **Kernikterus.**

Prophylaxe

Mithilfe der **Anti-D-Prophylaxe,** der Gabe von Anti-D-Antikörpern, kann die Rh-Inkompatibilität heute weitgehend verhindert werden. Die der Rh-negativen Mutter verabreichten Antikörper zerstören die vom Kind übergetretenen Rh-positiven Erythrozyten und verhindern so die Bildung von Antikörpern bei der Mutter. Die Anti-D-Prophylaxe ist bei allen Rh-negativen Frauen nach der Geburt eines Rh-positiven Kindes bzw. nach einem Schwangerschaftsabbruch, einer Fehlgeburt, einer Eileiterschwangerschaft, einer Fruchtwasserpunktion und auch bei Blutungen in der Schwangerschaft angezeigt.

Auch bei **Differenzen im ABO-System** kann es während der Schwangerschaft zur Blutgruppenunverträglichkeit kommen. Die Hämolyse beginnt in diesen Fällen jedoch meistens erst nach der Geburt. Der entstehende hämolytische Ikterus ist geringer ausgeprägt. Zur Behandlung ist deshalb häufig die Phototherapie ausreichend.

16.2.2.9 Infektionen in der Schwangerschaft

Zahlreiche Infektionen in der Schwangerschaft müssen Beachtung finden, da sie nicht nur zu einer Gefährdung der werdenden Mutter, sondern auch mit teilweise weitreichenden Folgen für den Fetus bzw. das Neugeborene verbunden sind. Von Bedeutung sind:

- Bakterielle Vaginose (☞ S. 128)
- Trichomoniasis (☞ S. 135)

- Gonorrhoe (☞ S. 129)
- Chlamydia trachomatis (☞ S. 131)
- Streptokokken der Gruppe B (☞ S. 193)
- Candidose (☞ S. 136)
- Herpes genitalis (☞ S. 132)
- Syphilis (☞ S. 130)
- Toxoplasmose (☞ S. 194)
- Röteln (☞ S. 195)
- Ringelröteln (☞ S. 196)
- Varizellen und Herpes zoster (☞ S. 196)
- Zytomegalie (☞ S. 197)
- HIV (☞ S. 133 f.)
- Hepatitiden (☞ S. 190)
- Humane Papillomviren (☞ S. 133)

Streptokokken der Gruppe B

Prävalenz

Die β-hämolysierenden Streptokokken der Gruppe B nach Lancefield (GBS) finden sich mit einer **Prävalenz** von 5–30 % im Urogenitaltrakt von in der Regel symptomlosen Schwangeren. Vereinzelt können GBS zu Harnwegsinfektionen führen, und es besteht ein Zusammenhang zwischen der Besiedlung mit GBS und einem erhöhten Risiko für Fieber unter der Geburt und einer Endometritis post partum.

Übertragung

Die **perinatale Übertragung** des Erregers auf das Neugeborene (≤ 7 Tage post partum, etwa 90 % aller Fälle) ist eine der häufigsten Ursachen für die frühe Form der **Neugeborenensepsis.** Die Inzidenz beträgt bei Kindern von Müttern mit genitaler GBS-Besiedlung zwischen 1 % und 2 %. Bei der späten Form (> 7 Tage post partum, etwa 10 % der Fälle) erfolgt die Infektion des Kindes nach der Geburt und ist somit prophylaktischen Maßnahmen peripartal nicht zugänglich. Das Letalitätsrisiko bei Kindern mit einer early-onset-Sepsis ist gerade bei sehr unreifen Neugeborenen nach wie vor hoch. Von klinischer Bedeutung ist, dass die betroffenen Neugeborenen in der Mehrzahl der Fälle bereits intrauterin infiziert werden und somit krank zur Welt kommen. Die ersten Symptome finden sich im Mittel bereits innerhalb von nur 20 Stunden post partum. **Prophylaktische Maßnahmen** zur Vermeidung der early-onset-Sepsis sollten deshalb noch vor der Geburt begonnen werden.

Risikofaktoren

Als wichtigste **Risikofaktoren** für die frühe Form der Neugeborenensepsis durch GBS gelten die Dauer des Blasensprungs (≥ 18 Std.), ein niedriges Schwangerschaftsalter (< 37 Wochen), Fieber der Mutter unter der Geburt (≥ 38 °C), eine hohe Keimdichte im Urogenitaltrakt zum Zeitpunkt der Geburt, ein fehlender Streptokokken-Antikörpertiter der Mutter, der Zustand nach Geburt eines Kindes mit early-onset-Sepsis und eine GBS-Bakteriurie während der Schwangerschaft.

Prophylaxe

Die gültigen Empfehlungen zur Prophylaxe der Neugeborenensepsis durch GBS lassen sich wie folgt zusammenfassen. Allen Schwangeren wird zu einem GBS-Screening (bakteriologischer Abstrich von der Scheide und vom Anus) zwischen der 35. und 37. Schwangerschaftswoche geraten. Ergibt sich dabei ein positiver Befund, sollte zum Zeitpunkt der Geburt (nach Beginn der Wehentätigkeit bzw. nach Blasensprung) eine antibiotische Prophylaxe der Mutter mit Penicillin G i. v. bis zur Geburt durchgeführt werden. Liegt zum Zeitpunkt der Geburt das Ergebnis des GBS-Screenings nicht vor, so sollte eine antibiotische Prophylaxe unter nachfolgenden Bedingungen erfolgen:

- Drohende Frühgeburt vor vollendeten 37 Wochen
- Dauer des Blasensprungs ≥ 18 Stunden
- Fieber der Mutter ≥ 38,0 °C.

Mithilfe dieser prophylaktischen Maßnahmen lässt sich die Neugeborenensepsis durch GBS in bis zu 90 % der Fälle verhindern.

Toxoplasmose

Übertragung

Der Parasit Toxoplasma gondii, der zu den Protozoen gehört, verursacht die Toxoplasmose. Die Übertragung auf den Menschen erfolgt über rohes Fleisch oder über engen Kontakt mit Katzen. In Deutschland geht man von einer Durchseuchung (vorhandene Antikörper) von 30–50 % aller Erwachsenen aus.

Symptome

Die Erstinfektion verläuft oft uncharakteristisch, grippale Symptome, subfebrile Temperaturen, Lymphknotenschwellungen und Abgeschlagenheit können auftreten. In der Schwangerschaft besteht nur dann eine Gefahr für das Kind, wenn es sich um eine Erstinfektion (fehlende Antikörper) bei der Mutter handelt. In 50 % der Fälle kann es dann im Stadium der Parasitämie zu einer transplazentaren Übertragung der Erreger auf den Feten kommen. Die Übertragungsrate ist dabei vom Schwangerschaftsalter abhängig. Die Infektionsrate beträgt im 1. Trimenon unter 20 %, im 2. Trimenon 45 % und im 3. Trimenon um 70 %. Die Gefahr von bleibenden kindlichen Schäden ist allerdings im 1. Trimenon wesentlich höher als im 3. Trimenon. Zu den möglichen Folgen einer intrauterinen Infektion zählen eine geistige und körperliche Retardierung mit Hydrozephalus, Chorioretinitis und intrazerebralen Verkalkungen sowie ein Ikterus mit Hepatosplenomegalie. In 90 % der Fälle kommen die Kinder zunächst symptomlos zur Welt und entwickeln erst später Auffälligkeiten. Wegen der fehlenden bzw. uncharakteristischen Symptome einer primären Toxoplasmoseinfektion ist eine sichere Diagnose nur serologisch über den Nachweis von spezifischen Antikörpern möglich. In den gültigen Mutterschaftsrichtlinien ist ein generelles Toxoplasmose-Screening nicht vorgesehen.

Therapie

Außerhalb der Schwangerschaft wird die Toxoplasmose nur selten antibiotisch behandelt. In der Schwangerschaft erfordert die Erstinfektion eine antibiotische Therapie nach den Richtlinien der WHO. Damit kann eine transplazentare Infektion des Fetus in bis zu 60 % der Fälle verhindert werden. Bis zur 20. Schwangerschaftswoche kommt Spiramycin und danach eine Kombination von Pyrimethamin und Sulfadiazin unter gleichzeitiger Folsäuresubstitution zur Anwendung.

Röteln

Übertragung

Das Rötelnvirus aus der Familie der Togaviren wird durch Tröpfcheninfektion bzw. transplazentar übertragen. In Deutschland haben über 90 % der Erwachsenen bereits eine Rötelninfektion durchgemacht und besitzen Antikörper gegen den Erreger.

Symptome

Nach einer Erstinfektion mit dem Erreger treten die ersten oft uncharakteristischen Symptome nach einer Inkubationszeit von etwa 16 Tagen auf. Dazu gehören ein allgemeines Krankheitsgefühl, eine Temperaturerhöhung und Lymphknotenschwellungen. Typisch ist ein juckendes Exanthem besonders im Kopf-, Nacken- und Rückenbereich. Kommt es während der Schwangerschaft zu einer Erstinfektion (keine schützenden Antikörper vorhanden!), so besteht zum Zeitpunkt der Virämie der Mutter die Gefahr einer intrauterinen fetalen Infektion. Der Grad der Schädigung des Kindes im Sinne der **Rötelnembryopathie** ist abhängig vom Schwangerschaftsalter. Eine mütterliche Infektion vor der 17. Schwangerschaftswoche führt in ca. 30 % der Fälle zur Embryopathie, während die Gefahr bleibender Schäden später in der Schwangerschaft als gering (< 3 %) zu bezeichnen ist.

Befunde

Typische Befunde der Rötelnembryopathie sind:

- Katarakt
- Schwerhörigkeit
- Herzfehler
- Mikrozephalie
- Geistige und körperliche Retardierung
- Hepatitis
- Pneumonie

Prophylaxe

In den Mutterschaftsrichtlinien ist vorgesehen, dass bei allen Schwangeren mit nicht eindeutiger Immunitätslage möglichst früh eine Antikörperbestimmung mithilfe des Hämagglutinationshemmtest (HAH-Test) erfolgt. Eine sichere Immunität liegt vor, wenn der HAH-Titer ≥ 1:32 beträgt. Werte unter 1:8 dagegen deuten auf eine fehlende Immunität hin. Werte dazwischen sind nicht eindeutig interpretierbar. Ohne dass dies sicher vor einer Rötelnembryopathie schützt, sollte bei nachgewiesener Erstinfektion in der Schwangerschaft das Rötelnimmunglobulin der Mutter verabreicht werden, wenn der Kontakt nicht länger als 7 Tage zurück liegt. Bei allen Frauen im gebärfähigen Alter sollte die Immunitätslage (Rötelntiter) bestimmt werden. Liegt das Ergebnis unterhalb eines Titers von 1:32, wird eine Impfung empfohlen.

Ringelröteln

Übertragung

Ursache der Ringelröteln (auch Erythema infectiosum acutum) ist das Parvovirus B 19. Es wird durch Tröpfcheninfektion, durch Blutprodukte und transplazentar übertragen. Die Durchseuchung beträgt etwa 50 %.

Symptome

Typische Symptome dieser Infektion sind grippeähnliche Beschwerden, Gelenkschmerzen, Lymphknotenschwellungen und Fieber. Später findet sich ein juckendes Exanthem am ganzen Körper. Eine transplazentare Übertragung des Erregers während der Erstinfektion der Mutter kann zu einem sog. Hydrops fetalis führen. Darunter versteht man ein generalisiertes Ödem des Fetus, welches sonografisch nachgewiesen werden kann. Ursache des Hydrops ist die virusbedingte Hemmung der Blutbildung (Erythropoese). Die Diagnostik stützt sich auf den Nachweis von Antikörpern, die nach einem möglichen Kontakt in der Schwangerschaft bestimmt werden sollten. Ist eine mütterliche Infektion nachgewiesen, so muss das Kind regelmäßig sonografisch kontrolliert werden. Bei Hinweisen auf einen Hydrops müssen unter Umständen eine Nabelschnurpunktion zur Bestimmung des Anämiegrades und eine intrauterine Transfusionstherapie durchgeführt werden.

Varizellen und Herpes zoster

Übertragung

Das Varizellen-Zoster-Virus gehört zu den Herpesviren und wird durch Tröpfcheninfektion bzw. transplazentar übertragen. Die Durchseuchung beträgt im Alter von 10 Jahren bereits 90 %. Das Virus ist für zwei unterschiedliche Krankheitsbilder verantwortlich.

Symptome

Nach einer Erstinfektion kommt es zu **Windpocken** mit dem typischen Exanthem. Wie dies für die Familie der Herpesviren typisch ist, folgt der Primärinfektion ein Stadium der Latenz, in dem das Virus in Nervenzellen persistiert, ohne Symptome zu verursachen. Unter bestimmten Bedingungen (z.B. Abwehrschwäche) kann es im Sinne eines **Herpes zoster** (Gürtelrose) zu einer Reaktivierung des Virus kommen. Dabei kommt es zu einer meist sehr schmerzhaften, unilateralen Bläschenbildung im Bereich von Nervensegmenten. In der Schwangerschaft kann es durch eine Erstinfektion der Mutter während des ersten und zweiten Trimenons nur relativ selten (< 2 %) zum **kongenitalen Varizellensyndrom** beim Kind kommen. Die Kinder haben Hautveränderungen, Hypoplasien von Gliedmaßen, niedriges Geburtsgewicht und zerebrale Defekte. Später in der Schwangerschaft hängt die Gefahr für das Kind vom Zeitpunkt der mütterlichen Erkrankung ab. Bei einer Infektion der Mutter innerhalb von 3 Wochen bis maximal 5 Tagen vor der Geburt ist in etwa 25 % der Fälle mit dem Auftreten von intrauterin erworbenen neonatalen Varizellen bis zum 4. Tag nach der Entbindung zu rechnen. Wegen der von der Mutter transplazentar übertragenen Antikörper bleiben diese neonatalen Infektionen ohne Folgen. Wenn die Mutter allerdings weniger als 5 Tage vor der Geburt erkrankt (Ausbruch des Exanthems), so sind die Kinder stark gefährdet (Letalität 30 %). In dieser Situation bleibt nicht genügend Zeit, die schützenden mütterlichen Antikörper transplazentar auf das Kind zu übertragen. Da es sich beim Herpes zoster um eine Reaktivierung der Infektion handelt (Antikörper vorhanden!) ist der Fetus nicht bedroht. Besteht in der Schwangerschaft der Verdacht auf Windpocken oder kam es zu einem möglichen Kontakt mit einer infizierten Person, sollte umgehend der Antikörpertiter bestimmt werden. Beim Nachweis einer primären Varizelleninfektion wird empfohlen, bis zum 5. Monat das Zosterhyperimmunglobulin zu verabreichen. Eine Infektion mit Exanthemausbruch 4 Tage vor bis 2 Tage nach der Geburt sollte ebenfalls zur Gabe von Zosterhyperimmunglobulin führen. Bis zur Geburt sollten dann möglichst noch 5 Tage vergehen. Nach der Geburt erhalten die Neugeborenen ebenfalls das Zosterhyperimmunglobulin. Bei fehlendem Antikörpertiter sollte großzügig von der Varizellenimpfung Gebrauch gemacht werden.

Zytomegalie

Übertragung

Die Ursache der Zytomegalie ist das Zytomegalievirus aus der Familie der Herpesviren. Etwa 50 % der Erwachsenen haben bereits eine Zytomegalie durchgemacht und haben deshalb Antikörper. Die Übertragung erfolgt über sexuelle Kontakte, Blut, Harn, Speichel, Muttermilch und transplazentar. Die Zytomegalie verläuft häufig auch in der Schwangerschaft uncharakteristisch oder gänzlich stumm. Da es sich um einen Herpesvirus handelt, folgt auf die Erstinfektion ein Stadium der Latenz. Bei Abwehrschwäche (z. B. AIDS) und in der Schwangerschaft kommt es nicht selten zu einer Reaktivierung der Infektion. In der Schwangerschaft gehört die Zytomegalie zu den häufigsten Infektionen der Mutter (ca. 10 %), und in etwa 1 % der Fälle muss mit intrauterin erworbenen Infektionen der Neugeborenen gerechnet werden. Das Virus kann während der gesamten Schwangerschaft auf das Kind übertragen werden. Gefahren im Sinne einer Embryopathie bzw. Fetopathie bestehen allerdings nur bei einer mütterlichen Erstinfektion. Die kongenitale Zytomegalie ist gefürchtet, da sie mit schweren Schäden wie geistiger und körperlicher Retardierung, Hörschäden, Hepatosplenomegalie und Thrombozytopenie einhergeht. Eine kausale Therapie oder eine Impfung stehen nicht zur Verfügung.

16.2.3 Störungen der Nidation

Normalerweise erfolgt die Ansiedlung (Nidation) des befruchteten Eis in den oberen Anteilen der Uterushöhle. Hiervon sind die folgenden, für die Schwangere potenziell lebensbedrohlichen Abweichungen zu unterscheiden:

Abweichende Lokalisationen

- Nidation im Ovar: Ovarialgravidität
- Nidation in der Tube: Tubargravidität
- Nidation in der Bauchhöhle: Abdominalgravidität
- Nidation in den tiefen Anteilen des Uterus: Placenta praevia und Zervikalgravidität.

16.2.3.1 Extrauteringravidität

Terminologie: Unter dem Begriff der Extrauteringravidität (EUG), d. h. der Ansiedelung des Schwangerschaftsprodukts außerhalb der Gebärmutter, werden hauptsächlich die Tubar- und Abdominalgravidität zusammengefasst. In den meisten Fällen (98 %) handelt es sich um eine Tubargravidität, seltener um eine Ovarial-, Abdominal- oder Zervikalgravidität.

16.2.3.1.1 Tubargravidität

Häufigkeit: Die **Tubargravidität** oder Eileiterschwangerschaft (☞ Abb. 65) ist mit Abstand die häufigste Form der Extrauteringraviditäten.

Eine vorausgegangene Eileiterentzündung ist eine der bedeutendsten Risikofaktoren für die Tubargravidität. Dabei kommt es im Sinne einer aufsteigenden Infektion zu einer meist bakteriellen Besiedelung der Gebärmutterschleimhaut sowie des Eileiters. Die sich daraus ergebende Entzündungsreaktion führt zu Verklebungen der Tubenschleimhaut und Taschenbildungen, die für das befruchtete Ei auf dem Weg zur Gebärmutterhöhle zu einem unüberwindlichen Hindernis werden können (☞ Abb. 66.2 und 66.3).

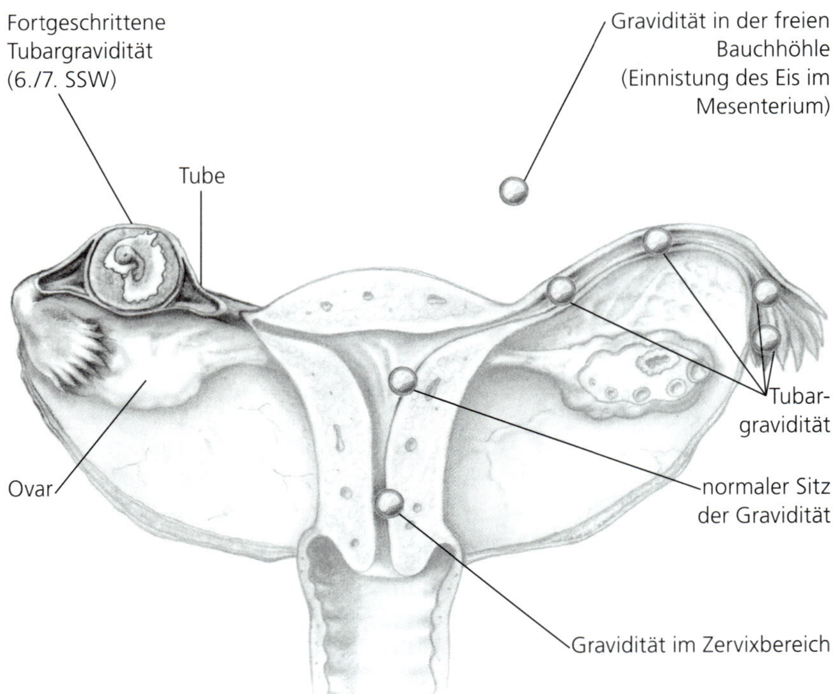

Abb. 65: Lokalisationsmöglichkeiten einer EUG

Frühsymptome

Die **Frühsymptome** entsprechen in der Regel denen der normalen Schwangerschaft mit Ausbleiben der Periode, Übelkeit und Spannungsgefühl in den Brüsten. Typischerweise klagen die Frauen zwischen der 5. und 8. Schwangerschaftswoche über (meist einseitige) Unterbauchschmerzen und (meist schwache) genitale Blutungen. Diese Symptome sind die Folge der zunehmenden Kapselspannung im Bereich des Eileiters, der partiellen Ablösung des Eis von der unphysiologischen Nidationsstelle mit Blutungen aus dem Fimbrienende in die Bauchhöhle und der nicht ausreichenden hormonellen Stimulation des Endometriums.

[i]

Definitionen: Unter einem **Tubarabort** versteht man die Ausstoßung des Schwangerschaftsprodukts über das Fimbrienende in die freie Bauchhöhle. Wachsen indessen die Zotten durch die Tubenwand hindurch, kann es zu einer spontanen Ruptur des Eileiters mit plötzlich auftretenden starken Blutungen in die freie Bauchhöhle kommen (**Tubarruptur**) (☞ Abb. 66.1).

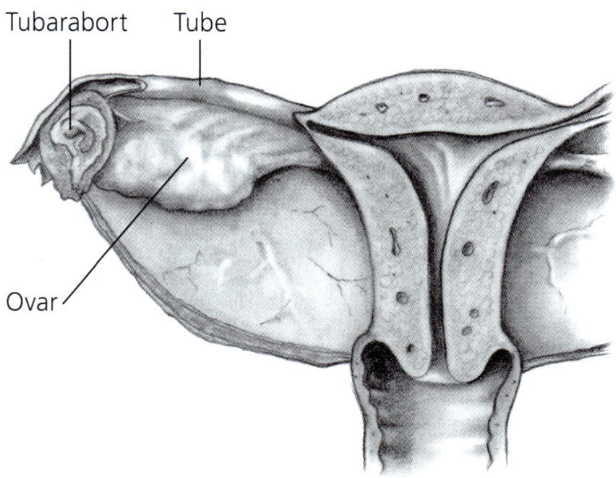

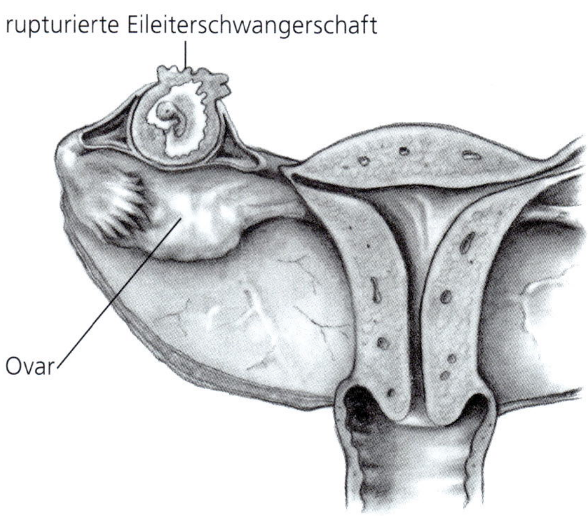

Abb. 66.1: Tubarabort und Tubarruptur

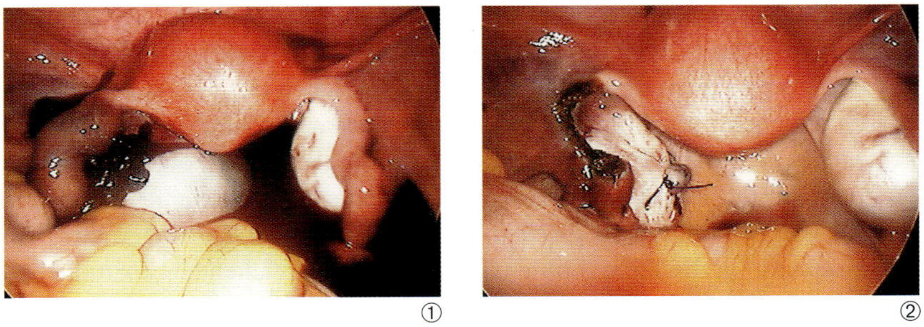

Abb. 66.2: Eileiterschwangerschaft. 1 Pelviskopisches Bild einer Tubargravidität links mit Ovarialzyste (Corpus luteum). Koagel links neben der schwangeren Tube und altes flüssiges Blut im kleinen Becken, unauffällige rechte Adnexe.
2 Endzustand nach Teilentfernung der linken Tube und der Ovarialzyste

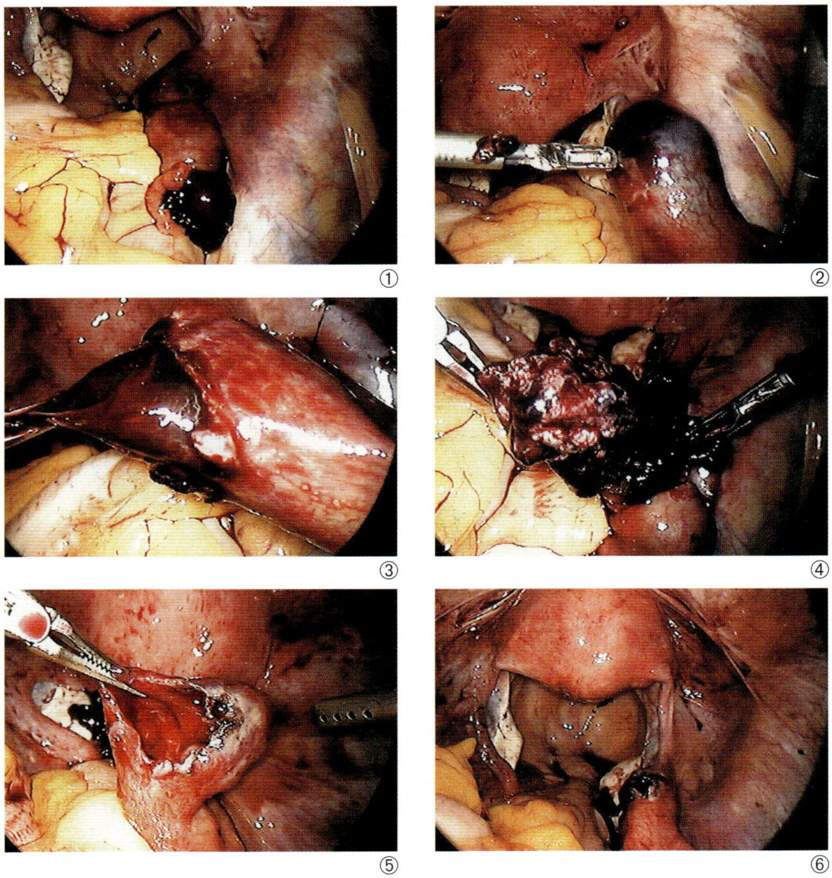

Abb. 66.3: Eileiterschwangerschaft. 1 Pelviskopisches Bild einer Tubargravidität rechts, Koagel am offenen Fimbrienende. 2 Detaillierte Darstellung der EUG im mittleren Bereich der schwangeren Tube. 3 Entfernung des Schwangerschaftsprodukts nach Aufschneiden der Tubenwand (Blutkoagel). 4 Schwangerschaftsprodukt (Plazenta). 5 Die Tube nach Entfernung des Schwangerschaftsprodukts, die Loge ist trocken. 6 Endergebnis der OP, die eröffnete Tubenwand verheilt spontan

Die Tubarruptur macht sich durch plötzlich auftretende, starke Unterbauchschmerzen mit gleichzeitiger Abwehrspannung im Bereich der Bauchdecken und dem Bild eines akuten Abdomen bemerkbar. Durch den großen Blutverlust kann es schnell zu einem lebensbedrohlichen posthämorrhagischen Schockgeschehen kommen. Symptome der Tubarruptur

Die **Diagnose** einer Extrauteringravidität ergibt sich aus der Anamnese mit der Angabe einer kurzfristigen Amenorrhoe, dem positiven Schwangerschaftstest und den abdominalen Schmerzen. Zum wichtigsten Diagnostikum ist inzwischen die vaginale Ultraschalluntersuchung geworden, mit der es gelingt, bereits in der 6. Woche die noch intakte Eileiterschwangerschaft zu erkennen, zumindest aber die leere Uterushöhle nachzuweisen. Dies ist von erheblicher Bedeutung, da die Operation im Frühstadium eher die Möglichkeit zu einem Organ erhaltenden Vorgehen schafft. Zur Sicherung der Verdachtsdiagnose einer extrauterinen Implantation wird heute häufig die Laparoskopie durchgeführt. Manchmal muss die Tube oder ihr Anteil entfernt werden (☞ Abb. 66.2 und 66.3). Diagnose

Die **Therapie** verfolgt das Ziel, nach Früherkennung der Eileiterschwangerschaft Organ erhaltend zu operieren. Konkret bedeutet dies, dass bei noch intakter Extrauteringravidität das Schwangerschaftsprodukt entweder aus dem Fimbrienende herausgestreift oder nach Schlitzung der Tubenwand entfernt wird. In den meisten Fällen wird diese Operation heute laparoskopisch durchgeführt (☞ Abb. 66.2 und 66.3). Eine Rettung des Schwangerschaftsprodukts selbst ist allerdings unmöglich. Therapie

Achtung: Das Risiko, nach einer Organ erhaltend operierten Tubargravidität erneut eine EUG zu erleiden, ist auf etwa 10–20 % erhöht.

Pflegehinweis: Die psychische Belastung und die Trauer von Frauen nach einer EUG ist sehr groß und kann mit der nach einer erlittenen Fehlgeburt verglichen werden. Zudem haben die betroffenen Frauen oft Angst, ob eine erneute „normale“ Schwangerschaft überhaupt noch möglich ist. In manchen Fällen kann es sinnvoll sein, zur Bewältigung des Trauerprozesses soziale Dienste oder einen Klinikseelsorger mit einzubeziehen.

16.2.3.1.2 Abdominalgravidität

Die seltene **Abdominalgravidität**, d.h. die echte Bauchhöhlenschwangerschaft, entsteht meist sekundär durch Herauswachsen des in der Tube implantierten Eis aus dem Fimbrienende oder auch nach Ausstoßung des Eis in die Bauchhöhle mit erneuter Ansiedlung auf dem Bauchfell. Es ist verständlich, dass die erforderliche operative Entfernung der Plazenta mit erheblichen technischen Schwierigkeiten verbunden ist, auf der anderen Seite aber in seltenen Fällen das Kind bis zur Reife ausgetragen werden kann. Ursachen

16.2.3.2 Placenta praevia

Eine tiefe Ansiedlung der Plazenta im zervixnahen Bereich der Uterushöhle (☞ Abb. 67) findet sich vor allem bei Mehr- und Vielgebärenden bzw. bei Frauen mit vorausgegangenen Ausschabungen als Folge von Narbenbildungen am Endometrium. Die Häufigkeit des Auftretens liegt bei etwa 0,5 % aller Geburten.

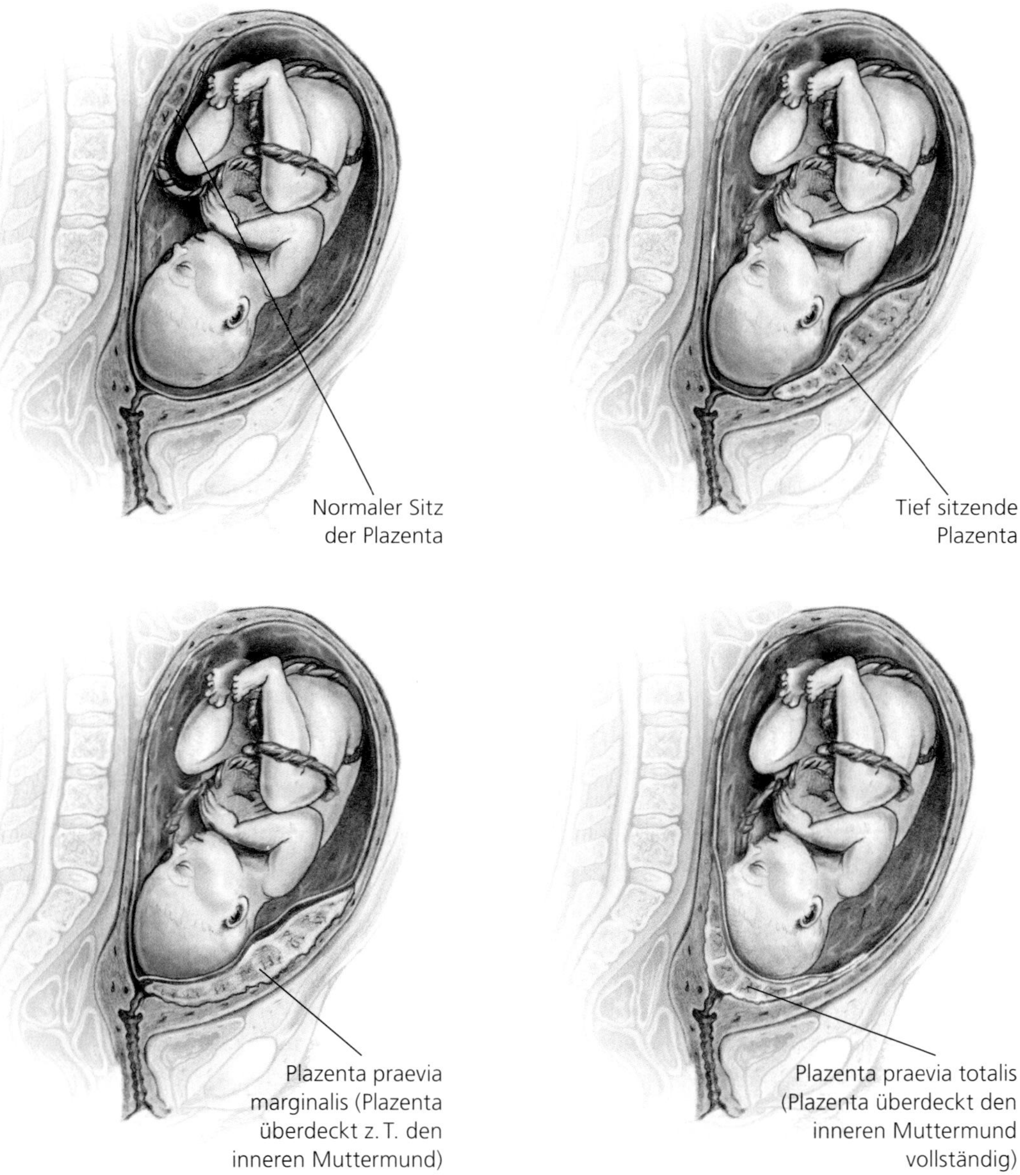

Abb. 67: Ausprägungsgrade der Placenta praevia

Unterschieden werden die folgenden Ausprägungsgrade:

Ausprägungsgrade

- tief sitzende Plazenta,
- Placenta praevia marginalis und
- Placenta praevia totalis.

Symptome

Klinisch ist typisch, dass in der zweiten Schwangerschaftshälfte akut lebensbedrohliche schmerzlose vaginale Blutungen (ohne Uteruskontraktionen oder einen Blasensprung) auftreten können.

Ursache und Folgen

Die **Ursache** für die Blutung ist eine partielle Ablösung der Plazenta in ihren tiefen, in der Nähe des inneren Muttermundes gelegenen Anteilen. Die Schwangere gerät evtl. innerhalb kürzester Zeit in einen schweren hämorrhagischen Schock. Gleichzeitig ist das Kind durch einen Sauerstoffmangel und nicht selten durch Blutungen aus dem intravillösen Raum gefährdet. Schließlich sind Leben und Gesundheit des Kindes durch die evtl. notwendige frühzeitige Schwangerschaftsbeendigung bedroht.

Therapie

Die **Behandlung** der Placenta praevia richtet sich nach dem Grad der Ausprägung, der Blutungsstärke und dem jeweiligen Zustand und Reifegrad des Kindes. Wichtig ist die frühzeitige Erkennung der tiefen Plazentaansiedlung mithilfe der Ultraschalluntersuchung, die den Plazentasitz darstellen kann. Akut lebensbedrohliche Blutungen bei reifem Kind können nur durch eine sofortige Sektio beherrscht werden. Ein durch den Blutverlust eingetretener Schockzustand der Mutter bedarf unverzüglich der Korrektur durch Transfusionen. Bei leichteren Blutungen oder unreifem Kind kann zunächst versucht werden, durch Ruhigstellung der Gebärmutter (Tokolyse) und engmaschige Überwachungsmaßnahmen (CTG, Ultraschall, Labor etc.) eine Stabilisierung der Situation zu erreichen.

16.2.3.3 Vorzeitige Lösung der normal sitzenden Plazenta

Vorkommen und Symptome

Die vorzeitige Ablösung der normal implantierten Plazenta (☞ Abb. 68) wird vor allem bei Gefäßveränderungen an der Plazentahaftstelle im Rahmen einer Hypertonie, aber auch nach stumpfen Traumen (z. B. Autounfall) beobachtet. Bei den betroffenen Frauen fallen häufig starke Schmerzen im Bereich der Gebärmutter und ein brettharter Bauch auf. Nicht immer kommt es zu einer sichtbaren vaginalen Blutung. Das Kind ist je nach Ausdehnung der Plazentaablösung durch den eintretenden Sauerstoffmangel akut gefährdet. In schweren Fällen kommt es zum intrauterinen Fruchttod.

Therapie

Die **Behandlung** richtet sich nach der Stärke des Blutverlustes und den Symptomen der intrauterinen Gefährdung des Kindes. Bei kleineren partiellen Ablösungen kann ggf. abgewartet werden; mittelschwere Formen und akute Notsituationen lassen sich (bei lebendem Kind) nur durch Schockbekämpfung und die sofortige Schnittentbindung beherrschen. Ist das Kind nicht mehr am Leben, wird eine vaginale Entbindung angestrebt, solange es die Stärke des Blutverlustes für die Schwangere erlaubt.

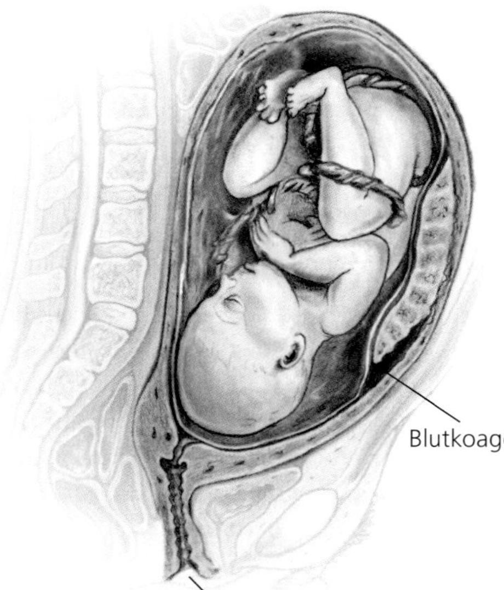

Abb. 68: Vorzeitige Lösung der normal angesiedelten Plazenta

16.2.4 Bau- und Funktionsstörungen der Plazenta

16.2.4.1 Blasenmole und Chorionepitheliom

Ursachen

Als Folge früher degenerativer Veränderungen des Trophoblasten wandelt sich das befruchtete Ei in ein stark wucherndes, traubenartiges Gebilde um, wobei die Zotten aus dünnwandigen Bläschen mit klarem Inhalt bestehen. Eine Embryonalanlage fehlt. Der Uterus ist infolge des schnellen Wachstums der Blasenmole übergroß, Herztöne und Kindsbewegungen fehlen. Im Ultraschallbild finden sich flockenartige Strukturen (Schneegestöberbild). Auffallend ist der außergewöhnlich hohe HCG-Spiegel.

Gefahren

Die **Gefahren** der Blasenmole bestehen einerseits in stärkeren Blutverlusten bei der erforderlichen Uterusentleerung durch die Saugkürettage bzw. Abrasio. Andererseits kann in seltenen Fällen das stark proliferierende Plazentagewebe maligne entarten und sich damit zu einem Chorionkarzinom entwickeln. Eine schnelle hämatogene Metastasierung in Lungen, Leber, Knochen und das Gehirn ist typisch.

Diagnose

Die endgültige **Diagnose** wird mithilfe der mikroskopischen Untersuchung aus dem Abrasionsmaterial gestellt.

Therapie

Das **diagnostische und therapeutische Vorgehen** besteht bei der Blasenmole in der sorgfältigen Entleerung der Gebärmutter mit nachfolgender, wiederholter Kontrolle des HCG-Tests, um die Entwicklung eines **Chorionkarzinoms** frühzeitig zu erkennen. Die Behandlung des Chorionkarzinoms erfolgt durch eine Chemotherapie, z. B. mit Methotrexat.

16.2.4.2 Formanomalien der Plazenta

Ursachen

Von der normalen runden bzw. ovalen Plazentaform gibt es zahlreiche Abweichungen. Ihre gemeinsamen **Ursachen** sind Störungen der Zottenreduktion (☞ S. 157), die das Entstehen einer umschriebenen Plazentaanlage verhindern. Sie treten als Folge von Narbenbildungen am Endometrium auf, so dass sich die Zotten an einigen Stellen des Implantationsorts nicht ausbilden können, an anderen Stellen aber kompensatorisch bestehen bleiben. **Formanomalien der Plazenta** (z. B. Nebenplazenta ☞ Abb. 69) oder geteilte Plazenta) finden sich deshalb gehäuft bei Vielgebärenden bzw. nach Ausschabungen, die zu einer Schädigung der Gebärmutterschleimhaut geführt haben.

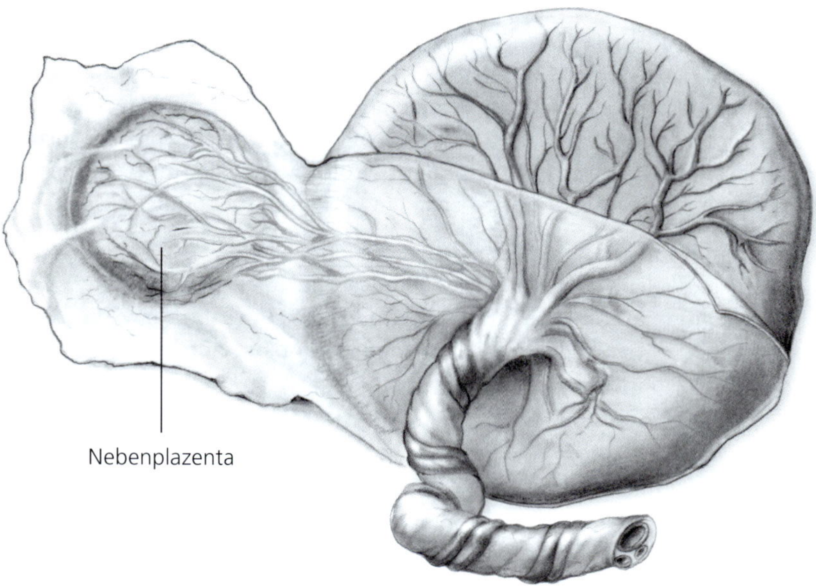

Abb. 69: Plazenta mit Nebenplazenta

16.2.4.3 Plazentainsuffizienz

Definition: Bei der Plazentainsuffizienz kommt es zu einem Missverhältnis zwischen der plazentaren Leistung und der ausreichenden Versorgung des Kindes.

Das Nachlassen der plazentaren Versorgung stellt in der zweiten Schwangerschaftshälfte eine bedeutende Gefährdung des Kindes dar:

Nutritive Plazentainsuffizienz

- Ist vordergründig die intrauterine Ernährung des Kindes unzureichend, so spricht man von einer **nutritiven Plazentainsuffizienz.** Die charakteristische Folge ist die Mangelentwicklung des Kindes in Form einer Dystrophie (small for date).

Respiratorische Plazentainsuffizienz

- Eine Verminderung des Gasaustauschs in Form der **respiratorischen Plazentainsuffizienz** birgt die Gefahr hypoxischer Hirnschädigungen.

Ursachen

Die **Ursachen** der Plazentainsuffizienz sind sehr unterschiedlich. Die vorzeitige Ablösung der Plazenta, eine starke Blutung bei Placenta praevia oder auch eine Dauerkontraktion der Gebärmutter sind typische Gründe für eine **akute Plazentainsuffizienz**. Erkrankungen wie eine schwangerschaftsinduzierte Hypertonie (☞ Kap. 16.2.1.2), ein schlecht eingestellter Diabetes mellitus, Nikotinabusus während der Schwangerschaft, fieberhafte Infekte und eine Übertragung sind dagegen typische Ursachen für eine **chronische Plazentainsuffizienz**. Hierbei kommt es aufgrund von Gefäßveränderungen im Bereich der Plazentahaftstelle zu Diffusionsstörungen zwischen mütterlichem und kindlichem Blut.

Diagnose

Zur **Diagnose** stehen dem Geburtshelfer unterschiedliche Methoden zur Verfügung. Die chronisch-nutritive Plazentainsuffizienz wird mittels der Ultraschallfetometrie an einer Abflachung der Wachstumskurve und bei der Doppler-Sonografie erkannt. Die akut respiratorische Plazentainsuffizienz lässt sich am besten mittels der Kardiotokografie und nach der Geburt durch die pH-Bestimmung aus dem fetalen Blut erkennen.

Therapie

Die **Behandlung** der Plazentainsuffizienz richtet sich im Wesentlichen nach dem Ausmaß der Gefährdung des Kindes und dem geburtshilflichen Befund. In Frage kommen die vorzeitige Geburtseinleitung bzw. in akuten Fällen die operative Beendigung der Geburt, denn die einmal schon beschädigte Plazenta kann sich nicht mehr erholen.

16.2.5 Störungen der Eihäute und des Fruchtwassers

16.2.5.1 Hydramnion und Polyhydramnie

[i]

Definition: Die normale Fruchtwassermenge beträgt zum Zeitpunkt der Geburt etwa 1 l. Eine Vermehrung des Fruchtwassers über 1,5 bis 2 l wird als Hydramnion (Polyhydramnion) bezeichnet.

Der Uterus ist überdehnt, so dass das Kind nur schwer zu tasten ist. Der eintretende Zwerchfellhochstand bereitet der Schwangeren erhebliche Atemprobleme und Kreislaufstörungen.

Ursache

Die wichtigste **Ursache** sind fetale Missbildungen, und zwar in Form von Verschlüssen im Verdauungstrakt (mangelhafte Aufnahme von Fruchtwasser durch den Fetus) und Spaltbildungen im Bereich der Wirbelsäule. Die Diagnose erfolgt i. d. R. sonografisch.

16.2.5.2 Oligohydramnie

[i]

Definition: Eine Verminderung des Fruchtwassers auf unter 500 ml wird als Oligohydramnion bezeichnet.

Das Oligohydramnion findet sich vor allem als Symptom der **Plazentainsuffizienz**. Die mangelhafte Beweglichkeit des Kindes führt ebenso wie bei einer erhöhten Spannung der Uteruswand gehäuft zu **Beckenendlagen**.

[!]

Merke: Die Vermehrung und die Verminderung des Fruchtwassers können mithilfe von Ultraschalluntersuchungen erkannt werden. In jedem Fall sind entsprechende Veränderungen als ein Hinweis auf eine mögliche Fehlbildung oder intrauterine Erkrankung des Kindes zu werten.

16.2.5.3 Amnioninfektionssyndrom

[i]

Definition und Häufigkeit: Unter einem Amnioninfektionssyndrom (Chorioamnionitis) versteht man eine in der überwiegenden Mehrzahl der Fälle durch Keimaszension aus dem Urogenitaltrakt der Schwangeren hervorgerufene Infektion des Fruchtwassers, der Eihäute und/oder des Fetus. Mit dem Auftreten eines Amnioninfektionssyndroms muss in 1–2 % aller Geburten gerechnet werden.

Prädisponierende Faktoren

Ein protrahierter Geburtsverlauf nach Blasensprung, urogenitale Infektionen und Manipulationen im Bereich der Zervix (z. B. zu häufige vaginale Untersuchungen) sind als prädisponierende Faktoren einer Chorioamnionitis zu nennen.

Symptome

Zu den typischen **Symptomen** eines Amnioninfektionssyndroms zählen Fieber von über 38 °C, eine mütterliche Tachykardie von über 100 Schlägen/Minute, eine Leukozytose über 15.000/nl, ein erhöhtes CRP, übel riechendes Fruchtwasser, ein druckschmerzhafter Uterus und eine dauerhafte fetale Tachykardie von über 160 Schlägen/Minute.

Therapie

Dank moderner Antibiotika entwickelt sich ein Amnioninfektionssyndrom nur in seltenen Fällen zu einem lebensbedrohlichen Krankheitsbild für die Mutter. Die Ausbildung einer mütterlichen Sepsis oder eines bakteriellen Schocks sind heute deshalb seltene Ereignisse. Für das Neugeborene stellt das Amnioninfektionssyndrom ein erhebliches Risiko dar. Durch die intrauterine Aufnahme von infiziertem Fruchtwasser z. B. über die Lungen kann es zu einer kindlichen Sepsis kommen, die mit einer deutlich erhöhten Letalität verbunden ist. Die **Behandlung** des Amnioninfektionssyndroms besteht in der frühzeitigen parenteralen Verabreichung von geeigneten Antibiotika in ausreichender Dosierung und in der möglichst frühzeitigen Beendigung der Schwangerschaft – häufig durch eine Sektio.

16.2.5.4 Vorzeitiger Blasensprung

Definition: Unter einem vorzeitigen Blasensprung versteht man den Abgang von Fruchtwasser noch vor Einsetzen einer regelmäßigen Wehentätigkeit. Der Blasensprung nach vollständiger Erweiterung des Muttermundes wird dagegen als rechtzeitig bezeichnet.

Von besonderer klinischer Bedeutung ist der vorzeitige Blasensprung, noch bevor eine ausreichende Reife des Kindes intrauterin erreicht wurde. In aller Regel führt dieser frühzeitige Abgang von Fruchtwasser innerhalb weniger Tage zum Beginn der Wehentätigkeit und damit zu einer Frühgeburt und ihren möglichen Gefahren für die Mutter und das Neugeborene.

16.2.6 Störungen der Nabelschnur

16.2.6.1 Nabelschnurknoten und Nabelschnurumschlingung

Häufigkeit: Bei etwa 2 % aller Geburten werden Nabelschnurknoten, bei etwa 20 % Nabelschnurumschlingungen um den Hals, den Rumpf oder eine Extremität beobachtet.

Die Bedeutung dieser Anomalie wird im Allgemeinen überschätzt. Sie führen nur dann zu einer Bedrohung des Kindes, wenn die Nabelschnur straff angespannt und dadurch der Nabelschnurkreislauf unterbrochen wird, was bei guter CTG-Überwachung problemlos frühzeitig erkannt wird.

16.2.6.2 Vorliegen und Vorfall der Nabelschnur

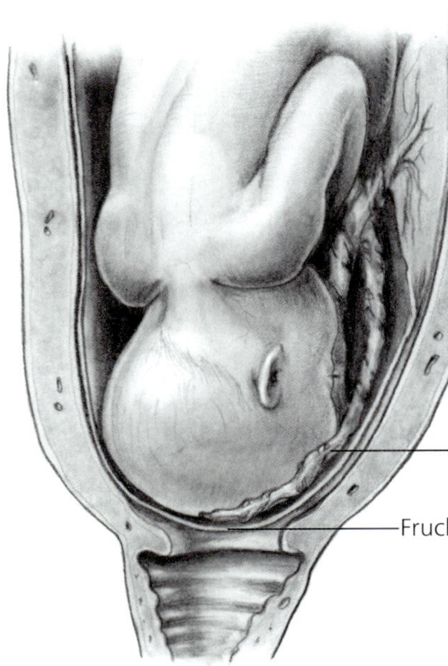

Abb. 70: Vorliegen der Nabelschnur. Die Nabelschnur liegt neben dem Kopf des Kindes, die Fruchtblase ist intakt.

Häufigkeit: Bei etwa 0,5 % aller Geburten kommt es zu der für das Kind bedrohlichen Situation, dass die Nabelschnur vor den vorangehenden Kindsteil tritt und hier in Gefahr gerät, eingeklemmt zu werden.

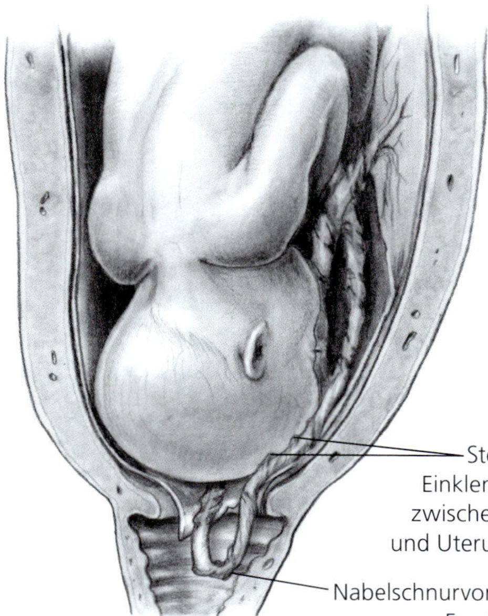

Abb. 71: Vorfall der Nabelschnur. Die Nabelschnur ist am kindlichen Kopf vorbei in die Vagina vorgefallen, die Fruchtblase ist gesprungen.

Wird der Nabelschnurvorfall nicht sofort erkannt und unverzüglich durch die operative Entwicklung des Kindes behandelt, so ist das Kind akut gefährdet.

Diagnose

Die **Diagnose** wird durch die nach dem Blasensprung ausgeführte vaginale Untersuchung und aufgrund von CTG-Veränderungen gestellt.

16.2.7 Regelwidrige Schwangerschaftsdauer

Abweichungen

Als regelwidrige Schwangerschaftsdauer werden die folgenden **Abweichungen von der normalen Schwangerschaftdauer** von 40 Wochen post menstuationem bezeichnet:

- **Fehlgeburt:** bis einschließlich der 23. Woche post menstruationem
- **Frühgeburt:** 24.–36. Woche post menstruationem
- **Spätgeburt (Übertragung):** 43. Woche post menstruationem und länger

Im Gegensatz zu diesen Definitionen, die von den unterschiedlich langen Tragzeiten ausgehen, erfolgt die Beurteilung des Kindes nach dessen Geburt anhand des Geburtsgewichts und der Reifezeichen.

Man unterscheidet:

- **reife Kinder**
- **unreife Kinder** mit fehlenden Reifezeichen
- **überreife Kinder** mit Zeichen der Überreife.

16.2.7.1 Fehlgeburt (Abort)

[i]

Definition: Bei einem Abort handelt es sich um eine vorzeitige Ausstoßung des Embryos oder Feten bei einem Gewicht unter 500 g und dem Fehlen von Vitalzeichen. Nach dem Zeitpunkt der Ausstoßung werden Früh- und Spätaborte unterschieden (vor bzw. nach der 16. SSW).

Die Schwangerschaftsbeendigung bis einschließlich der 23. Woche kann verschiedene **Ursachen** haben. Neben dem **legalen Schwangerschaftsabbruch** (Abruptio) sind als Ursachen vonseiten der Mutter und vonseiten des Kindes zu nennen:

Mütterliche Ursachen eines Aborts

1. Abortursachen vonseiten der Mutter

- Fehlbildungen der Genitalorgane (z.B. uterine Doppelbildungen ☞ Kap. 4.3)
- Tumoren (z.B. Myome ☞ Abb. 72)
- Zervixinsuffizienz (z.B. nach operativen Eingriffen im Bereich der Zervix)
- Endometriuminsuffizienz (z.B. endokrine Störung, Schäden nach Kürettagen)
- Urogenitale Infektionen (z.B. Zervizitis, Endometritis)
- Stoffwechselstörungen (Diabetes mellitus, Hyperthyreose)
- Trauma

Kindliche Ursachen eines Aborts

2. Abortursachen vonseiten des Kindes

- Chromosomenanomalien (z.B. Trisomien)
- Bau- und Funktionsstörungen des Trophoblasten bzw. der Plazenta
- Nidationsanomalien (z.B. Plazenta praevia)
- schwere Erkrankungen in der Frühgravidität, z.B. Infekte (Grippe, Röteln).

Hinweis: Die vielfältigen **Ursachen** für ein Abortgeschehen erschweren die exakte Diagnose im Einzelfall!

Verlaufsformen

Der **klinische Verlauf** der Fehlgeburt kann sehr unterschiedlich sein:

- **Drohende Fehlgeburt** (Abortus imminens): Es bestehen Blutungen bei noch geschlossenem Muttermund. Die Möglichkeit der Schwangerschaftserhaltung ist gegeben.

- **Beginnende Fehlgeburt** (Abortus incipiens): Bei meist stärkerer Blutung hat sich die Zervix durch Wehen (Uteruskontraktionen) bereits eröffnet. Eine Schwangerschaftserhaltung ist nicht mehr möglich.

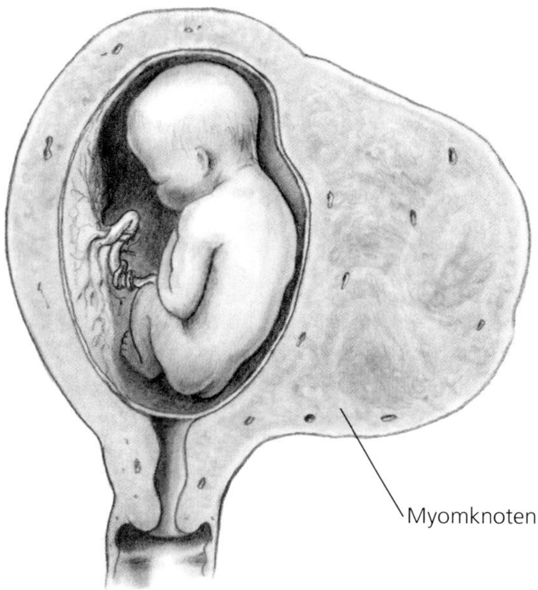

Abb. 72: Schwangerschaft in einem Uterus myomatosus

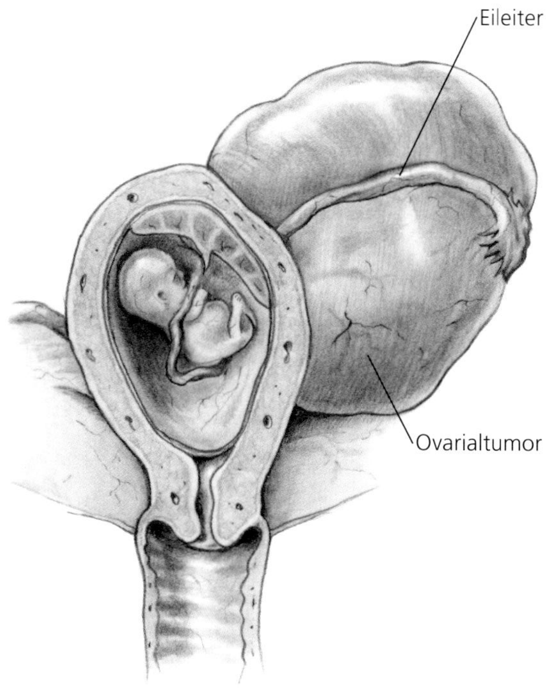

Abb. 73: Schwangerschaft bei linksseitiger Ovarialzyste

- **Unvollständige Fehlgeburt** (Abortus incompletus): Ein Teil des Schwangerschaftprodukts ist ausgestoßen (Plazentateile, Embryo), der Uterus ist indessen nicht ganz entleert.
- **Vollständige Fehlgeburt** (Abortus completus): Nach vollständiger Ausstoßung des Schwangerschaftprodukts ist der Uterus leer. Die Blutung ist meist gering.
- **Verhaltene Fehlgeburt** (missed abortion): Der Embryo (der Fetus) ist abgestorben, befindet sich aber noch vollständig intrauterin. Manchmal ist der Embryo nicht mehr vorhanden, wenn er nach dem Absterben durch das Fruchtwasser resorbiert wurde. Sonst ist aber diese Schwangerschaft noch unverändert intrauterin nachweisbar (FB, FW, Plazenta etc.)
- **Fieberhafte Fehlgeburt** (Abortus febrilis): Durch eine aszendierte Infektion der Uterushöhle kommt es zu Fieber, Leukozytose und stärkeren Schmerzen. Die Gefahr des Übergangs der Infektion auf die Tuben bzw. auf das Peritoneum oder sogar die Gefahr der Sepsis sind gegeben.
- **Habituelle Fehlgeburt:** Das Auftreten von mehr als 2 Fehlgeburten hintereinander wird als habituelles Abortgeschehen bezeichnet.

Symptome

Die typischen **Symptome** der Fehlgeburt sind damit die Blutung, die vorzeitigen Wehen und bei einem kompletten oder inkompletten Abort der Gewebeabgang. Für den Spätabgang infolge einer Zervixinsuffizienz ist indessen eher der Beginn einer Fehlgeburt mit einem Blasensprung charakteristisch und der Verlauf auch oft dem einer Geburt ähnlich.

Therapie

Für die **Behandlung** muss zunächst darüber entschieden werden, ob die Schwangerschaft noch intakt ist bzw. ob schwangerschaftserhaltende Maßnahmen wie Bettruhe, wehenhemmende Medikamente und Hormongaben sinnvoll sind. Am sichersten vermag dies die Ultraschalluntersuchung zu entscheiden. Bei stärkeren Blutungen ist die unverzügliche Entleerung des Uterus durch die Abrasio erforderlich. Bei fieberhaften Aborten und nicht lebensbedrohlicher Blutung wird die Infektion zunächst mit Antibiotika behandelt, ehe die Abrasio vorgenommen wird.

[!]

Merke: Viele Aborte ereignen sich in einem sehr frühen Stadium, sodass sie gar nicht als solche wahrgenommen werden. Nur etwa ein Fünftel aller befruchteten Eizellen führen zu einer regelrechten Schwangerschaft und Geburt!

16.2.7.2 Frühgeburt

[i]

Definition und Häufigkeit: Die Frühgeburt, die Schwangerschaftsbeendigung zwischen der 24. und 36. Woche, tritt mit einer Häufigkeit von 5–15 % auf.

Die **Ursachen** entsprechen weitgehend denen der Fehlgeburt (☞ Kap. 16.2.7.1). Hinzu kommen Risikofaktoren wie eine **Mehrlingsschwangerschaft**, ein **Polyhydramnion** oder auch eine **Zervixinsuffizienz**. Forschungen der letzten Jahre haben gezeigt, dass aufsteigende **genitale Infektionen** einen der bedeutendsten Risikofaktoren für die Entstehung einer Frühgeburt darstellen.

Ursachen

Von den negativen Folgen einer Frühgeburt ist in Abhängigkeit vom Schwangerschaftsalter nicht nur das Kind, sondern auch die Mutter betroffen. Den zu früh geborenen Kindern drohen bei starker Unreife vor allen Dingen ein Atemnotsyndrom und eine hohe Rate septischer Komplikationen. Die Mütter sind durch die erhöhte infektiöse Morbidität gefährdet.

Gefahren

Hinweis: Eine erfolgreiche **Behandlung** der **drohenden Frühgeburt** setzt voraus, dass mögliche Hinweissymptome rechtzeitig erkannt werden. Dazu zählen die regelmäßige und nicht immer schmerzhafte Wehentätigkeit, die zunehmende Erweiterung des Muttermundes und ein vorzeitiger Blasensprung.

Zur **Behandlung** der drohenden Frühgeburt gehören die frühzeitige stationäre Aufnahme, die Vermeidung von Stressfaktoren, strenge Bettruhe, Obstipationsprophylaxe, die Gabe von wehenhemmenden Medikamenten (Beta-Sympathikomimetika, z. B. Partusisten®) und in Einzelfällen der operative Verschluss des Muttermundes bei einer ausgeprägten Zervixinsuffizienz. Ist die drohende Frühgeburt nicht zu verhindern, sollte rechtzeitig medikamentös durch Gabe von Glukokortikoiden an die Mutter dafür gesorgt werden, dass es noch intrauterin zu einer vorzeitigen Reifung des kindlichen Lungengewebes kommt. Das gefürchtete Atemnotsyndrom kann auf diese Weise in den meisten Fällen verhindert werden.

Therapie

Bei der Geburt eines unreifen Neugeborenen sollte auf eine schonende Entbindung des Kindes, z. B. mithilfe einer Sektio, geachtet werden. Diese Entbindungen sollten möglichst immer in hoch spezialisierten und entsprechend ausgerüsteten geburtshilflichen Zentren vorgenommen werden.

Merke: Die Verhinderung der Frühgeburt gehört heute zu den wichtigsten Aufgaben der modernen Geburtshilfe, da die allgemeine perinatale Sterblichkeit mit mindestens 70 % durch die zu früh geborenen Kinder verursacht wird.

16.2.7.3 Übertragung

Definition: Wird der Geburtstermin um mehr als zwei Wochen überschritten, so besteht eine Übertragung. Die zunehmenden Alterungsvorgänge an der Plazenta führen unabwendbar zu einer Plazentainsuffizienz und damit zur Gefährdung des Kindes.

Therapie

Die **Behandlung** muss von einer möglichst exakten Terminbestimmung ausgehen. Schon nach einer Terminüberschreitung von wenigen Tagen wird mit der Intensivkontrolle des intrauterinen Zustands des Kindes durch 2-tägige Kontrollen begonnen. Vom Wohlbefinden des Kindes überzeugt man sich durch die Kardiotokografie und durch Ultraschalluntersuchungen, geeignet ist auch ein Oxytocin-Belastungstest (OBT). Bei den ersten Symptomen einer nachlassenden Plazentafunktion muss die Schwangerschaft durch die Geburtseinleitung beendet werden.

Zeichen der Überreife

Das übertragene Kind zeigt die charakteristischen **Zeichen der Überreife** (Clifford-Syndrom), die in Abhängigkeit von der Stärke der Plazentainsuffizienz beobachtet werden. Dazu gehören die fehlende Käseschmiere, die trockene faltige Haut an Händen und Füßen (so genannte Waschfrauenhände) und evtl. auch ein grünlich verfärbtes Furchtwasser als Folge des vorzeitigen Mekoniumabgangs.

16.2.7.4 Einleitung der Geburt

Ziel

Die Geburtseinleitung hat das Ziel, eine Schwangerschaft mit erkennbarer Gefährdung der Mutter und vor allem des Kindes so rechtzeitig zu beenden, dass eine Schädigung vermieden wird.

[!]

Merke: Die häufigste Indikation zur **Geburtseinleitung** stellt die **Plazentainsuffizienz** und somit der Nachweis einer unzureichenden intrauterinen Versorgung des Kindes dar.

Vorgehensweise

Die **Geburtseinleitung** erfolgt bei geburtsbereiter Portio durch die medikamentöse **Wehenanregung** mithilfe einer Oxytocin-Infusion. Das Kind muss während der gesamten Geburt fortlaufend mit CTG überwacht werden. Bei einer noch geschlossenen Zervix (nicht geburtsbereite Portio) und gleichzeitiger Notwendigkeit der Schwangerschaftsbeendigung, z. B. wegen einer Übertragung oder einem Nachlassen der Plazentafunktion, ist es heute möglich, durch die lokale **Applikation von Prostaglandinen** (z. B. in Form eines Gels oder einer Tablette) die Entbindung auf vaginalem Weg zu erreichen und so eine Sektio zu umgehen. Bei entsprechender Aufklärung der Schwangeren und einer guten Führung dieser Geburt durch die Hebamme und den Geburtshelfer muss die Einleitungs-Geburt keinesfalls andere subjektive Erlebnisse für die Gebärende bedeuten als eine vollkommen spontane „natürliche" Geburt.

Kapitel 17:

Geburt

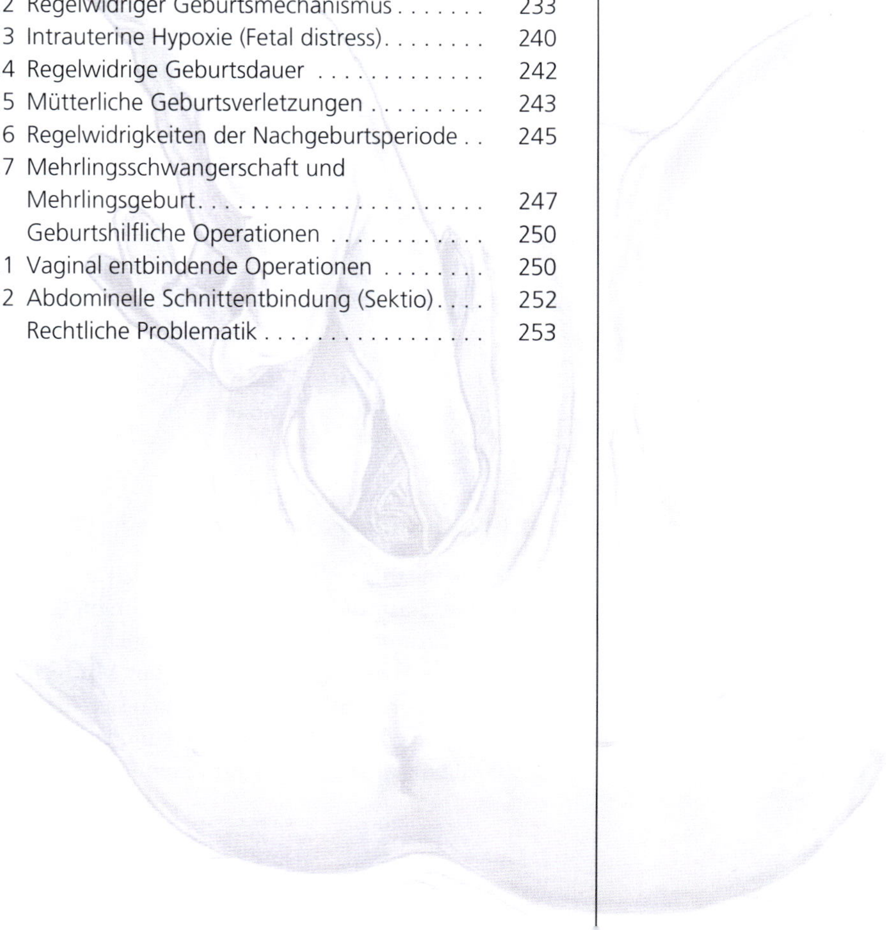

17 Geburt

17.1 Physiologische Geburt

[i]

Definition und Häufigkeit: Von einer physiologischen oder normalen (auch regelrechten oder regelhaften) Geburt spricht man bei einer spontanen Entbindung einer schwangeren Frau von einem reifen Kind aus regelrechter Lage zwischen der 38. und 42. Schwangerschaftswoche. Bei rund 80 % aller Geburten handelt es sich um eine physiologische Geburt.

Funktion

Der **Geburtsvorgang** hat die Aufgabe, den Muttermund zu eröffnen, die Passage des Kindes durch den Geburtskanal zu bewirken, die Nachgeburt abzulösen und auszustoßen und für eine ausreichende Blutstillung an den Geburtswunden nach der Entbindung zu sorgen. Die hierzu notwendigen Kräfte sind die rhythmischen Kontraktionen der Uterusmuskulatur, die **Wehen**.

[i]

Definition: Als **Geburtsmechanismus** bezeichnet man die unter dem Einfluss der Wehen eintretenden mechanischen Beziehungen zwischen Kind und Geburtskanal.

17.1.1 Wehen

Wehenarten

Im Verlauf der Schwangerschaft und der Geburt treten unterschiedliche Arten von Uteruskontraktionen auf. Zu unterscheiden sind die folgenden vier Arten von Wehen.

17.1.1.1 Schwangerschaftswehen

Bei den Schwangerschaftswehen handelt es sich um bereits in der Frühschwangerschaft und während der gesamten Gravidität auftretende vereinzelte unkoordinierte Uteruskontraktionen. Sie sind physiologisch und führen zu keiner vorzeitigen Eröffnung des Muttermundes. In den letzten vier Wochen vor der Entbindung verstärken sich die Schwangerschaftswehen zu den **Senk-** oder **Vorwehen**, die das Kind tiefer treten lassen und die Portio auf die Geburt vorbereiten (verkürzen und aufweichen).

17.1.1.2 Eröffnungswehen

Die Geburt beginnt mit dem Einsetzen rhythmischer Kontraktionen des Myometriums mit einer Frequenz von 5–20/Std. In der Fruchthöhle wird dabei ein Druckanstieg bis zu 60 mmHg erreicht. Die Aufgabe dieser Wehen ist es, den vorangehenden Teil tiefer treten zu lassen und den Muttermund zu erweitern. Nach wie vor ist nicht im Einzelnen geklärt, was die eigentlichen Geburtswehen auslöst. Sicher ist, dass es sich dabei um einen komplizierten Vorgang handelt, bei dem insbesondere fetale und mütterliche Hormone eine zentrale Rolle spielen.

17.1.1.3 Austreibungswehen und Presswehen

Wenn der Muttermund vollständig eröffnet ist, kommt es zu einer Zunahme der Wehenfrequenz bei gleichzeitigem weiterem Anstieg des intrauterinen Drucks. Hat der vorangehende Teil des Kindes den Beckenboden erreicht, so setzen unwillkürlich die Presswehen ein, bei denen die Gebärende nach tiefer Einatmung die Bauchmuskulatur anspannt und wie bei der Defäkation kräftig nach unten drückt. Auf diese Weise wird für das Kind die Passage des Weichteilansatzrohrs und schließlich dessen Austritt bewirkt.

17.1.1.4 Nachgeburtswehen und Nachwehen

Nachgeburtswehen

Unmittelbar nach der Geburt des Kindes setzen Kontraktionen in Form der **Nachgeburtswehen** ein. Die dabei entstehenden Flächenverschiebungen zwischen Uteruswand und Plazenta führen zur Ablösung der Plazenta von der Unterlage. Da es aus den eröffneten Gefäßen blutet, entsteht das **retroplazentare Hämatom**, das zusätzlich zu der Abhebung der Nachgeburt von der Uteruswand beiträgt. Ist die Plazenta mit den Eihäuten geboren, zieht sich der Uterus mithilfe der Nachgeburtswehen zusammen. So kommt es zur Blutstillung an der Plazentahaftstelle.

Hinweis: Der bei der normalen Entbindung auftretende Blutverlust beträgt bis zu 500 ml.

Nachwehen

Im **Wochenbett** sorgen die **Nachwehen** über die Verminderung der Uterusdurchblutung für den Abbau der jetzt überflüssig gewordenen Hyperplasie und damit für die Rückbildung des Organs bis zur normalen Größe sowie auch zur besseren Entleerung der Lochien (Wochenfluss).

17.1.2 Geburtskanal

Der Geburtskanal, den das Kind während der Geburt zu passieren hat, besteht aus dem knöchernen Becken und den unter der Geburt ausgewalzten Weichteilen, dem Weichteilansatzrohr. Da die Form des Geburtskanals in den verschiedenen Höhen unterschiedlich ist, wird das Kind gezwungen, sich dem zur Verfügung stehenden Raum jeweils neu anzupassen. Das Kind passiert im Einzelnen die folgenden Stationen im Geburtskanal:

Beckeneingang

Als Beckeneingang wird ein schmaler Raum bezeichnet, dessen Querdurchmesser größer ist als sein Längsdurchmesser, der also eine **querovale Form** hat. Zur Überwindung dieses Beckenabschnitts muss sich der längliche kindliche Kopf hier im **hohen Querstand** einstellen, das Gesicht des Kindes orientiert sich also seitlich.

Beckenhöhle

Die sich an den Beckeneingangsraum nach unten anschließende Beckenhöhle hat eine **runde** Form. Das Kind hat deshalb in diesem Abschnitt die Möglichkeit, sich zu drehen.

Beckenausgang

Der gerade Durchmesser des Beckenausgangs wird durch die unter der Geburt erfolgende Abwinkelung des Steißbeins nach hinten zusätzlich erweitert, so dass dieser Beckenraum eine **längsovale** Form aufweist. Der Kopf passiert diesen Beckenabschnitt nach der Drehung in der Beckenhöhle deshalb im geraden Durchmesser, das Gesicht des Kindes orientiert sich meistens zum After der Mutter.

Weichteilansatzrohr

Das aus den ausgewalzten Weichteilen (Vulva, Beckenboden) bestehende Weichteilrohr schließt sich als gebogenes Rohr kontinuierlich an den knöchernen Geburtskanal an. Die Dehnung der Weichteile erfolgt durch den tiefer tretenden vorangehenden Kindsteil. Der Weg, den das Kind durch das Weichteilansatzrohr zurückzulegen hat, ist in etwa gleich weit wie der durch das knöcherne Becken.

17.1.3 Die Geburt des Kindes

Häufigkeit: Bei etwa 95 % aller Geburten geht der Kopf des Kindes voran, d. h. es handelt sich um eine **Schädellage.**

Bei ihnen wird der Geburtsmechanismus durch die Form des Kopfes bestimmt. Diese ist bei der überwiegenden Zahl der Neugeborenen in Form eines Langkopfes ausgebildet.

Nähte und Fontanellen

Die Kontrolle der mechanischen Beziehungen des Kopfes zum Becken, d. h. der Drehung und Beugung, kann unter der Geburt durch die innere Untersuchung anhand der Stellung der Pfeilnaht und der Fontanellen vorgenommen werden.

Man unterscheidet:

Pfeilnaht: längsverlaufende Naht zwischen den Scheitelbeinen
Stirnnaht: längsverlaufende Naht zwischen den Stirnbeinen
Kranznaht: querverlaufende Naht zwischen den Scheitel- und Stirnbeinen
Lambdanaht: bogenförmige Naht zwischen Scheitelbeinen und Hinterhauptsschuppe

Definition: Unter Fontanellen versteht man Knochenlücken zwischen den verschiedenen Teilen des knöchernen Schädels.

[i]

Große Fontanelle: viereckige Knochenlücke zwischen den Stirn- und Scheitelbeinen im Bereich des Vorderhauptes

Kleine Fontanelle: dreieckige Knochenlücke zwischen den Scheitelbeinen und der Hinterhauptsschuppe. Die kleine Fontanelle ist unter der Geburt in der Führungslinie, also vorangehend zu tasten, wenn der Kopf sich vollständig gebeugt hat.

Die Verschieblichkeit der Schädelknochen gegeneinander ist für die **Verformbarkeit des Kopfes** unter der Geburt von Bedeutung. Sie erlaubt bis zu einem gewissen Grade eine Anpassung des Kopfes an die Form des Geburtskanales durch Verformung (Konfiguration).

17.1.3.1 Geburtsmechanismus

Hintergrundwissen

Die mechanischen Beziehungen des Kindes zum Geburtskanal entstehen unter dem Einfluss der Wehen. Dabei ist es unter physiologischen Bedingungen das Ziel, dass sich das Kind in allen Höhen des Geburtskanals so einstellt, wie es am besten in das kleine Becken hineinpasst, d.h. wie der zur Verfügung stehende Raum am günstigsten ausgenutzt wird. Dies ist der Grund, warum in 92 % aller Geburten die vordere Hinterhauptslage zu beobachten ist (☞ Übersicht 6).

Regelrechte vordere Hinterhauptslage	92 %
Regelwidrige Kopflagen	2 %
Kopflagen gesamt	94 %
Beckenendlagen	5 %
Längslagen gesamt	99 %
Querlagen	1 %
Gesamt	100 %

Übersicht 6: Übersicht über die Häufigkeit der regelrechten vorderen Hinterhauptslage und der wichtigsten geburtsmechanischen Regelwidrigkeiten

Phasen der Geburt

Die Geburt in **vorderer Hinterhauptslage** verläuft in drei Phasen:

1. **Phase** (☞ Abb. 74.1) Der Kopf tritt mit querverlaufender Pfeilnaht in den querovalen Beckeneingang (hoher Querstand) ein. Bei der inneren Untersuchung fühlt man die Pfeilnaht quer. Die Fontanellen stehen oft als Ausdruck der noch nicht erfolgten Beugung auf gleicher Höhe.
2. **Phase** (☞ Abb. 74.2) In dieser Geburtsphase laufen drei Bewegungen des kindlichen Kopfes gleichzeitig ab, und zwar das Tiefertreten, die Drehung und die Beugung. Mit dem Vorrücken in die runde Beckenhöhle kann sich der Kopf aus dem hohen Querstand über den Schrägstand in den tiefen Geradstand drehen, womit wiederum die Anpassung

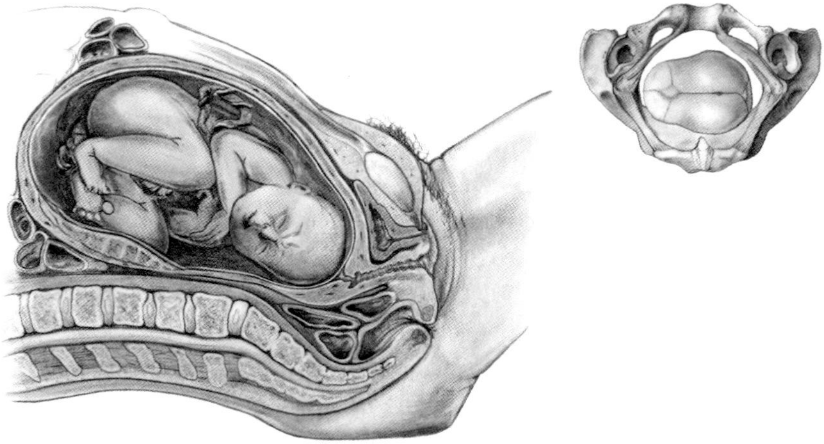

Abb. 74.1: 1. Phase, Gesicht zur Seite im Beckeneingang (Pfeilnaht quer)

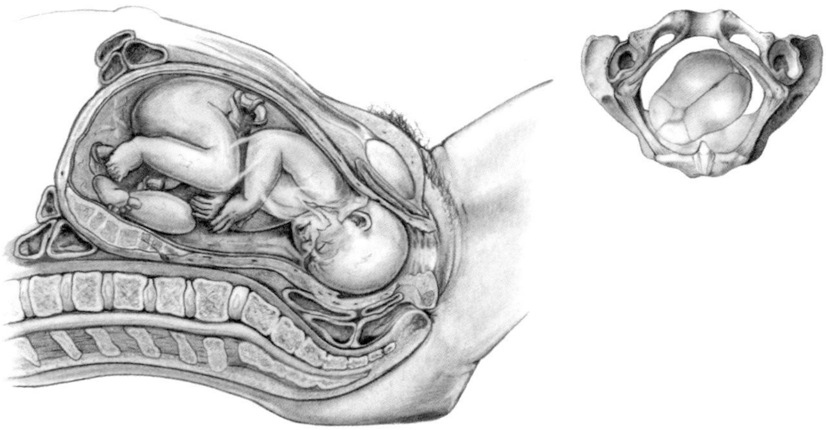

Abb. 74.2: 2. Phase, Gesicht dreht nach hinten in der Beckenmitte (Pfeilnaht schräg)

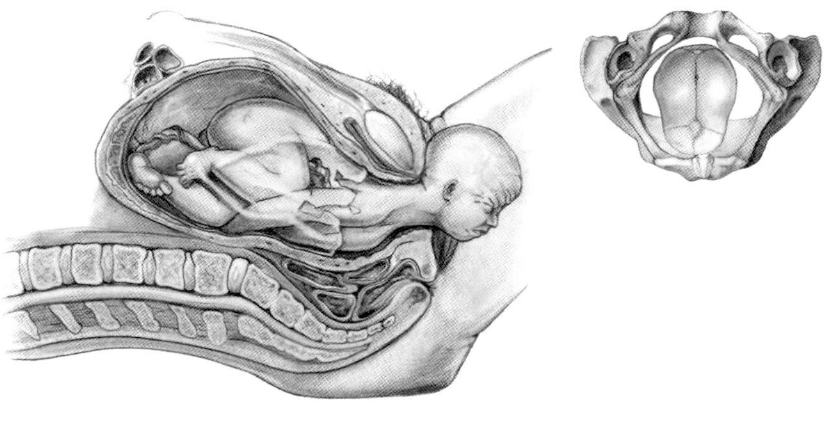

Abb. 74.3: 3. Phase, Gesicht gedreht zum After der Mutter, der Kopf ist bereits geboren (Pfeilnaht gerade)

des Langkopfes an den längsovalen Beckenausgang erreicht wird. Am Ende der 2. Geburtsphase steht der Kopf am Beckenboden, ist stark gebeugt, die kleine Fontanelle führt, und er hat sich mit der Pfeilnaht in den geraden Durchmesser gedreht (physiologischer tiefer Geradstand), wobei die kleine Fontanelle unter der Symphyse der Mutter und das Gesicht des Kindes zum After der Mutter liegen.

3. **Phase** (☞ Abb. 74.3): In der 3. Phase tritt der Kopf aus dem Beckenausgang und dem Weichteilansatzrohr aus, indem er in Streckung übergeht. Auf diese Weise werden nacheinander das Hinterhaupt, der Scheitel, die Stirn und schließlich das Gesicht über den Damm geboren.

17.1.3.2 Klinischer Geburtsverlauf

Definition: Im klinischen Verlauf der Geburt unterscheidet man zwischen der **Eröffnungsperiode**, der **Austreibungsperiode** und der **Nachgeburtsperiode.**

[i]

17.1.3.2.1 Eröffnungsperiode

Definition: Die Eröffnungsperiode, deren Dauer bei Erstgebärenden durchschnittlich etwa 8–10 Stunden und bei Mehrgebärenden etwa 4–6 Stunden beträgt, beginnt ab dem Einsetzen regelmäßiger Wehen. Erreichen die Wehen eine Frequenz von ≥ 4 pro Stunde, sollte die Schwangere eine Klinik bzw. den von ihr gewünschten Geburtsort aufsuchen.

[i]

Die an Stärke und Dauer zunehmenden Eröffnungswehen führen zur Retraktion der Zervix und damit zur Eröffnung des Muttermundes. Die Vorblase wölbt sich mehr und mehr in die Zervix vor, bis die ansteigende Wehenspannung zum Einreißen der Eihäute mit Abgang des Vorwassers, dem **Blasensprung** führt. Entsprechend dem **Zeitpunkt des Blasensprungs** unterscheidet man zwischen:

Differenzierung

- **vorzeitigem Blasensprung:** Abgang des Fruchtwassers vor Einsetzen der Wehen,
- **frühzeitigem Blasensprung:** Fruchtwasserabgang im Verlauf der Eröffnungsperiode,
- **rechtzeitigem Blasensprung:** Blasensprung bei vollständig erweitertem Muttermund.

Den Abgang von blutigem Schleim bei den ersten Eröffnungswehen registriert der Geburtshelfer als das „**Zeichnen**". Es stellt einen Hinweis auf die beginnende **Muttermundseröffnung** dar. Bis zu diesem Zeitpunkt hatte dieser Schleimpfropf die Funktion, den Verschluss des Gebärmutterkanals zu gewährleisten. Der Muttermund ist bei einem Durchmesser von 10–12 cm vollständig eröffnet.

Hinweis: Die Leitung der Eröffnungsperiode erfolgt von Arzt und Hebamme gemeinsam in enger Zusammenarbeit. Zu den wichtigsten Aufgaben gehören die Vorbereitung und die Überwachung der Gebärenden, die Kontrolle des Geburtsfortschritts, die Überwachung des intrauterinen Zustands des Kindes sowie die Schmerzlinderung, die Geburtserleichterung und die psychische Begleitung der werdenden Mutter.

Schmerzlinderung

Ein Ziel der Schmerzlinderung ist, der Gebärenden die Geburtsschmerzen auf Wunsch oder aus medizinischen Gründen zu erleichtern. Durch die eintretende Entspannung der Weichteile kommt es zudem zu einer schnelleren Eröffnung des Muttermundes und so zu einer Verminderung des Weichteilwiderstands, der dem Durchtritt des Kindes entgegensteht.

Merke: Eine Schmerzlinderung für die Mutter bedeutet immer zugleich auch eine Geburtserleichterung für das Kind!

Die Kunst besteht in der richtigen Auswahl bzw. Kombination der im Einzelfall günstigsten Methode.

Methoden der Geburtserleichterung

Zur **Geburtserleichterung** stehen die folgenden Methoden zur Verfügung:

- **Entbindung nach Read:** Die von dem englischen Geburtshelfer Read in den 50er-Jahren entwickelte Methode hat zum Ziel, durch die Beseitigung der Angst (Aufklärung der werdenden Mutter) und die Entspannung der willkürlichen Muskulatur in Verbindung mit der Bauchatmung die Wehenschmerzen zu lindern und zugleich Verkrampfungen im Bereich der Gebärmutter und des Muttermundes zu überwinden. Voraussetzung für den Erfolg ist die Teilnahme an einem entsprechenden Geburtsvorbereitungskurs.
- **Familienorientierte Geburtshilfe:** Diese psycho-prophylaktische Schmerzlinderung erfolgt über die „Erziehung zur schmerzlosen Geburt“ durch das Verstehen der Geburtsvorgänge. Das körperliche Verhalten soll vordergründig über eine aktivierende Hechelatmung zur Schmerzlinderung beitragen. Die angenehme Atmosphäre während der Geburt und die Anwesenheit einer vertrauten Person (meist der Partner) erleichtern den Verlauf der Geburt.
- **Analgetika:** Bei starken Wehenschmerzen können Analgetika zur Linderung der Wehenschmerzen und damit zur Verringerung der Verkrampfung beitragen. Mit Vorteil werden in der Eröffnungsphase Schmerzmittel mit zusätzlicher spasmolytischer Wirkung gewählt (z. B. Buscopan®). Eine weitere Möglichkeit besteht in der Gabe von Opioiden, die jedoch zu einer Atemdepression und einer Sedierung führen.
- **Leitungsanästhesie und Lokalanästhesie:** Zunehmende Bedeutung haben in den letzten Jahren die Leitungs- bzw. Lokalanästhesien in der Geburtshilfe erlangt. Eine nahezu völlige Schmerzfreiheit ohne Sedierung

wird durch die Epidural- oder **Periduralanästhesie** (PDA) erreicht. Hierbei erfolgt die Injektion eines Lokalanästhetikums (z. B. Bupivacain) in den Periduralraum im Lumbalbereich und führt damit zur Unterbrechung der Schmerzleitung aus der unteren Körperhälfte. Die Periduralanästhesie kann in Form einer Einmalinjektion (Single shot-Methode) oder über einen Dauerkatheter ausgeführt werden. Mit dem Dauerkatheter besteht die Möglichkeit, das Lokalanästetikum bei Bedarf nachzuinjizieren. In einem hohen Prozentsatz werden heute auch Schnittentbindungen unter Peridural- bzw. Spinalanästhesie durchgeführt. Dies hat den Vorteil, dass die werdende Mutter bei der Geburt des Kindes wach ist und ihr Kind unmittelbar nach der Geburt sehen und annehmen kann.

Akupunktur und Homöopathie haben heute in vielen geburtshilflichen Abteilungen einen festen Stellenwert. In vielen Fällen kann damit eine ausreichende Schmerzlinderung unter der Geburt erreicht werden.

Zur Versorgung eines Dammschnitts nach der Geburt reicht es häufig aus, das Dammgewebe mit einem Lokalanästhetikum zu infiltrieren.

- **Wassergeburt:** In den letzten Jahren kann eine Zunahme der Unterwassergeburt beobachtet werden, die in entsprechend ausgerichteten Kliniken bereits bis zu 30 % beträgt. Zu den Vorteilen der Unterwassergeburt zählen die Schmerzlinderung und ein angenehmerer Geburtsverlauf. Nicht nur die Eröffnungsphase findet im warmen Wasser entspannter und somit auch zügiger statt, auch die Austreibungsphase ist oft weniger schmerzhaft und sanfter. Die Rate größerer Dammrisse ist niedriger, auf einen Dammschnitt wird i. d. R. verzichtet. Auch der Zustand des Neugeborenen nach Apgar-Score und pH-Wert ist nicht schlechter als bei der Landgeburt. Voraussetzungen für eine Wassergeburt sind eine entsprechende Erfahrung von Hebamme und Arzt, der Ausschluss bestimmter Kontraindikationen, wie z. B. übergewichtige Kinder mit der Gefahr einer Schulterdystokie, Fieber der Mutter oder eine drohende intrauterine Asphyxie. Auch bei der Geburt in der Badewanne sollte eine kontinuierliche CTG-Überwachung des Kindes durchgeführt werden. Das frisch geborene Baby ist unter dem Wasserspiegel durch den Divingreflex geschützt, auch erhält es noch über die Nabelschnur sauerstoffreiches Blut aus der Plazenta. Es hat somit primär keinen Grund atmen zu wollen und es besteht keine Gefahr der Aspiration, so lange eine Azidose durch die kontinuierliche Überwachung der Herztöne ausgeschlossen wurde. Auch die oft diskutierte angebliche Gefahr eines erhöhten Infektionsrisikos konnte nicht bestätigt werden, da die im Geburtskanal der Mutter nicht selten vorhandenen hohen Keimkonzentrationen im Wasser verdünnt werden. Von Müttern, die beide Arten von Entbindung erlebt haben, wird fast ausnahmslos berichtet, dass das subjektive Erlebnis der Geburt für sie im Wasser angenehmer war.
- **Wunschsektio:** Zu einem der neuen Trends in der Geburtshilfe zählt die so genannte Wunschsektio. Hierbei handelt es sich um eine abdominale

Schnittentbindung ohne jegliche medizinische Indikation, ausschließlich auf Wunsch der Schwangeren. Dieser Wunsch basiert oft auf der Sorge darüber, dass der Beckenboden und der Scheideneingang bei einer Frau nach einer vaginalen Entbindung nicht mehr die Beschaffenheit hat (haben kann), wie es vorher der Fall war bzw. bei einer Nullipara gewöhnlich der Fall ist. Während diese Tatsache früher als unabwendbare Folge des natürlichen Geburtsvorgangs angesehen und auch akzeptiert wurde, sehen dies manche Schwangere heute anders. Sie sind nicht mehr bereit, diese durch einen Kaiserschnitt vermeidbare Schädigung hinzunehmen. Wenn sie als wirklich **selbstbestimmende** Mündige die Möglichkeit der Wahl haben, entscheiden sich manche Frauen für eine primäre (elektive, geplante) Sectio caesarea, die von ihnen in einer Spinalanästhesie auch als Geburt erlebt werden kann. Aus medizinischer Sicht ist eine unabdingbare Voraussetzung für eine Wunschsektio eine intensive Aufklärung über die fehlende medizinische Indikation sowie die möglichen Komplikationen. Die Sicht dieser Problematik hat sich in den letzten Jahren jedoch ebenfalls erheblich geändert. Während früher galt, dass eine Sectio caesarea **an sich** höhere mütterliche Morbiditäts- und Mortalitätsraten als eine Spontangeburt aufweist und somit für sie **immer** eine medizinische Indikation vorhanden sein muss, weiß man heute, dass die Zusammenhänge wesentlich komplexer sind. Bei besserer Differenzierung zeigt sich, dass die möglichen Komplikationen vorwiegend durch die **sekundären** Sektios (nach Wehenbeginn und einem verschieden langen Verlauf der Geburt) verursacht werden, während die Komplikationsraten der elektiven Sektios in vielen Aspekten sogar günstiger sind als bei den Spontangeburten.

17.1.3.2.2 Austreibungsperiode und Pressperiode

[i]

Definition: Die Austreibungsperiode beginnt mit der vollständigen Erweiterung des Muttermundes und endet mit dem Abfließen des Nachwassers. Die letzte Phase der Austreibungsperiode wird als Pressperiode bezeichnet; diese dauert durchschnittlich etwa 30 Minuten.

Voraussetzungen für das aktive Pressen

Ein Tiefertreten des Kopfes führt zur Auslösung des Pressdrangs; ein **zu frühes** aktives Pressen kann zu einer verminderten Sauerstoffversorgung des Kindes, zu Verletzungen der Geburtswege und zur vorzeitigen Erschöpfung der Gebärenden führen. Folgende Voraussetzungen sollten erfüllt sein, dass die Gebärende aktiv mitpressen kann:

- die Fruchtblase muss gesprungen und der Muttermund muss vollständig eröffnet sein,
- der Kopf des Kindes muss im tiefen Geradstand auf dem Beckenboden sein,
- die Gebärende verspürt einen Pressdrang.

Unter dem Einfluss der **Presswehen** tritt der Kopf durch das ausgewalzte Weichteilansatzrohr hindurch und wird schließlich in der Tiefe der Vulva sichtbar (Einschneiden des Kopfes). Zum Schluss geht der Kopf aus der Beugung in die Streckung über und verlässt mit dem Hinterhaupt voran den Geburtskanal. Es folgt die äußere Drehung des Kopfes unter dem Einfluss der inneren Drehung der Schultern. Bei der **Schultergeburt** erscheint zuerst die vordere, dann die hintere Schulter. Mit dem **Abfließen des Nachwassers** ist die Austreibungsperiode beendet. Verlauf

Die **Leitung der Austreibungsperiode** hat vor allem die in dieser Geburtsphase erhöhte Gefahr der Hypoxie des Kindes zu berücksichtigen. Die CTG-Kontrolle muss sorgfältig, am besten kontinuierlich erfolgen. Da während des Pressens die Sauerstoffzufuhr zum Kind unterbrochen ist, darf mit dem Pressen nicht vor dem Tiefstand des Kopfes und dessen vollständiger Drehung begonnen werden. In den Wehenphasen ist eine effektive Atmung sehr wichtig. Gefahren

Die Entwicklung des Kopfes wird mit dem **Dammschutz** durch die Hebamme vorgenommen. Er sorgt dafür, dass das Durchschneiden des Kopfes durch das Weichteilansatzrohr nicht zu schnell erfolgt, so dass Zerreißungen im Bereich des Dammes möglichst vermieden werden. Dammschutz

Stellt das Weichteilansatzrohr ein zu großes Hindernis für die Geburt des Kindes dar, so kann es notwendig werden, einen **Dammschnitt** (Episiotomie) durchzuführen. Die Dammspaltung erfolgt mit einer geraden Schere von der hinteren Kommissur des Dammes ausgehend in der Mittellinie oder auch zur Seite hin (☞ Abb. 75). Nach neueren Untersuchungen sollte ein Dammschnitt nicht routinemäßig erfolgen, da eine prophylaktische Wirkung im Sinne der Verhinderung einer späteren Beckenbodeninsuffizienz nicht nachweisbar ist. Episiotomie

Pflegehinweis: In den ersten Tagen nach der Geburt kann der Dammschnitt bzw. die Dammnaht sehr schmerzhaft sein. In den ersten beiden Tagen sind Spülungen der Vulva (Bidet), ab dem 3. Tag Sitzbäder zur Schmerzlinderung und zur Wundheilungsförderung zu empfehlen (die Brust sollte mit dem Wasser des Sitzbades auf keinen Fall in Kontakt kommen). Die Pflegenden sollten die Wunde auf Entzündungszeichen beobachten und eventuelle Abweichungen von der normalen Wundheilung (Hämatom, Infektionszeichen, Nahtdehiszenzen o. Ä.) umgehend dem Arzt melden. Nach Rücksprache mit dem Arzt können auch kühlende Maßnahmen (Coldpack, Quark) Linderung bringen. Beim Sitzen kann in den ersten Tagen das Unterlegen eines weichen Kissens Erleichterung bringen. Bei stärkeren Schmerzen können (nicht milchgängige) Analgetika wie Diclofenac (z. B. Voltaren® Supp.) oder Paracetamol (z. B. Ben-u-ron® Supp.) gegeben werden.

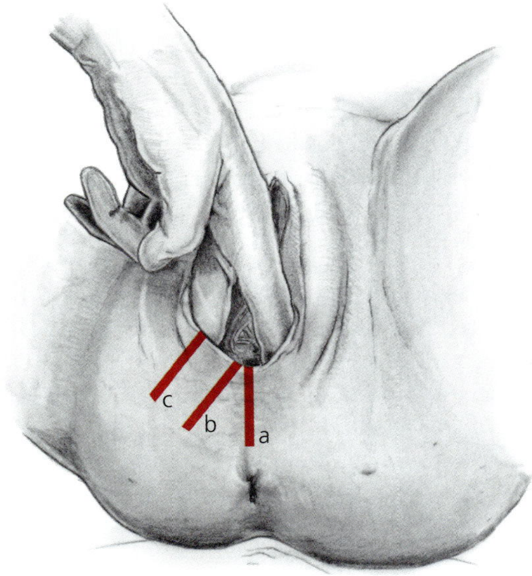

Abb. 75: Episiotomie: Nach der Indikation für eine Episiotomie schiebt der Arzt oder die Geburtshelferin in einer Wehenpause zwei Finger zwischen Kindskopf und Dammhaut. Rot markiert sind die Schnittrichtungen a) median b) mediolateral c) lateral

17.1.3.2.3 Nachgeburtsperiode und Postplazentarperiode

[i]

Definition und Dauer: Die Nachgeburtsperiode dient der **Ablösung** und **Ausstoßung** der **Plazenta** mit den **Eihäuten.** Diese Phase, die bis zu einer Stunde dauern kann, ist der Zeitraum zwischen der Abnabelung des Neugeborenen und der Ausstoßung der Plazenta mit den Eihäuten.

Die Ablösung der Nachgeburt ist meistens mit den ersten kräftigen Nachgeburtswehen beendet. Danach kommt es entweder zu einer spontanen Ausstoßung der Plazenta oder sie kann unter leichtem Druck auf den Fundus uteri und/oder durch Zug an der Nabelschnur (cord traction) gewonnen werden. Zur Prophylaxe von Lösungsstörungen und den damit häufig verbundenen Lösungsblutungen ist es angezeigt, unmittelbar nach der Geburt des Kindes der Mutter ein Wehenmittel (Oxytocin) intravenös zu verabreichen. Die gewonnene Plazenta wird sorgfältig auf ihre **Vollständigkeit** kontrolliert. Zurückbleibende Plazentareste führen im Wochenbett zu Blutungen und aszendierenden Infektionen. Mit der vollständigen Ausstoßung der Nachgeburt ist die Entbindung beendet.

[i]

Definition: Als Postplazentarperiode oder das Frühwochenbett wird der Zeitraum der ersten vier Stunden nach Ausstoßung der Plazenta bezeichnet. In dieser Phase muss die Wöchnerin engmaschig von der Geburtshelferin überwacht werden, da in diesem Zeitraum die meisten Komplikationen auftreten können. Treten keine Komplikationen auf, kann die Frau auf die Wöchnerinnenstation verlegt werden.

17.1.3.3 Überwachung des Kindes unter der Geburt und Erstversorgung des Neugeborenen

Ziel

Von besonderer Bedeutung ist die **Überwachung des Kindes** unter der Geburt. Sie hat die Aufgabe, den intrauterinen Zustand des Kindes in jeder Phase der Geburt beurteilen zu können. Von herausragender Bedeutung ist in diesem Zusammenhang die rechtzeitige Erkennung eines drohenden Sauerstoffmangels.

CTG

Die **Kardiotokografie (CTG)** hat sich seit vielen Jahren als zuverlässige Methode zur intrauterinen Überwachung des Kindes bewährt. Die Ableitung der Herzaktionen kann dabei über den Herzschall (Phonokardiografie), mittels des fetalen EKGs nach Anbringen einer kleinen Elektrode am vorangehenden Kindsteil oder heute meist durch die sonografische Darstellung der Herzbewegungen (Ultraschallkardiografie) erfolgen. Die Aufzeichnung gelingt in Form der Herztonkurve auf einem mit konstanter Geschwindigkeit laufenden Registrierpapier, auf dem sich zugleich die Wehentätigkeit und die Kindsbewegungen darstellen (**Tokografie**). Das normale Kardiotokogramm (☞ Abb. 76) weist eine Basalfrequenz von 120–160 Schlägen/Min. bei gleichzeitigen Amplitudenschwankungen (Oszillationen) von 10–25 Schlägen/Min. auf.

Symptome bei intrauteriner Gefährdung

Eine intrauterine Gefährdung des Kindes ist anzunehmen, wenn im Kardiotokogramm die folgenden Symptome auftreten:

- anhaltende Tachykardie mit Werten über 160 Schlägen/Min.,
- wehensynchrone (sog. Dip I) und vor allem über das Abklingen der Wehe hinaus anhaltende Verlangsamungen der Herzfrequenz (Dip II = Spätdezeleration) (☞ Abb. 77),
- anhaltende Bradykardien mit Werten unter 100 Schlägen/Min.,
- Einschränkungen der Herzfrequenzamplitude auf Schwankungen der Herztonfrequenz unter 10 Schläge (sog. silente CTG-Kurve ☞ Abb. 78).

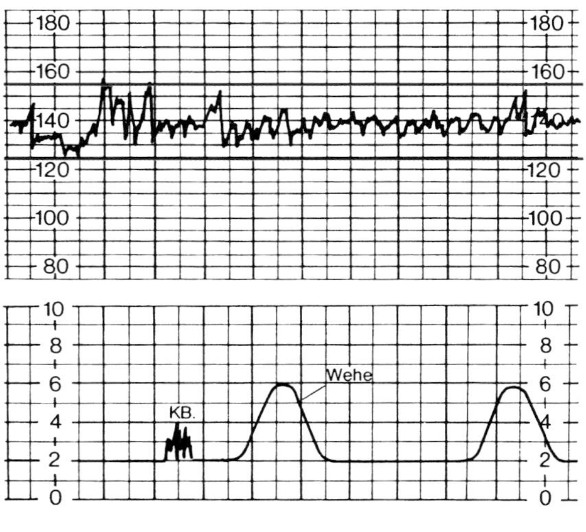

Abb. 76: Normales CTG – gute Oszillationsamplitude und Oszillationsfrequenz (KB. = Kindsbewegung)

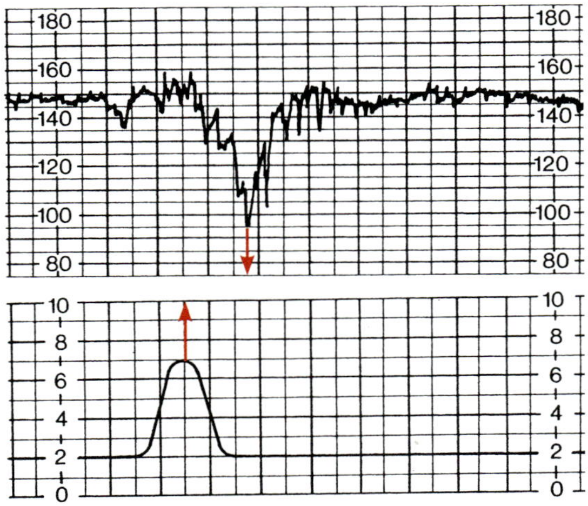

Abb. 77: Späte Dezeleration im CTG (DIP II)

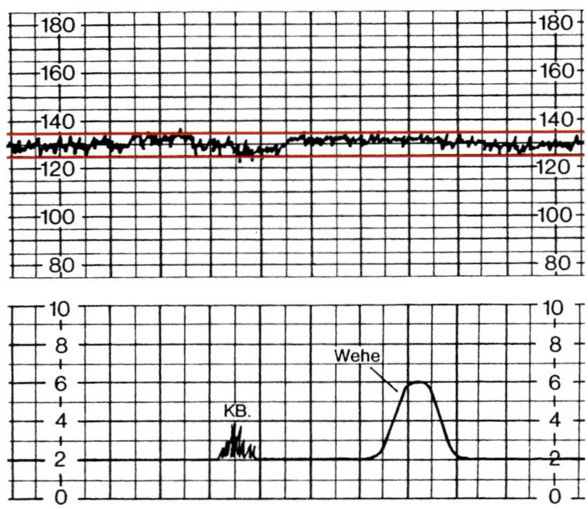

Abb. 78: Silente CTG-Kurve (Verlust der Oszillationsamplitude)

Hinweis: Die kontinuierliche Herztonüberwachung des Kindes während der Geburt zählt heute zum geburtshilflichen Standard.

MBU

Zeigt die kindliche Herztonkurve während der Geburt pathologische Veränderungen, muss der Zustand des Kindes weiter abgeklärt werden. Hierzu dient die **fetale Blutgasanalyse** oder **Mikroblutgasuntersuchung (MBU).** Hierbei wird aus dem vorangehenden Teil des Kindes ein Tropfen Blut gewonnen und daraus die Blutgasanalyse mit Bestimmung des pH-Werts und anderer Parameter durchgeführt. Die Untersuchung geht davon aus, dass ein Sauerstoffmangel mit einer Zunahme des CO_2-Gehaltes im Blut und damit mit einer Azidose einhergeht. Bei einem Sauerstoffmangel sinkt deshalb der pH-Wert unter den physiologischen Bereich von 7,25.

Zur **Erstversorgung des Kindes** gehören die sanfte Reinigung des Gesichts und wenn nötig das Absaugen von Mund, Rachen und Nase. Die Abnabelung erfolgt mit der Schere zwischen zwei Klemmen. Anschließend kontrolliert der Geburtshelfer oder die Hebamme die vitalen Funktionen des Kindes, und zwar die Hautfarbe, die Atmung, den Muskeltonus, die Reflexe und die Herzfrequenz. Das Ergebnis wird mit Punkten von 0–2 bewertet und im **Apgar-Score** zusammengefasst (☞ Tab. 2). Das Neugeborene wird gewogen, gemessen und durch ein Armbändchen gekennzeichnet.

Erstversorgung des Kindes

Standardmäßig wird heute im Sinne der Qualitätskontrolle der Geburtshilfe der pH-Wert im Nabelschnurblut des Kindes bestimmt; pH-Werte unter 7,2 sprechen für eine Azidose und erfordern eine intensive Beobachtung oder sogar eine Reanimation des Neugeborenen.

pH-Wert-Bestimmung

Das gesunde und lebensfrische geborene Kind sollte unmittelbar nach der Entbindung in den Arm der Mutter gegeben werden. Diese **frühe Kontaktaufnahme** (Bonding) ist für die spätere psychosoziale Entwicklung des Kindes und für eine ungestörte **Mutter-Kind-Vater-Beziehung** von Bedeutung. Dem gleichen Ziel wie auch der frühzeitigen Anregung der Milchbildung dient das Anlegen des Kindes bereits während der zweistündigen Überwachung von Mutter und Kind im Kreißsaal.

Bonding

	0	1	2	Summe
Hautfarbe	blau oder weiß	Stamm rosig, Extremitäten blau	rosig	
Atmung	keine	Schnappatmung oder unregelmäßig	regelmäßig, kräftig, schreiend	
Muskeltonus	schlaff	mittel, träge Flexionsbewegungen	gut, Spontanbewegungen	
Reflexe beim Absaugen	keine	„Grimassen"	Husten oder Niesen	
Pulsfrequenz	keine	< 100	> 100	

Asphyxie-Index (Punktzahl):

Tabelle 2: Apgar-Schema zur Bewertung des postpartualen Zustands (Vitalität) des Kindes

17.1.3.4 Weitere Versorgung von Mutter und Kind

Die **Mutter** wird nach der Entbindung zwei Stunden im Kreißsaal überwacht. Hierbei ist vor allem auf das Auftreten von Blutungen zu achten. Puls, Blutdruck und Temperatur werden kontrolliert. Vor der Verlegung auf die Wochenstation wird der Wöchnerin dabei geholfen, sich zu waschen und mit frischer Wäsche zu versorgen. Auf die möglichst spontane Entleerung der Harnblase ist zu achten.

Überwachung der Mutter

Versorgung des Kindes

Beim **Kind** wird zunächst die **endgültige Abnabelung** vorgenommen. Sie geschieht mithilfe einer Einmal-Nabelschnurklemme.

Die **Credé-Gonoblennorrhöprophylaxe** hat das Ziel der Vermeidung von Bindehautentzündungen beim Neugeborenen mit der Gefahr der Erblindung als Folge einer Infektion der Augen im Geburtskanal. Sie besteht in dem Einträufeln eines Tropfens einer 1 %igen Argentum-Nitricum-Lösung in jedes Auge. In den meisten geburtshilflichen Abteilungen hat sich heute eingebürgert, die Credé-Prophylaxe erst nach Aufklärung und eindeutiger Zustimmung der Mutter zu verabreichen.

U1

Die Erstuntersuchung des Kindes (U1) dient der Früherkennung von angeborenen Fehlbildungen, Erkrankungen oder Geburtsschäden, womit deren rechtzeitige Behandlung sichergestellt werden soll. Die unverzügliche Hinzuziehung eines Pädiaters ist in diesen Fällen erforderlich. Weiterhin werden die messbaren und nicht messbaren **Reifezeichen** geprüft und protokolliert. Sie haben für die Erkennung einer intrauterinen Mangelversorgung (Dystrophie) Bedeutung.

17.1.3.5 Geburtsdauer

Hintergrundwissen

Die Begrenzung der Geburtsdauer hat nicht nur im Hinblick auf die Schonung der Kreißenden Bedeutung. Wichtig ist auch die Erkenntnis, dass mit zunehmender Dauer der Geburt die Frequenz der Hypoxieschäden und damit auch die perinatale Sterblichkeit ansteigen. Die Geburtsdauer konnte in den letzten Jahren durch die geburtserleichternden Maßnahmen wesentlich verringert werden. Während noch um die Jahrhundertwende die durchschnittliche Geburtsdauer bei der Erstgebärenden 18–20 Stunden betrug, gelingt es heute, die folgenden Werte zu erreichen:

Durchschnittswerte

- Erstgebärende: 6–8 Stunden
- Mehrgebärende: 3–5 Stunden

Zulässige Geburtsdauer

Wichtiger als diese Durchschnittswerte ist die unter Berücksichtigung des postpartualen Zustands des Kindes ermittelte **zulässige Geburtsdauer**, d. h. eine Geburtsdauer, bei deren Überschreitung mit einer Gefährdung des Kindes zu rechnen ist. Hier können unter Berücksichtigung der einzelnen Geburtsphasen die folgenden Werte angegeben werden:

Tabelle 3: Maximal zulässige Geburtsdauer bei Erst- und Mehrgebährenden

	Erstgebärende	Mehrgebärende
Zulässige Dauer der Eröffnungsperiode	12 Std.	8 Std.
Zulässige Dauer der Austreibungsperiode	$^1/_2$ bis 1 Std.	$^1/_2$ bis 1 Std.
Zulässige Dauer der Pressperiode	30 Min.	30 Min.

Protrahierte und überstürzte Geburt

Als **protrahierte Geburt** bezeichnet man dementsprechend eine Geburtsdauer bei der Erstgebärenden von über 12 Stunden, bei der Mehrgebärenden von über 8 Stunden. Von einer **überstürzten Geburt** geht man aus, wenn die Geburtsdauer weniger als 2 Stunden beträgt. Sie wird vor allem bei Mehrgebärenden mit einer bei Wehenbeginn flachen und weichen Zervix beobachtet.

17.2 Pathologische Geburt

17.2.1 Pathologische Wehentätigkeit und Muttermundseröffnung

Hinweis: Die **Störungen der Wehentätigkeit** einschließlich der Anomalien der Muttermundseröffnung (**Weichteildystokien**) sind die häufigsten Regelwidrigkeiten unter der Geburt. Da sie den Geburtsverlauf verzögern, führen sie zu einer Gefährdung von Mutter und Kind.

17.2.1.1 Wehenschwäche

Definition: Bei einer Wehenschwäche (hypokinetische Wehenstörung) treten die Wehen selten, mit zu geringer Dauer und schwach, d.h. mit einem zu geringen intrauterinen Druckanstieg, auf (☞ Abb. 79).

Die Muttermundseröffnung ist **verzögert** oder **bleibt aus.** Als Ursache sind einerseits zentrale Regulationsstörungen der Wehentätigkeit bekannt. Häufiger handelt es sich jedoch um die Folgen **anatomischer Veränderungen**, z.B. in Form einer Hypoplasie des Myometriums, von Myomen oder auch in Form einer Überdehnung der Uteruswand bei einem großen Kind, einer übergroßen Fruchtwassermenge (Hydramnion) oder auch um eine Ermüdungswehenschwäche bei verzögertem Geburtsverlauf (sekundäre Wehenschwäche).

Therapie

Die **Therapie** besteht in der Verabreichung von Wehenmitteln (Oxytocin), am besten in Form der gut steuerbaren intravenösen Infusion. Bei einer sekundären Wehenschwäche, z.B. bei einem protrahierten Geburtsverlauf, sind Nährinfusionen angezeigt. Auch die Blasensprengung und die vorsichtige digitale Muttermundsdehnung wirken wehenanregend.

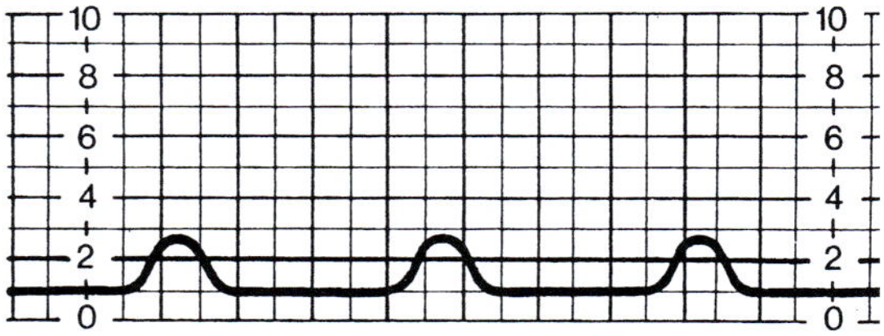

Abb. 79: Hypokinetische Wehenstörung

17.2.1.2 Hyperaktive/hypertone Wehenstörung

Diese vor allem bei ängstlichen, verkrampften Gebärenden zu findende Wehenstörung besteht in einer zu schnellen Folge der Uteruskontraktionen (Polysystolie des Uterus ☞ Abb. 80), in dem Auftreten übermäßig starker Wehen mit hohen intrauterinen Druckwerten (hyperaktive Wehenstörung, Abb. 81) oder auch in einem hohen Basaltonus des Uterus (hypertone Wehenstörung, Abb. 82). Die kräftigen Wehen und der hohe Basaltonus bzw. die unzureichende Entspannung in der Wehenpause führen zu einer Einschränkung der Uterusdurchblutung und damit der Sauerstoffzufuhr zum Kind, so dass dieses in die Gefahr der **Hypoxie** gerät. Zugleich sind die Wehen durch die gleichzeitige Spannungserhöhung im Bereich des Muttermundes wenig wirksam. Es kommt zu einer verzögerten Muttermundseröffnung mit **protrahiertem Geburtsverlauf**. Schließlich werden die Wehen übermäßig schmerzhaft empfunden.

Therapie

Die **Therapie** besteht in der richtigen psychologischen Führung der Kreißenden mit gleichzeitiger Anleitung zur muskulären Entspannung und Bauchatmung. Analgetika, evtl. Psychorelaxanzien und eine ausreichende Schmerzbekämpfung z.B. mithilfe einer Leitungsanästhesie (Periduralanästhesie) unterstützen dies wirkungsvoll.

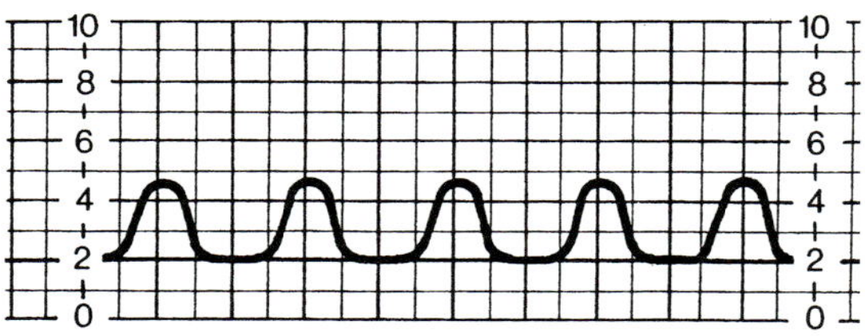

Abb. 80: Hyperkinetische Wehenstörung in Form einer Polysystolie

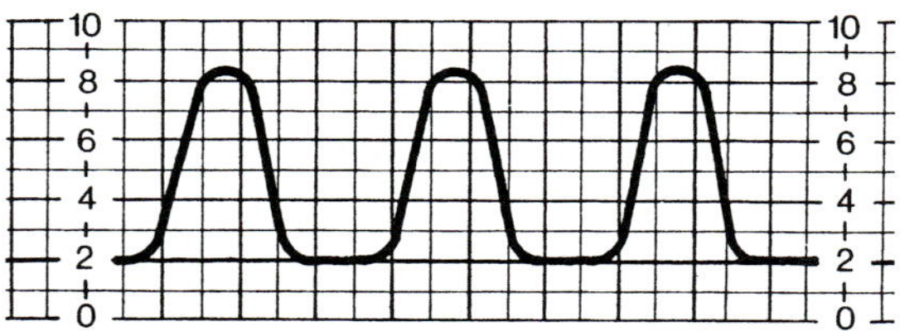

Abb. 81: Hyperkinetische Wehenstörung in Form einer Hyperaktivität

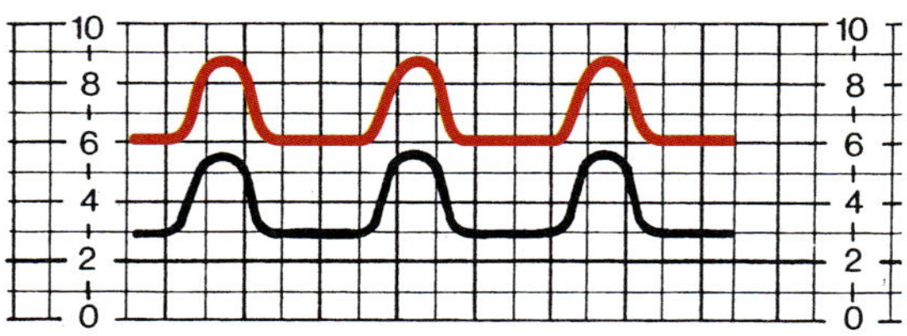

Abb. 82: Hyperkinetische Wehenstörung in Form einer uterinen Hypertonie (Basaltonus erhöht, siehe rote Kurve)

17.2.1.3 Retraktionsstörung

Definition: Bei der Zervixdystokie beeinträchtigen Regelwidrigkeiten der Zervix die Erweiterung und Eröffnung des Muttermundes.

[i]

Ursachen

Bei dieser typischen Zervixdystokie verläuft die Muttermundseröffnung **stark verzögert.** Die Ursache kann darin bestehen, dass starke Spasmen z. B. im Rahmen einer hypertonen Wehenstörung (s. o.) bestehen, die die Retraktion des Muttermundes nicht zulassen. In anderen Fällen ist der Wehenablauf in der Gebärmutterwand gestört, so dass die normalerweise am Gebärmuttergrund beginnenden und nach unten in Richtung Zervix verlaufenden Wehen von unten nach oben verlaufen und damit am Muttermund keinerlei Retraktionswirkung entfalten. Es kommt auch hier zum **Geburtsstillstand.**

17.2.2 Regelwidriger Geburtsmechanismus

17.2.2.1 Regelwidrige Schädellagen

Auch bei der Schädellagengeburt sind Regelwidrigkeiten des Geburtsmechanismus möglich. Häufig sind sie durch eine von der Norm abweichende Kopfform bedingt, indem das Kind z. B. anstelle des beschriebenen Langkopfes einen Rund- oder Kurzkopf oder einen Turmschädel aufweist. In diesen Fällen muss die Anpassung des Kindes an den Geburtskanal ebenso nach anderen geburtsmechanischen Regeln verlaufen wie auch bei einer abnormen Form des Geburtskanals. In anderen Fällen bleibt die physiologische Adaptation des Kindes an den Geburtskanal aus.

Möglichkeiten eines regelwidrigen Geburtsmechanismus

Man unterscheidet folgende **Möglichkeiten eines regelwidrigen Geburtsmechanismus:**

- **Einstellungsanomalien:** Der Kopf hat sich durch eine ausgebliebene oder fehlerhafte **Drehung** nicht der Form des Geburtskanals angepasst.
- **Haltungsanomalien:** Der Kopf hat die für die Formanpassung erforderliche **Beugung** nicht vollzogen oder ist sogar in eine Streckhaltung übergegangen.
- **Poleinstellungsanomalien:** Anstelle des normalerweise vorangehenden Kopfes hat das Beckenende die Führung im Geburtskanal übernommen (**Beckenend- oder Steißlage**).
- **Lageanomalien:** Das Kind liegt in der Gebärmutterhöhle nicht längs, sondern quer oder schräg, so dass eine Geburt auf normalem Wege nicht möglich ist (**Quer- oder Schräglage**).

17.2.2.1.1 Einstellungsanomalien

- **Hoher Geradstand:** Bei dieser Einstellungsanomalie tritt der Langkopf auf dem querovalen Beckeneingang mit gerade verlaufender Pfeilnaht auf, es kommt zum Geburtsstillstand. Zur Beendigung der Geburt ist eine Schnittentbindung notwendig.
- **Tiefer Querstand:** Die Einstellungsanomalie ist die Folge der ausgebliebenen Drehung des Kopfes im Becken. Der Langkopf verharrt mit querverlaufender Pfeilnaht über dem längsovalen Beckenausgang. Wiederum ist der Geburtsstillstand die Folge. Um eine übermäßige Verzögerung der Austreibungsperiode mit der Gefahr einer hypoxischen Schädigung des Kindes zu vermeiden, wird der Kopf unter Verwendung der Vakuum- oder Zangenextraktion gedreht und dann entwickelt.
- **Hintere Hinterhauptslage:** Eine weitere Einstellungsanomalie besteht darin, dass sich der Kopf im Verlauf des Durchtritts durch das Becken nicht mit dem Nacken bzw. Rücken nach vorn, sondern nach hinten dreht (☞ Abb. 83). Hierdurch wird die Abbiegung des Kopfes um die Symphyse herum erheblich erschwert. Die Austreibungsperiode ist oftmals stark verzögert. Zur Geburtsbeendigung kann eine Zangen- oder Vakuumextraktion erforderlich sein. Die Episiotomie ist dann notwendig.
- **Fehlerhafte Schultereinstellung:** Eine für das Kind lebensbedrohliche Situation tritt ein, wenn sich nach der Geburt des Kopfes die Schultern nicht regelrecht zum hohen Schulterquerstand bzw. nach dem Eintritt in das Becken nicht zum tiefen Schultergeradstand drehen. Bei dem regelwidrigen **hohen Schultergeradstand** wird den Schultern der Eintritt in das Becken verwehrt. Beim **tiefen Schulterquerstand** verharren die

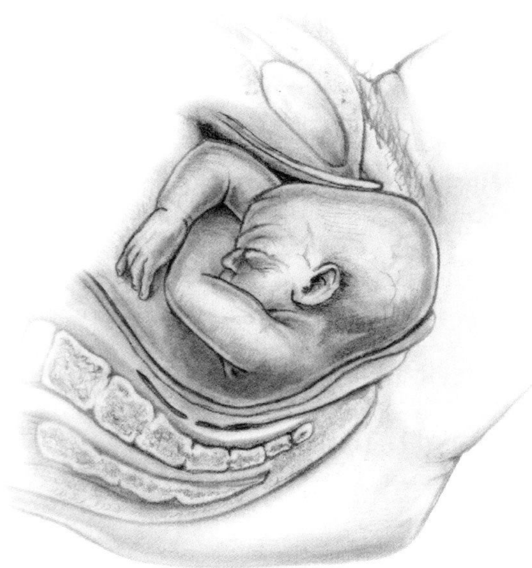

Abb. 83: Hintere Hinterhauptslage. Der gebeugte Kopf hat sich mit dem Hinterhaupt nach hinten gedreht. Zum Austritt muss er gegen einen starken Widerstand eine zusätzliche Beugung vollziehen.

Schultern quer über dem längsovalen Beckenausgang. In beiden Fällen ist eine sofortige Übernahme der Entwicklung des Kindes durch einen erfahrenen Geburtshelfer erforderlich, wenn hypoxische Schäden, Schädigung von Nervenfasern (Armlähmungen) oder sogar ein Absterben des Kindes verhindert werden sollen.

17.2.2.1.2 Haltungsanomalien

Häufigkeit: Haltungsanomalien unter der Geburt treten in etwa 1 % aller Entbindungen auf.

Streckhaltungen

Es handelt sich um verschiedenartig ausgeprägte Streckhaltungen: Bei den Streckhaltungen ist die normalerweise im Verlauf der Geburt eintretende Beugung des Kopfes ausgeblieben. Stattdessen hat sich der Kopf mehr oder weniger gestreckt. Je nach Art des führenden, d. h. in der Führungslinie stehende Teil des Kopfes, werden die Scheitellage, Vorderhauptslage, Stirnlage und Gesichtslage unterschieden (☞ Abb. 84–86). Grundsätzlich stellen alle Streckhaltungen Anpassungsmechanismen dar, wie bei außergewöhnlichen kindlichen Kopfformen (z. B. Kurzkopf, übermäßiger Langkopf, Turmschädel). Durch die eintretende Streckbewegung wird die günstigste Raumausnutzung im kleinen Becken erreicht. Der Geburtsverlauf ist immer verzögert und kann manchmal nur durch eine Sektio beendet werden.

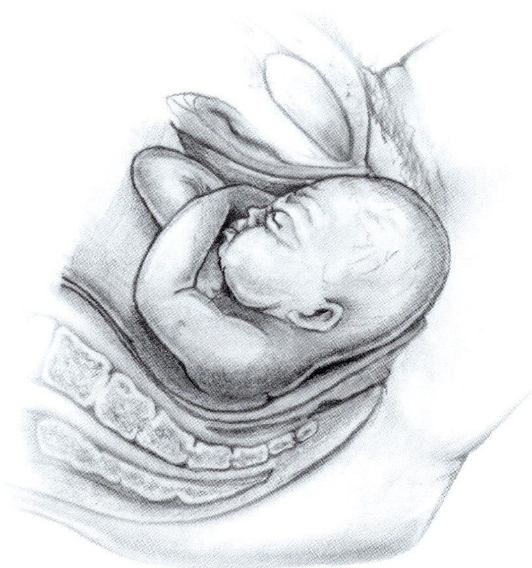

Abb. 84: Geburt in Scheitellage. Der Turmschädel hat dazu geführt, dass Beugung und Streckung des Kopfes ausgeblieben sind. Es führt der Scheitel des Kindes, der Nacken hat sich nach hinten gedreht.

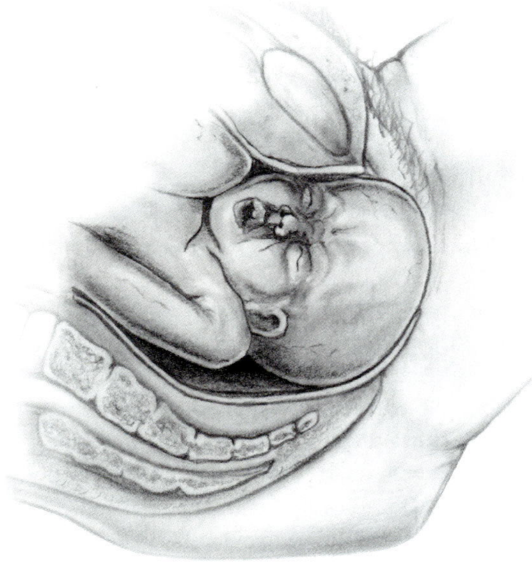

Abb. 85: Geburt in Stirnlage. Der am Beckenboden stehende Kopf hat die Stirn des Kindes in Führung gebracht. Der Nacken des Kindes hat sich nach hinten gedreht.

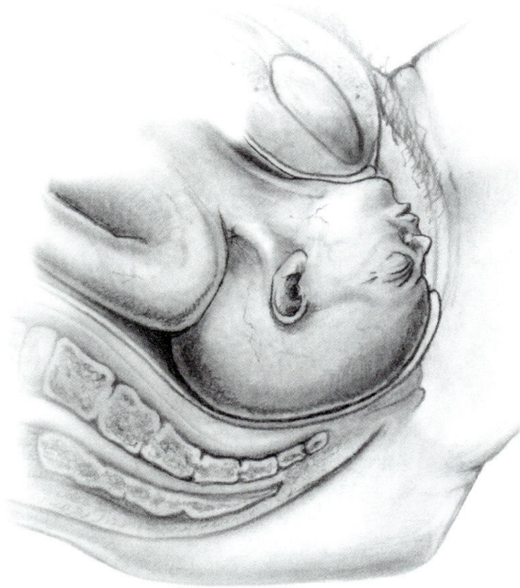

Abb. 86: Geburt in Gesichtslage. Der Kopf des Kindes ist in eine maximale Streckung übergegangen, so dass das Gesicht des Kindes den vorangehenden Teil darstellt, der Nacken steht nach hinten.

17.2.2.1.3 Poleinstellungsanomalien

Häufigkeit: Bei etwa 5–6 % aller Geburten führt nicht der Kopf, sondern das Beckenende des Kindes (☞ Abb. 87).

Hierbei sind die folgenden **Variationen** möglich:

Variationen

- **Einfache Steißlage** (☞ Abb. 87): Das Gesäß führt bei hochgeschlagenen Beinen.
- **Steißfußlage:** Neben dem führenden Steiß finden sich ein oder beide Füße.
- **Fußlage** (☞ Abb. 88): Ein oder beide Füße sind ausgestreckt und stellen den vorangehenden Teil dar.
- **Knielage:** In seltenen Fällen führen ein oder beide Knie bei nach hinten gebeugten Unterschenkeln.

Ursachen

Die **Ursachen** sind vielfältig. Die normale, etwa bis zur 32. Woche erfolgende Drehung des Kopfes zur Schädellage kann bei verminderter Fruchtwassermenge oder infolge einer straffen Uteruswand behindert, bei Frühgeborenen evtl. noch nicht erfolgt sein. Auch abnorme Kopfformen, ein enges Becken oder Hindernisse im Bereich des Beckeneingangs (tief sitzende Myome, Placenta praevia) können dazu führen, dass der Eintritt des Kopfes in das Becken verhindert wird. Auch straffe Nabelschnurumschlingungen vom Hals kommen in Betracht.

Merke: Geburtsmechanisch ist charakteristisch, dass zunächst die Hüftbreite in den querovalen Beckeneingang eintritt.

[!]

Die **Entwicklung des Kindes** erfolgt bei der Beckenendlage mit verzögertem Geburtsverlauf. Bei großen Kindern mit überdurchschnittlichen Maßen bei der Ultraschallfetometrie und bei Risikoschwangerschaften wird eine **Sektio** vorgenommen. Zur **vaginalen Entwicklung** des Kindes stehen dem Geburtshelfer eine Reihe von Handgriffen zur Verfügung (z. B. Handgriff nach Bracht), die zum Ziel haben, dass nach vollständiger Erweiterung des Muttermundes Rumpf, Schultern und Arme und schließlich der nachfolgende Kopf ohne Zeitverlust gewonnen und auf diese Weise hypoxische Schäden des Kindes vermieden werden.

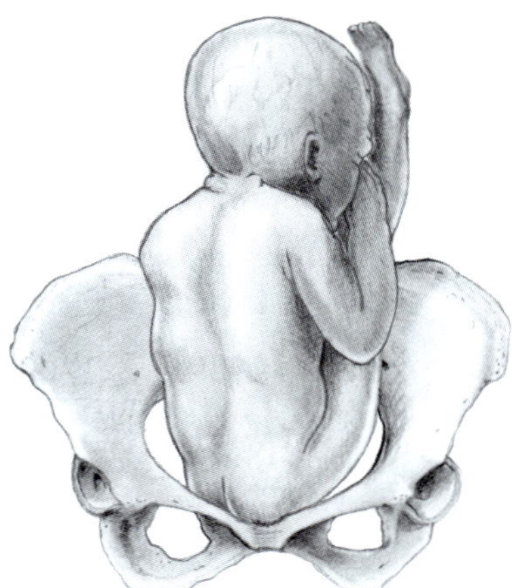

Abb. 87: Beckenendlage. Der Steiß führt, die Beine sind am Rumpf hochgechlagen (extended legs).

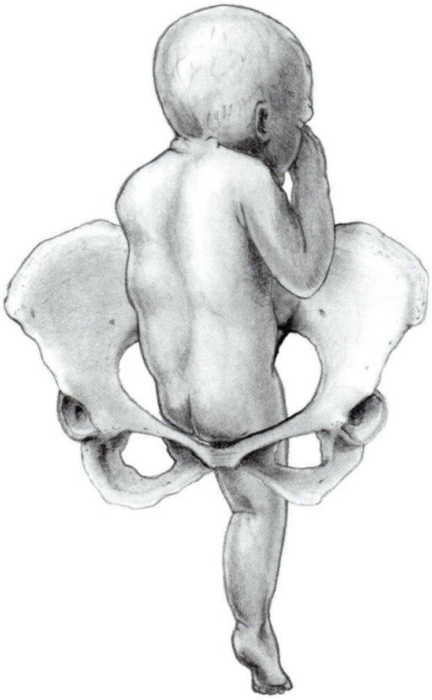

Abb. 88: Geburt in unvollkommener Fußlage. Bei dieser Beckenendlage führt der vordere Fuß des Kindes, der hinten stehende Fuß ist noch oben geschlagen.

In vielen geburtshilflichen Abteilungen wird heute die primäre Sektio bei allen Steißlagengeburten durchgeführt, um mögliche Schädigungen des Kindes weitgehend zu vermeiden.

17.2.2.1.4 Lageanomalien

Häufigkeit: In 0,5–1 % der Geburten befindet sich das Kind quer in der Uterushöhle (☞ Abb. 91). Bei dieser Regelwidrigkeit handelt es sich um eine absolute Geburtsunmöglichkeit, da das Kind in **Querlage** nicht den Geburtskanal passieren kann.

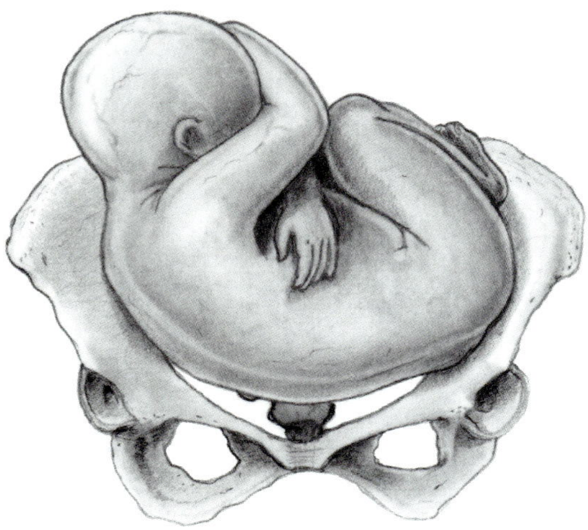

Abb. 89: Querlage. Das Kind liegt quer im Uterus, die Passage des Geburtskanals ist nicht möglich (absolute Geburtsunmöglichkeit).

Die **Ursache** besteht häufig in einer schlaffen Uteruswand, z. B. bei Vielgebärenden oder bei Polyhydramnion. Weiterhin begünstigt eine Uterusfehlbildung mit breitem Uterusfundus, aber auch eine den Beckeneingang verlegende Placenta praevia die Entstehung dieser Lageanomalie.

Ursache

Therapeutisch ist, sofern die vor Wehenbeginn versuchte äußere Wendung des Kindes nicht gelingt, die Beendigung der Geburt durch eine Sektio erforderlich. Andernfalls besteht wegen des unüberwindlichen Hindernisses die Gefahr der Uterusruptur.

Therapie

17.2.2.2 Enges Becken

Merke: Das enge Becken ist als Geburtshindernis in der Vergangenheit erheblich überschätzt worden. Nur bei 0,5–1 % aller Geburten ist damit zu rechnen, dass eine abnorme Beckenform bzw. verminderte Beckenmaße ein Geburtshindernis darstellen. Klinisch ist der Verdacht auf ein enges Becken gegeben, wenn der vorangehende Kindsteil trotz guter Wehentätigkeit und fortschreitender Muttermundseröffnung nicht in das Becken eintritt.

[!]

Vergleichbare geburtsmechanische Schwierigkeiten treten bei einer **Übermaßigkeit** des Kindes auf. Es ist bekannt, dass bei Geburtsgewichten von 4500 g und mehr (sog. „Riesenkinder") Passagestörungen gehäuft vorkommen. Als Ursache der Übergröße des Kindes ist neben konstitutionellen Faktoren vor allem ein Diabetes mellitus der Mutter bekannt.

Übermaße

Schließlich ergibt sich ein mechanisches Geburtshindernis beim **Hydrozephalus.** Die Diagnose gelingt sonografisch, bei der inneren Untersuchung anhand der auffallend weit klaffenden Nähte und weiten Fontanellen.

Hydrozephalus

17.2.2.3 Armvorfall bei Schädellage

Bei der Geburt des Menschen führt der Vorfall eines Armes bei Schädellage (☞ Abb. 90) dazu, dass dem vorangehenden Teil wie bei einem zu engen Becken der Eintritt in das Becken verwehrt wird. Es kommt zum Geburtsstillstand mit den damit verbundenen Gefahren für die Mutter (Uterusruptur) und für das Kind (hypoxische Schädigung als Folge des protrahierten Geburtsverlaufs).

Die **Diagnose** erfolgt durch die vaginale Untersuchung.

Diagnose

Therapeutisch wird zunächst durch Seitenlagerung versucht, das Zurückgleiten des Armes zu erreichen. Gelingt dies nicht, ist eine Sektio erforderlich.

Therapie

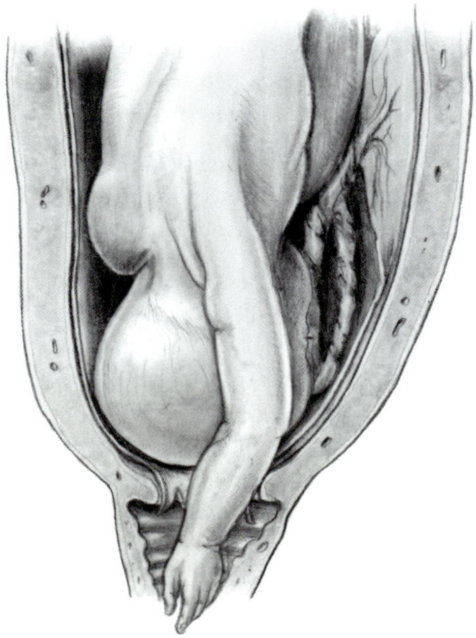

Abb. 90: Armvorfall in Schädellage. Der Arm ist am Kopf vorbei tiefer getreten, die Hand liegt in der Vagina. Der Eintritt des Kopfes in das Becken ist nicht möglich.

17.2.3 Intrauterine Hypoxie (Fetal distress)

[!]

Merke: Die intrauterine Asphyxie als Folge eines **Sauerstoffmangels** (Hypoxie) stellt eine wichtige Gefährdung des Kindes während der Schwangerschaft und unter der Geburt dar. Sie bedeutet sehr oft einen Endzustand von zahlreichen Störungen.

Ursachen

Die Ursachen eines intrauterinen Sauerstoffmangels sind vielfältig:

- **Störungen des Sauerstofftransports von der Mutter zum Kind:** Herz-Kreislauf-Störungen, Lungenerkrankungen, Anämie, oberflächliche Atmung bei ängstlichen Gebärenden, eklamptischer Anfall, hypotensives Syndrom.
- **Störungen im Bereich des uterinen Gefäßraums:** Gefäßveränderungen bei der hypertensiven Spätgestose, zu schnell aufeinander folgende, zu lange und zu starke Wehen, Überdehnung der Uteruswand (Hydramnion, Mehrlingsgeburt), protrahierter Geburtsverlauf mit zunehmender Verschlechterung der Uterusdurchblutung.
- **Plazentainsuffizienz:** Eingeschränkte Versorgung des Kindes insbesondere in den letzten Wochen der Schwangerschaft sowie unter der Geburt, z. B. bei einer Spätgestose oder einer Übertragung. Die Plazentainsuffizienz ist die häufigste Ursache eines Sauerstoffmangels des Kindes in der Gravidität und unter der Geburt.

- **Störungen des Nabelschnurkreislaufs:** Nabelschnurvorfall, Nabelschnurknoten bzw. -umschlingung.
- **Fetale Ursachen:** Anämie (z.B. bei Placenta praevia oder bei der Blutgruppenunverträglichkeit), Riesenkind, Mehrlinge (gesteigerter O_2-Verbrauch), Infektion (metabolische Azidose).

Diagnostik

Sollen postnatale, bleibende Sauerstoffmangelschäden vermieden werden, so muss die intrauterine Hypoxie rechtzeitig erkannt werden. Folgende diagnostische Maßnahmen stehen zur Verfügung:

- **Anamnestische Hinweise:** Verdacht auf eine Plazentainsuffizienz aufgrund einer EPH-Gestose, eines Gebäralters über 32 Jahre, einer vorausgegangenen Sterilitätsbehandlung, bei einer Übertragung oder bei vorausgegangenen Geburten mit retadierten Kindern.
- **Kardiotokografische Symptome:** Anhand des vor Wehenbeginn mit dem Verdacht auf eine Plazentainsuffizienz oder unter der Geburt geschriebenen Kardiotokogramms kann anhand pathologischer Frequenzmuster eine intrauterine Gefährdung erkannt werden.
- **Mekoniumhaltiges (grünes) Fruchtwasser:** Dieses kann mittels der Amnioskopie oder auch beim Blasensprung bzw. bei der Blasensprengung erkannt werden.
- **Kindliche Azidose (pH-Wert < 7,2):** Die Kontrolle erfolgt mittels der fetalen Blutgasanalyse durch Gewinnung eines Tropfens Blut aus dem vorangehenden Kindsteil. Diese sog. Mikroblutuntersuchung beim Kind unter der Geburt (MBU) ist vor allem dann angezeigt, wenn aus dem CTG der Zustand des Kindes nicht mit ausreichender Sicherheit abgeleitet werden kann.

Behandlung

Die Diagnose einer intrauterinen Hypoxie macht ein schnelles und zielbewusstes Handeln des Geburtshelfers erforderlich.

- **Intrauterine Reanimation:**
  - Stoppen der Wehen als Medikamentenbolus und/oder Dauerinfusion,
  - Lagerungswechsel, oft Seitenlage,
  - Sauerstoffgabe durch Maskenbeatmung der Mutter.

  Die intrauterine medikamentöse Behandlung eines drohenden Sauerstoffmangels beim Kind hat das Ziel, die Sauerstoffzufuhr zum Kind zu verbessern. Zu diesem Zweck werden Wehenhemmer (Beta-Mimetika) intravenös gegeben, die die Wehen ausschalten und so die Gebärmutterdurchblutung verbessern. Der Erfolg muss mittels CTG überprüft werden.
- **Operative Geburtsbeendigung:** Gelingt es medikamentös nicht oder nicht ausreichend, die Symptome der Hypoxie zu beeinflussen, so ist die sofortige operative Geburtsbeendigung erforderlich. Das Vorgehen (vaginale Entbindung durch Vakuum- oder Zangenextraktion, abdominale Entbindung durch Sektio) richtet sich nach der Weite des Muttermundes und dem Höhenstand des vorangehenden Kindsteils.

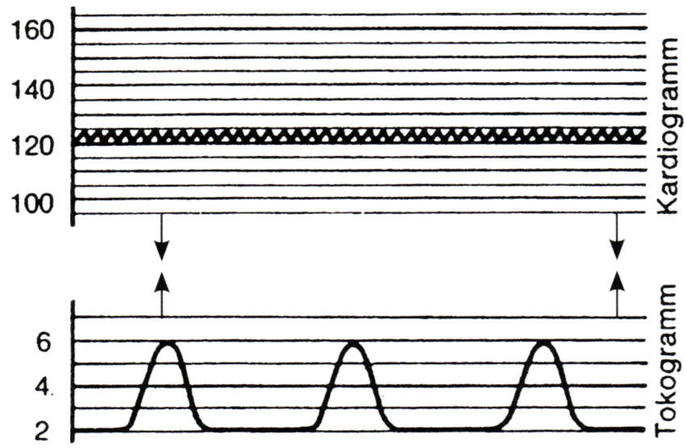

Abb. 91: CTG mit silentem Kurvenverlauf. Die Bandbreite beträgt < 10 Spm. Es fehlen jegliche Reaktionen der Herzfrequenz auf die Wehen (untere Kurve). CTG eines schlafenden oder stark gefährdeten Kindes (☞ Abb. 78).

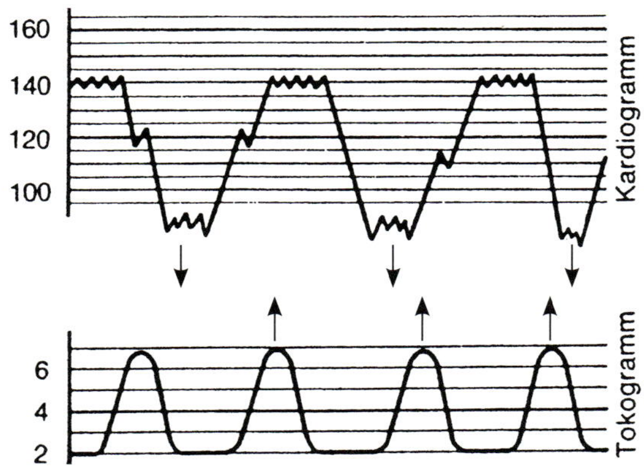

Abb. 92: CTG mit Spätdezelerationen (DIP II). Bei jeder Wehe kommt es als Zeichen der eingeschränkten Sauerstoffversorgung des Kindes zu einem Abfall der fetalen Herzfrequenz, der über das Ende der Wehe hinaus anhält.

17.2.4 Regelwidrige Geburtsdauer

Hinweis: Es können zwei Formen der regelwidrigen Geburtsdauer unterschieden werden: der **protrahierte Geburtsverlauf** und der **überstürzte Geburtsverlauf**.

17.2.4.1 Protrahierter Geburtsverlauf

Definition: Von einem protrahierten Geburtsverlauf wird gesprochen, wenn die zulässige Geburtsdauer von **12 Stunden** bei Erstgebärenden und **8 Stunden** bei Mehrgebärenden **überschritten** wird.

Gefahren für Kind und Mutter

Die in diesen Fällen besonders für das Kind entstehenden Gefahren sind der Sauerstoffmangel (**Hypoxie**) als Folge einer sich vermindernden Gebärmutterdurchblutung und die aufsteigende Infektion des Fruchtwassers und damit des Kindes (**Chorioamnionitis**). Diese intrauterine Infektion bedeutet gleichzeitig eine Gefahr für die werdende Mutter.

Bei der **Behandlung** des protrahierten Geburtsverlaufs hat sich insbesondere bewährt, frühzeitig auf ausreichende Schmerzlinderung und damit geburtserleichternde Maßnahmen zu setzen. Auch die Beendigung der Geburt durch operative Maßnahmen (z. B. Vakuumextraktion oder Sektio) muss rechtzeitig in Erwägung gezogen werden.

Therapie

17.2.4.2 Überstürzte Geburt

Definition: Ein außergewöhnlich schneller Ablauf der Geburt (Partus praecipitatus) findet sich vor allem bei Mehr- und Vielgebärenden mit einem günstigen Muttermundsbefund. Die Definitionen der überstürzten Geburt schwanken zwischen einer **Geburtsdauer** von **1–3 Stunden**.

[i]

Eine Gefahr für das Kind ist in der Regel nicht gegeben.

Definition: Wenn das Kind unabhängig von der Geburtsdauer aus dem Geburtskanal auf die Erde oder auch in die Toilette stürzt, wird dies als **Sturzgeburt** bezeichnet.

[i]

Die Gefahren einer Sturzgeburt bestehen in Form von Verletzungen des Kindes, aber auch in Form einer **Nabelschnurzerreißung**. In die Toilette stürzen die Kinder in denjenigen Fällen, in denen die Mutter die Wehen nicht als solche bemerkte und die Presswehen für einen üblichen Defäkationsdrang hält.

Sturzgeburt

17.2.5 Mütterliche Geburtsverletzungen

Im Verlauf der Geburt des Kindes entstehen nicht selten auch unter physiologischen Verhältnissen Verletzungen an den mütterlichen Genitalorganen. Ausgedehnte Verletzungen beinhalten vor allem die Gefahr der Blutung, im Wochenbett die der Infektion.

Hintergrundwissen

17.2.5.1 Verletzungen von Vulva und Vagina

Als Folge der starken Spannung, unter die das Weichteilansatzrohr während des Durchtritts des Kindes gerät, finden sich nach der Geburt oftmals halbmondförmige Schleimhautverletzungen an der Innenseite der kleinen Labien oder im Bereich der Klitoris. Die **Behandlung** besteht bei stärkerer Blutung in der Umstechung des spritzenden Gefäßes, andernfalls in adaptierenden Nähten in Lokalanästhesie, wobei diese Stellen deutlich schmerzhafter sind als der Damm. Oberflächliche Schürfungen bedürfen häufig keiner Therapie, können aber tagelang besonders beim Wasserlassen brennen.

17.2.5.2 Scheiden-Damm-Riss/Episiotomie

Verletzungsgrade

Verletzungen in Form des Scheiden-Damm-Risses bzw. eines Scheiden-Damm-Schnittes (**Episiotomie**) stellen die häufigste Form materner Weichteilverletzungen dar. **Drei Verletzungsgrade** werden unterschieden:

- **Dammriss 1. Grades:** Einriss der hinteren Kommissur ohne Beteiligung der Dammuskulatur
- **Dammriss 2. Grades:** Einriss einschließlich der Dammmuskulatur
- **Dammriss 3. Grades:** Einriss einschließlich des Darmschließmuskels und evtl. der Rektumvorderwand

Vorgehen

Der **Dammschnitt** kann in der Mittellinie (mediane Episiotomie), von der Mitte zur Seite hin (mediolaterale Episiotomie) oder seitlich (laterale Episiotomie) ausgeführt werden (☞ Abb. 75, S. 225 f.).

Die **Episiotomie** wird während des Durchschneidens des vorangehenden Teiles des Kindes ausgeführt. Im Vergleich zu früheren Jahren wird heute die Indikation zum Dammschnitt sehr viel zurückhaltender gestellt. Neuere Untersuchungen zeigen, dass Dammschnitte nicht dazu geeignet sind, die gefürchteten Folgeerscheinungen der vaginalen Geburt wie Zerreißungen im Bereich der Beckenbodenmuskulatur mit nachfolgenden Senkungen der Genitalorgane in ihrer Häufigkeit wesentlich zu reduzieren. Notwendig kann die Episiotomie nach wie vor sein, wenn es aufgrund eines straffen Damms in der Austreibungsperiode zum Geburtsstillstand kommt, oder wenn bei extremer Frühgeburtlichkeit eine besonders schonende Geburt für das Kind notwendig ist. Die operative Versorgung des Dammschnitts erfolgt nach vollständiger Entleerung des Uterus mit feinem resorbierbarem Nahtmaterial. Zur Schmerzlinderung hat es sich bewährt, die äußere Haut durch einen fortlaufenden Intrakutanfaden zu verschließen.

17.2.5.3 Hämatome

Lokalisationsmöglichkeiten

Durch einen subkutanen Gefäßabriss oder auch im Verlauf einer Weichteilverletzung entstehen manchmal schnell wachsende, schmerzhafte, bis kopfgroße Hämatome. Im Bereich der Vulva sind sie als **Vulvahämatom** an der starken, blau-roten Anschwellung leicht zu erkennen. Höher sitzende, im Bereich des Parakolpium auftretende Hämatome zeigen sich durch einen zunehmenden Schock der Frischentbundenen bei fehlender Blutung nach außen. Die Inspektion bzw. Palpation führt dann zur sicheren Diagnose. Die Behandlung besteht in der Eröffnung und Entleerung des Hämatoms, der Umstechung des blutenden Gefäßes und der abschließenden Wundversorgung.

17.2.5.4 Zervixriss

Gehäuft bei operativen Entbindungen, aber auch nach Spontangeburten können seitliche Einrisse der Zervix auftreten, die bis an das Gebiet der Uterusarterie hinaufreichen und dann innerhalb kürzester Zeit zu lebensbedrohlichen Blutverlusten führen. Die **Diagnose** gelingt meist aufgrund der Beobachtung, dass die Blutung trotz vollständiger Entleerung und guter Kontraktion des Uterus anhält. Die **Behandlung** erfolgt nach Einstellung der Zervix im Spekulum durch Knopfnähte.

17.2.5.5 Uterusruptur

Ursachen

Eine der gefährlichsten Weichteilverletzungen stellt die Zerreißung der Uteruswand dar. Sie tritt in seltenen Fällen **traumatisch** (z. B. bei einem Autounfall) auf. Häufiger entsteht sie bei einer vorhandenen Uterusnarbe (**Narbenruptur**), z. B. nach Myomausschälung oder nach einer vorangegangenen Sektio. Da die Narbenruptur häufig primär symptomlos verläuft, wird sie auch als **stille Ruptur** bezeichnet. Als weitere Ursache einer Uterusruptur sind unüberwindliche Hindernisse im Geburtskanal, wie z. B. ein enges Becken oder ein zu großes Kind, zu nennen. Dieses führt im Verlauf der Wehentätigkeit zu einer **Überdehnung des unteren Gebärmutteranteils** und schließlich zur **Überdehnungsruptur**.

> **Achtung:** Bei einer Uterusruptur ist die Schwangere immer in größter **Lebensgefahr.** Sehr schnell kommt es zu einer Blutung in den Bauchraum mit nachfolgendem posthämorrhagischen Schock. Bei kleineren, nach der Entbindung nicht bemerkten Verletzungen kommt es zur Infektion im Wochenbett mit Peritonitis. Das Kind stirbt häufig schon vor oder während der Ruptur ab.

Therapie

Die **Behandlung** hat bei jedem Verdacht auf eine Ruptur und nach deren Bestätigung in der Eröffnung der Bauchhöhle mit nachfolgender Naht des Uterus oder mit dessen Entfernung zu bestehen.

17.2.6 Regelwidrigkeiten der Nachgeburtsperiode

Blutungen

Nach der Entwicklung des Kindes ist die Frischentbundene vor allem durch **Blutungen** bei bzw. nach der Ablösung der Plazenta gefährdet. Zu unterscheiden sind folgende Regelwidrigkeiten:

- verzögerte Plazentalösung (**Plazentaretention**)
- Lösungsblutung
- unvollständige Plazentageburt (**partielle Plazentaretention**)
- atonische Nachblutung
- postpartale Gerinnungsstörung.

17.2.6.1 Verzögerte Plazentalösung/Lösungsblutung

Die Ablösung der Plazenta von der Uteruswand kann durch eine Wehenschwäche, aber auch durch eine überfüllte Harnblase und durch ein Eindringen der Plazentazotten über das normale Maß hinaus in die Uteruswand (Placenta increta) verzögert sein. Kommt es im Verlauf der Nachgeburtsperiode zu Teillösungen der Plazenta, so blutet es aus den eröffneten Gefäßen stark. Die Nachgeburt muss vollständig ausgestoßen werden. In diesen Fällen ist daher die manuelle Gewinnung der Nachgeburt (**manuelle Plazentalösung**) erforderlich.

17.2.6.2 Unvollständige Plazenta

Wird die Plazenta unvollständig ausgestoßen (**partielle Plazentaretention**), so besteht zunächst in der Umgebung des verbliebenen Plazentarestes eine unzureichende Kontraktionsbereitschaft des Uterus, die zu Blutungen führt. Legen sich die Blutgerinnsel schalenförmig auf den Plazentarest, so wächst dieser zum **Plazentapolyp**. Auch hier besteht die Gefahr der Blutung, aber auch der aszendierenden Infektion im Wochenbett (**Endometritis post partum**). Bei jeder unvollständigen Plazenta, aber auch schon bei der Unmöglichkeit, die Vollständigkeit der Plazenta sicher zu beurteilen, muss daher unmittelbar nach der Geburt der Uterus ausgetastet oder ausgeschabt werden.

17.2.6.3 Atonische Nachblutung

Ursachen

Als Folge einer Kontraktionsschwäche nach langer Geburtsdauer oder bei überdehntem Myometrium (z. B. bei Mehrlingen oder Hydramnion) treten auch bei vollständig entleertem Uterus Blutungen auf, die lebensbedrohliche Ausmaße annehmen können. Typisch ist, dass der Uterus immer wieder schlaff wird und vollblutet. Dies führt dazu, dass die vaginale Blutung stoßweise erfolgt. Gefährlicher als akute starke Blutungen sind ständige, in ihrer Menge aber geringe Blutungen, da bei ihnen die Bedrohung des mütterlichen Lebens eher unterschätzt wird. Es ist wichtig zu beachten, dass jeder große Blutverlust am Ende auch eine Gerinnungsstörung bedeutet (Verlustkoagulopathie).

Therapie

Die **Behandlung** besteht in der intravenösen Gabe von Kontraktionsmitteln, in schweren Fällen in Form von Prostaglandinen. Mit der ersten kräftigen Kontraktion wird der Uterus in Richtung auf den Muttermund ausgedrückt und dann mit der flachen Hand gehalten, damit er nicht wieder vollblutet. Blutet es dennoch weiter, so muss an das Vorhandensein **wandständiger Blutkoagel** gedacht werden, die wie ein Plazentarest die Kontraktionsbereitschaft des Uterus beeinträchtigen. Hier muss eine Nachtastung bzw. Kürettage durchgeführt werden. In extremen Fällen kann eine Hysterektomie notwendig sein, um das Leben der Mutter zu retten.

17.2.7 Mehrlingsschwangerschaft und Mehrlingsgeburt

Häufigkeit: Die **Häufigkeit** der Mehrlingsschwangerschaften lässt sich für den Menschen in etwa mit der Hellin-Regel berechnen:

Zwillinge: 1 × auf 85 Geburten (entspricht 1,18 %)
Drillinge: 1 × auf 85^2 = 7.225 Geburten
Vierlinge: 1 × auf 85^3 = 614.125 Geburten

Bei der **Entstehung** von Mehrlingsschwangerschaften, die im Folgenden anhand der Zwillingsgravidität erklärt werden soll, ist zwischen eineiigen und zweieiigen Zwillingen (Mehrlingen) zu unterscheiden. In den letzten Jahren hat die Zahl der Mehrlingsschwangerschaften deutlich zugenommen, was im Wesentlichen auf die Maßnahmen zur Behandlung der Kinderlosigkeit zurückzuführen ist (IVF-Therapie ☞ Kap. 7.3.3.2, S. 71).

17.2.7.1 Eineiige Zwillinge

Entstehung

Eineiige Zwillinge sind zu etwa 25 % an den Mehrlingsschwangerschaften beteiligt. Ihre **Ursache** besteht in der Teilung des befruchteten Eis zur Zeit der Morula, der Blastula oder nach Ausbildung der Embryonalanlage, also in der Phase der Frühentwicklung. Dies führt zur Entstehung von zwei Embryonen mit völlig gleichen Erbanlagen. Dabei ist zu beachten, dass aus dem **Plazenta-Eihautbefund** nicht, wie immer wieder angenommen, ohne weiteres auf eine Eineiigkeit oder Zweieiigkeit geschlossen werden kann. Hinweise auf das Bestehen eineiiger Zwillinge sind das Vorhandensein von nur einer Fruchthöhle und das Bestehen eines sog. **dritten Kreislaufs** in Form von Gefäßverbindungen zwischen beiden Plazenten (☞ Abb. 93).

17.2.7.2 Zweieiige Zwillinge

In 75 % der Fälle sind Zwillinge zweieiig. Sie entstehen durch die Befruchtung von zwei Oozyten mit je einem Spermatozoon. Die beiden Oozyten stammen entweder aus zwei gleichzeitigen Ovulationen oder aus einem Zwillingsfollikel. Die Kinder sind nicht erbgleich, sondern nacheinander geborenen Geschwisterkindern gleichzustellen (☞ Abb. 94). Sie können gleichgeschlechtlich oder auch verschiedenen Geschlechts sein.

17.2.7.3 Mehrlingsschwangerschaft, Mehrlingsdiagnose

Auswirkungen von Mehrlingsschwangerschaften

Die Mehrlingsschwangerschaft bedeutet für die Schwangere mechanisch und biologisch eine **Mehrbelastung.** Dies zeigt schon die erhöhte Frequenz der Gestosen (Hyperemesis und EPH-Gestose). Am Ende der Gravidität bestehen oftmals erhebliche Atemstörungen und Herzsensationen als Folge des übermäßigen Zwerchfellhochstands. Ödeme und auch Varizen im Bereich der unteren Extremitäten treten gehäuft auf.

[!]

Merke: Die Kinder sind vor allem durch die deutlich überhöhte Frequenz an **Frühgeburten** gefährdet. Etwa ein Drittel aller Mehrlingsgraviditäten endet vor der 37. Schwangerschaftswoche.

Diagnose

Die **rechtzeitige Diagnose** einer Mehrlingsschwangerschaft ist die Voraussetzung dafür, dass frühzeitig mit prophylaktischen Maßnahmen begonnen werden kann. Hinweissymptome auf das Bestehen einer Mehrlingsgravidität sind ein gehäuftes familiäres Vorkommen, verstärkte Schwangerschaftsbeschwerden sowie eine Übergröße des Uterus. Der Nachweis der Mehrlingsschwangerschaft gelingt sonografisch bereits in der Frühgravidität.

Ziele der prophylaktischen Maßnahmen

Die **prophylaktischen Maßnahmen** haben vordergründig die beiden folgenden Aufgaben zum Ziel:

- die Vermeidung der Frühgeburt und
- die rechtzeitige Erkennung einer Plazentainsuffizienz.

Ärztliche Maßnahmen

Die ärztlichen Maßnahmen zur **Vermeidung einer Frühgeburt** bzw. zur Verlängerung der Tragzeit bis zur ausreichend sicheren Lebensfähigkeit der Kinder bestehen in:

- Vorsorgeuntersuchungen in 14-tägigem Abstand mit Kontrolle des Muttermundsbefunds,
- frühzeitige körperliche Schonung und Aufgabe der Berufstätigkeit,
- großzügige stationäre Aufnahme mit Verabreichung von tokolytisch wirksamen Medikamenten.

Die **Übersterblichkeit der Mehrlingskinder** ist neben dem gehäuften Auftreten von Frühgeburten durch die Neigung zur **Plazentainsuffizienz** erklärt. Einen Hinweis darauf erhält man durch die Ultraschall-Fetometrie. Eine Wachstumsverzögerung lässt sich z.B. daran erkennen, dass der biparietale Kopfdurchmesser des gefährdeten Kindes eine Diskrepanz von 4 mm und mehr im Vergleich zum anderen Zwilling aufweist. In diesem Fall sind kurzfristige wiederholte CTG-Kontrollen der Kinder erforderlich.

17.2.7.4 Geburtsleitung

Geburtsverlauf

Der **Geburtsverlauf** ist bei der Mehrlingsschwangerschaft durch vielfältige, ursächlich indessen zumeist leicht verständliche Komplikationen charakterisiert. Die wichtigsten Regelwidrigkeiten sind:

- **Gehäuftes Auftreten von Wehenschwächen:** Dies erklärt sich durch die Überdehnung des Uterus. In der Nachgeburtsperiode kann dies zu atonischen Blutungen führen, so dass eine Prophylaxe durch die Gabe von Kontraktionsmitteln erforderlich ist.
- **Häufung geburtsmechanischer Anomalien:** Der Raummangel im Uterus macht es erforderlich, dass die Kinder zum Zweck der Raumaus-

nutzung eine von der Norm abweichende Lage bzw. Einstellung einnehmen. So werden Beckenendlagen 7 × häufiger und Querlagen 5 × häufiger als bei Einlingsgraviditäten beobachtet.

- **Erhöhte hypoxische Gefährdung der Mehrlingskinder:** Bei Mehrlingskindern werden in der letzten Phase der Schwangerschaft und auch während der Geburt gehäuft Sauerstoffmangelzustände beobachtet.
- In allen Statistiken ist die **erhöhte Morbidität und Mortalität** des zweiten Kindes zu erkennen. Sie ist besonders deutlich, wenn der Abstand zwischen der Geburt des ersten Kindes und der Entwicklung des zweiten Kindes mehr als 10 Minuten beträgt.

Verkürzung der Schwangerschaftsdauer

Mit Rücksicht auf die Gefährdung der Kinder durch die Plazentainsuffizienz ist es eine wichtige Aufgabe des Geburtshelfers, **die Schwangerschaftsdauer** bei Mehrlingen zu begrenzen. Als günstigster Zeitpunkt für die Schwangerschaftsbeendigung hat sich bei fehlenden Symptomen einer Plazentafunktionsstörung die 38. bis 39. Woche erwiesen. Bei geburtsbereiter Portio wird die Geburt eingeleitet, bei einem ungünstigen Portiobefund kann zu diesem Zeitpunkt auch eine Sektio in Erwägung gezogen werden.

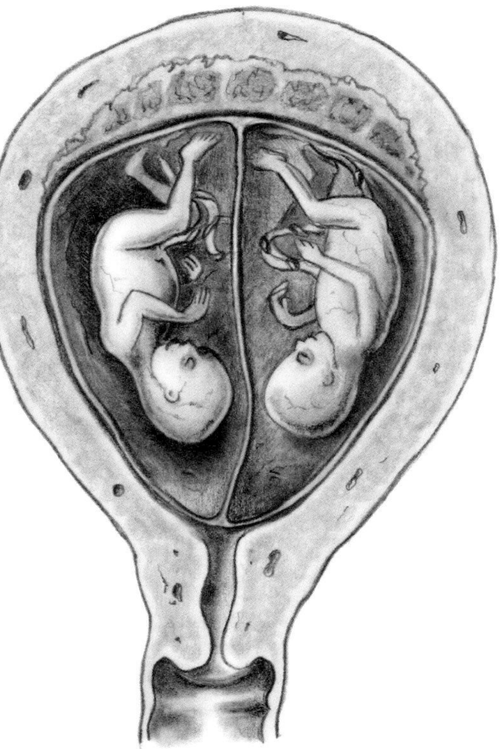

Abb. 93: Mehrlingsschwangerschaft (monochorial, biamnial)

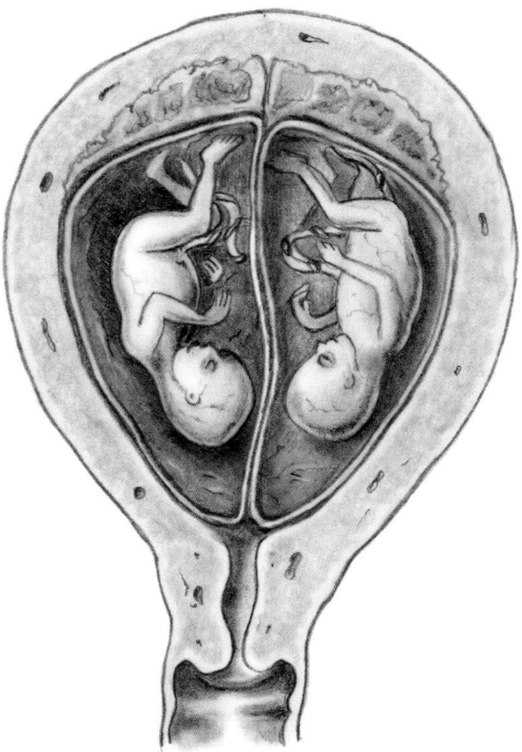

Abb. 94: Mehrlingsschwangerschaft (bichorial, biamnial)

17.3 Geburtshilfliche Operationen

Hinweis: Geburtshilfliche Operationen haben das Ziel, eine während der Schwangerschaft oder unter der Geburt auftretende Komplikation mit zu erwartender Gefährdung von Mutter und/oder Kind zu vermeiden bzw. zu beseitigen.

Indikationen

Ist anzunehmen, dass dies mit einer der zur Verfügung stehenden Operationsmethoden gelingt, so ist eine OP-**Indikation** gegeben. Typische Indikationen für den Einsatz geburtshilflicher Operationen sind z. B. die drohende intrauterine Asphyxie des Kindes, Blutungen der Schwangeren bzw. der Gebärenden, extragenitale Erkrankungen, ein Geburtsstillstand oder auch regelwidrige geburtsmechanische Situationen.

Differenzierung

Bei den geburtshilflichen Operationen wird unterschieden zwischen:

- vaginal entbindenden Operationen und der
- abdominal entbindenden Operation (Sektio).

17.3.1 Vaginal entbindende Operationen

Eine operative Geburtsbeendigung auf vaginalem Wege kommt in Frage, wenn der Muttermund vollständig erweitert ist und der vorangehende Kindsteil tief im mütterlichen Becken steht und somit mit dem Instrument leicht erreichbar ist. Diese Operationen werden demnach fast ausschließlich **in der Austreibungsperiode** ausgeführt.

17.3.1.1 Vakuumextraktion

Prinzip der Saugglocke

Die Vakuumextraktion ist erst im Jahre 1954 durch Malmström in die Geburtshilfe eingeführt worden. Das Prinzip besteht darin, dass eine Glocke am vorangehenden Kindsteil durch Herstellung eines Vakuums festgesaugt wird, an der das Kind extrahiert werden kann. An der Glocke ist zur Übertragung der Kraft eine Zugkette befestigt.

Phasen der Vakuumentbindung

Die **Vakuumentbindung** wird in mehreren Phasen ausgeführt. Zunächst wird in Leitungs- oder Allgemeinanästhesie die Glocke über die Kante in die Vagina eingeführt und vor dem vorangehenden Kindsteil (auf der Kopfschwarte) platziert. Es folgt das Einschalten der elektrischen Vakuumpumpe, mit der durch den entstandenen Unterdruck die Glocke am Kind festgesaugt wird. Jetzt kann unter gleichzeitigem Druck auf den Gebärmuttergrund mittels des Kristellerschen Handgriffs durch eine Hilfsperson der vorangehende Teil in Richtung der Führungslinie wehensynchron während der Presswehen extrahiert werden. Nach dem Durchtritt des Kopfes werden das Vakuum abgelassen, die Glocke entfernt und die Geburt durch die manuelle Rumpfentwicklung beendet.

Hinweis: Die am kindlichen Kopf entstehende **Geburtsgeschwulst** entspricht dem Lumen der Vakuumglocke. Sie bildet sich ebenso wie am Glockenrand vorhandene Hautabschürfungen schnell und ohne Folgeerscheinungen zurück.

Voraussetzungen

Voraussetzungen für eine Vakuumentbindung sind die vollständige Eröffnung des Muttermundes, die Fruchtblase muss gesprungen sein, und der Kopf des Kindes muss mit seinem größten Durchmesser im kleinen Becken sein.

17.3.1.2 Zangenextraktion

Häufigkeit: Die **Häufigkeit** der sehr viel älteren Zangenextraktion ist in den letzten Jahrzehnten unter dem Einfluss der einfacheren und schonender zu handhabenden Vakuumextraktion deutlich zurückgegangen.

17.3.1.3 Entbindung bei Beckenendlage

Achtung: Bei der **Beckenendlagengeburt** ist in jedem Fall ärztliche operative Hilfe erforderlich. Das Kind muss nach dem Durchtritt des Steißes durch das Weichteilansatzrohr schnell endgültig entwickelt werden, da ansonsten hypoxische Schäden am Kind entstehen, da der Zeitraum, in dem die Nabelschnur im Geburtskanal abgeklemmt wird, bis zur vollständigen Entwicklung des Köpfchens andauert.

Bracht-Handgriff

Der **Bracht-Handgriff** ist die auch heute noch am häufigsten angewandte Methode zur vaginalen Entwicklung eines in Beckenendlage liegenden Kindes. Bei ihm wird nach vollständiger Erweiterung des Muttermundes unter Mitpressen während der Wehe abgewartet, bis der Steiß durch das Weichteilansatzrohr hindurchgetreten ist. Erst jetzt wird er mit beiden Händen gefasst, und zwar so, dass die Daumen auf den Oberschenkeln, die übrigen Finger auf dem Rücken des Kindes liegen. Der Geburtshelfer führt dann den Rumpf des Kindes ohne Zug auf den Bauch der Mutter, wobei Arme und Kopf ohne zusätzliche Maßnahmen über den Damm folgen.

Die Geburt des Kopfes kann durch den Handgriff nach Veit-Smellie unterstützt werden, wobei die eine Hand über den Nacken fasst und der Zeigefinger der anderen Hand in den Mund eingeführt wird.

17.3.2 Abdominelle Schnittentbindung (Sektio)

[T]

Ursprung und Terminologie: Diese bereits vor der Zeitenwende und damit älteste entbindende Operation verdankt ihre Bezeichnung der Überlieferung nach der Annahme, dass der erste römische Kaiser (Caesar) nach dem Schriftsteller Plinius „aus dem Leib der Mutter herausgeschnitten wurde". Das Wort „Caesar" bzw. „Kaiser" würde damit von dem lateinischen Wort „caedere = schneiden" abzuleiten sein.

Indikationen

Ein Kaiserschnitt kommt zur Anwendung, wenn es erforderlich ist, eine Schwangerschaft bzw. Geburt zu beenden, dies aber auf normalem vaginalen Wege nicht möglich ist. Man unterscheidet die **primäre** (geplante) und die **sekundäre Sektio**, die durch unvorhergesehene Ereignisse im Rahmen der Geburt erforderlich wird.

OP-Technik

Operationstechnisch erfolgt die Eröffnung der Bauchdecken heute fast ausschließlich durch den suprasymphysären Querschnitt. Nach Eröffnen der Bauchdecken wird zunächst die Harnblase leicht nach unten abgeschoben. Auf diese Weise wird das untere Uterussegment im Bereich des inneren Muttermundes sichtbar und kann durch einen Querschnitt eröffnet werden. Das Kind wird durch die Uteruswunde hindurch entwickelt. Nach der Gewinnung der Plazenta werden die Uteruswand und anschließend die Bauchdecken in Schichten verschlossen.

Vorteile der PDA/Spinalanästhesie

In vielen geburtshilflichen Kliniken geht man seit einigen Jahren zunehmend dazu über, Schnittentbindungen in **Peridural**- bzw. **Spinalanästhesie** durchzuführen.

Gegenüber der Allgemeinnarkose hat dies folgende **Vorteile:**

- Das mütterliche Narkoserisiko ist deutlich vermindert.
- Eine Belastung des Kindes durch Narkosemedikamente wird vermieden.
- Die Schwangere kann die Geburt ihres Kindes bewusst miterleben, und dies bei Anwesenheit des Partners im Operationssaal.
- Die postoperative Erholungsphase ist gegenüber der Allgemeinnarkose deutlich verkürzt.

Komplikationen

Komplikationen einer Sektio:

- Organverletzungen (z. B. Blase) sind extrem selten,
- Fruchtwasserembolie ist noch seltener,
- Blutungen und Gerinnungsstörungen wie bei anderen Operationen,
- postoperativ Thrombosen und Embolien sowie Störungen der Wundheilung sind selten und werden mittels Heparingabe vorgebeugt,
- für nachfolgende Geburten besteht die Gefahr der Narbenruptur und Placenta praevia.

17.4 Rechtliche Problematik in der Geburtshilfe

Die Arbeit des Geburtshelfers steht heute in Deutschland unter einer permanenten rechtlichen Überprüfung. Einerseits sind die heute geborenen Kinder statistisch nachweislich durch das Geburtsgeschehen viel seltener krank oder beeinträchtigt als noch vor Jahren oder sogar Jahrzehnten, gleichzeitig nimmt aber die Zahl der Schadenersatzklagen für vermeintliche Kunstfehler des Geburtshelfers ständig zu. Die eingeklagten Schadenssummen sind die höchsten in der gesamten Medizin und gehen in die Hunderttausende Euro Schmerzensgeldforderungen für die Mutter und in Millionen Euro für die notwendigen medizinischen Maßnahmen der Kinder, die auf Dauer geschädigt sind. Die Gutachten, nach welchen die Gerichte ihre Entscheidungen treffen, sind gewöhnlich sehr streng und lassen für das zukünftige Wohl des Kindes keine Kleinigkeit aus der Beweiskette der vermuteten Kunstfehler aus. Sollte die vom beklagten Arzt vorgelegte Dokumentation eine Lücke aufweisen, führt es unweigerlich zu seiner Verurteilung. Der mit Abstand häufigste Vorwurf der Gerichte (Gutachter) ist immer wieder gleich – der Schaden wäre wohl vermeidbar gewesen, wenn der Arzt schon früher einen Kaiserschnitt durchgeführt hätte.

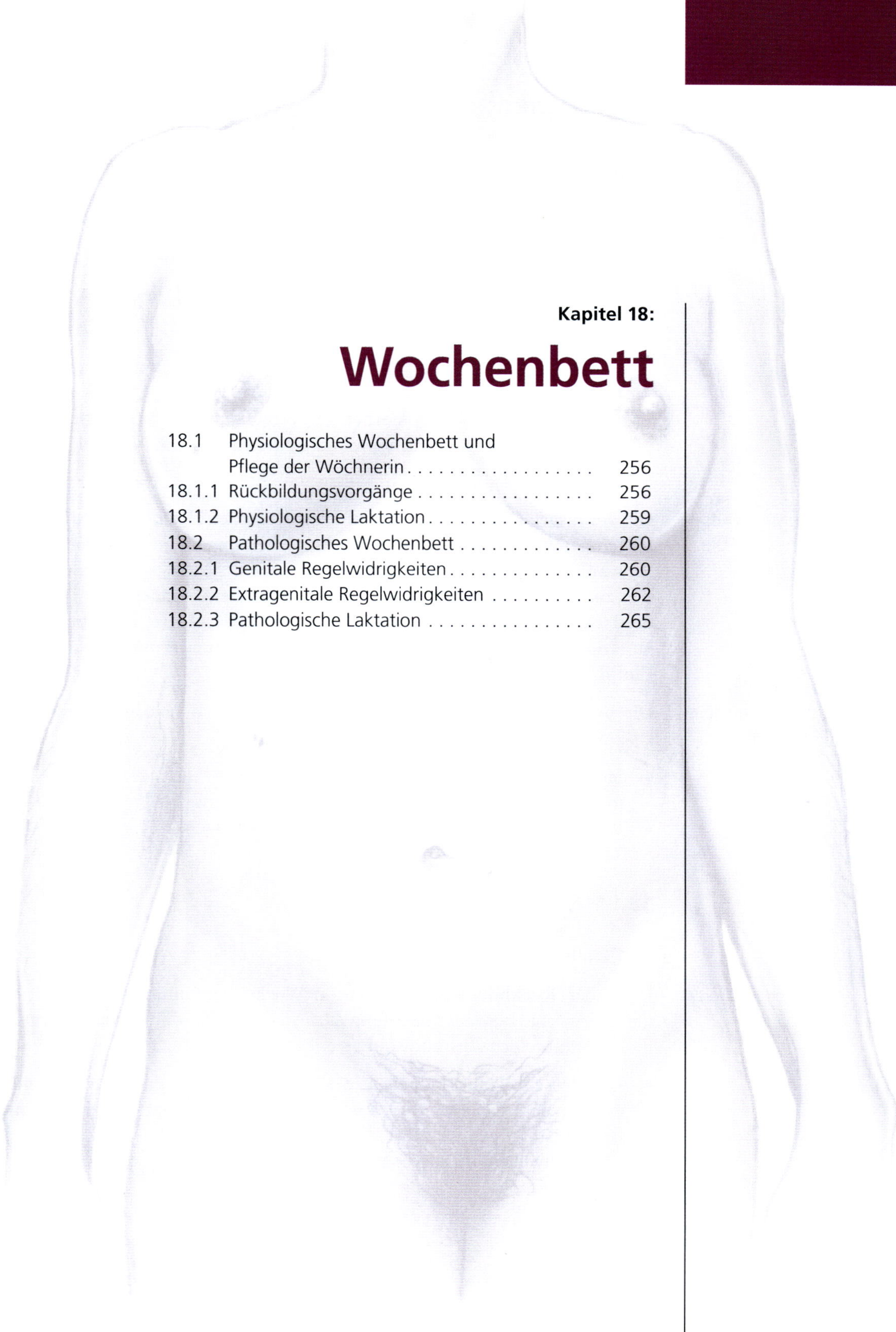

Kapitel 18:

Wochenbett

18 Wochenbett

18.1 Physiologisches Wochenbett und Pflege der Wöchnerin

[!]

Merke: Das **Wochenbett** (Puerperium) bringt für die Mutter eine physische und psychische Belastung mit sich, die von ihr und von der Umgebung oftmals unterschätzt wird.

Hintergrundwissen

Die vorausgegangene Geburtsarbeit, das Ende der Hormonzufuhr aus der Plazenta mit nachfolgenden „Ausfallserscheinungen", der Rückgang der Schwangerschaftsveränderungen und ggf. der Beginn des Stillens erklären dies zumindest im somatischen Bereich. Es ist die Aufgabe der Pflegenden, der Hebammen und Entbindungspfleger sowie der Ärzte, diese besondere Situation bei der **Pflege und Betreuung der Wöchnerin** mit Empathie und Einfühlungsvermögen zu begleiten.

Aufgaben des Wochenbetts

Die **biologischen Aufgaben des Wochenbetts** lassen sich in drei Punkten zusammenfassen:

- Heilung der Geburtswunden
- in Gang kommen und Durchführung des Stillens
- Rückbildung der Schwangerschaftsveränderungen.

18.1.1 Rückbildungsvorgänge

18.1.1.1 Involution des Uterus

Fördernde Faktoren

Unter den Rückbildungsvorgängen im Wochenbett nimmt die Involution des Uterus eine besondere Stellung ein. An der Rückbildung dieses Organs in den prägraviden Zustand sind zwei Faktoren beteiligt:

- **Nachlassen der hormonellen Wachstumsanregung** durch den Fortfall der plazentaren Hormone, das in erster Linie zu einer Verminderung des Zellstoffwechsels führt,
- die **Nachwehen**, durch die die Durchblutung der Uterusmuskulatur gedrosselt wird.

Merke: Auf diese Weise vermindert sich das Gewicht des Uterus innerhalb des Wochenbetts (bis etwa 6 Wochen nach der Entbindung) von 1 kg auf 50 g.

[!]

Maßnahmen zur Kontrolle der Rückbildungsvorgänge

Die **Heilung der Uteruswunde** beginnt nach Abstoßung der Reste der Schwangerschaftsschleimhaut (Dezidua) nach etwa 10–14 Tagen. Unter dem Einfluss der langsam beginnenden Östrogenproduktion im Ovar erfolgt die Epithelisation von den Resten der Schleimhautdrüsen ausgehend, bis die Wunde nach 6–8 Wochen wieder verschlossen ist.

Die **Kontrolle der Rückbildungsvorgänge** am Uterus ist eine wichtige Aufgabe von Arzt und Pflegenden. Hierzu stehen zur Verfügung:

- **Kontrolle des Fundusstands:** Im Verlauf des frühen Wochenbetts können die folgenden normalen Befunde erhoben werden (☞ Abb. 95):
  - Nach der Geburt des Kindes: 2 Querfinger unter dem Nabel
  - 1. Wochenbettstag: 1 Querfinger unter dem Nabel
  - 2. Wochenbettstag: 2 Querfinger unter dem Nabel
  - 3. Wochenbettstag: 3 Querfinger unter dem Nabel
  - eine Woche nach der Entbindung: 2 Querfinger über der Symphyse
  - 10 Tage nach der Entbindung: in Symphysenhöhe.

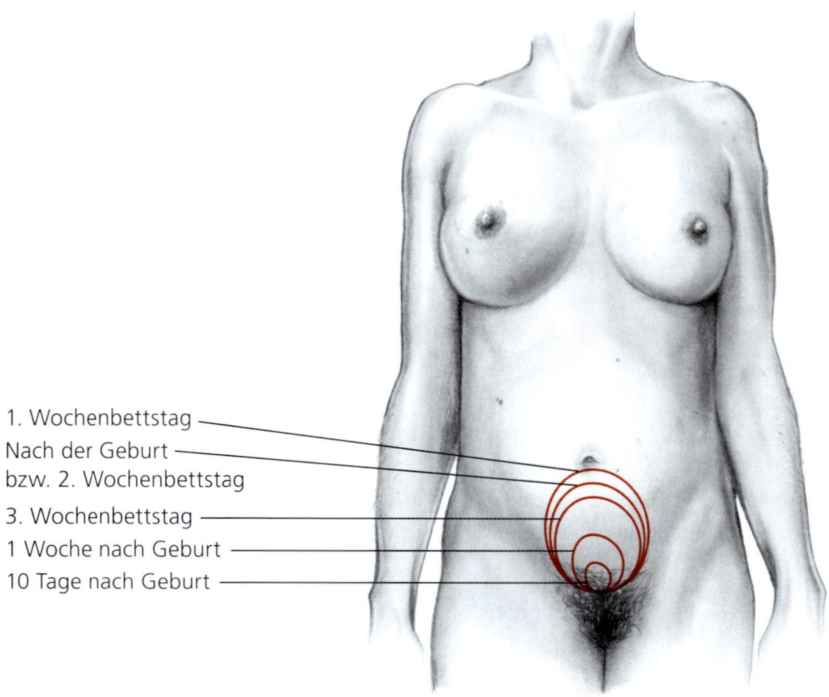

Abb. 95: Uterus-Fundusstand in den ersten Tagen nach der Geburt

Sicherer kann die Größe des Uterus und die vollständige Entleerung im Wochenbett sonografisch erkannt werden. Diese Kontrollmaßnahme ist daher bei allen Wöchnerinnen vor der Entlassung aus der Klinik angezeigt.

- **Kontrolle der Lochien:** Die Lochien stellen das Wundsekret aus dem Uterus dar. Sie bestehen aus Resten der Dezidua, Blutgerinnseln, Leukozyten und Serum, wobei ihre Zusammensetzung vom Zustand der Uteruswunde abhängig ist. Im Verlauf des Wochenbetts verändern sich die Lochien folgendermaßen:
  - 1. Woche: blutig (**Lochia rubra**)
  - 2. Woche: bräunlich (**Lochia fusca**)
  - Ende der 2.Woche: gelblich (**Lochia flava**)
  - 3. Woche: hell (**Lochia alba**)

Hinweis: Bei etwa 10 % der Wöchnerinnen finden sich noch in der 6. Woche post partum Blutbeimengungen, ohne dass dies als Regelwidrigkeit anzusehen ist.

18.1.1.2 Ovarialfunktion

Als Folge der hohen Konzentrationen der Plazentahormone während der Schwangerschaft ruht die gonadotrope Funktion des Hypophysenvorderlappens (Hemmung des Hypophysenvorderlappens durch die plazentaren Steroidhormone) in dieser Zeit weitgehend. Dieser Zustand bleibt zu Beginn des Wochenbetts als Nachwirkung von der Gravidität zunächst bestehen. Etwa nach 3–4 Wochen kommt die Ovarialfunktion langsam wieder in Gang, wobei frühestens nach der 6. Woche eine Ovulation beobachtet wird. Die erste Menstruation tritt mit großer individueller Variabilität nach 6–10 Wochen auf, wobei es sich bei der ersten Blutung zumeist um eine **anovulatorische Abbruchblutung** handelt.

Definition: Als **Stillamenorrhoe** wird das Ausbleiben der Menstruation während der Stilltätigkeit bezeichnet.

Sie findet sich bei 80 % aller voll stillenden Wöchnerinnen und ist eine Folge einer weiteren Hemmung des Hypophysenvorderlappens durch das Prolaktin. Dennoch darf das Stillen nicht, wie oft angenommen wird, als sicherer Schutz vor einer neuen Gravidität angesehen werden.

18.1.1.3 Extragenitale Veränderungen

Blase

Die **Blase** erlangt nun langsam ihren normalen, in der Schwangerschaft verminderten Tonus zurück. Die Kompression des Organs und ein unter der Geburt oftmals entstehendes Ödem am Blasenausgang führen im Wochenbett häufig zu **Blasenentleerungsstörungen**, die die Grundlage für aufsteigende Infektionen mit nachfolgender Zystitis oder Pyelonephritis sein können. Dies bedarf schon deshalb sorgfältiger Beobachtung bei der Pflege der Wöchnerin, da die Harnmenge als Folge der Ausscheidung des in der Gravidität eingelagerten Gewebswassers deutlich vermehrt ist.

Darm

Der **Darm** behält zu Beginn des Wochenbetts die in der Schwangerschaft entstandene Tonusverminderung mit nachfolgender **Obstipation** bei. Durch die Lageveränderung des Darms als Folge der Uterusentleerung, durch die Bettruhe und durch die vorübergehend verminderte Nahrungszufuhr wird dieser Zustand noch verstärkt.

Körpergewicht

Das **Körpergewicht** vermindert sich nicht nur durch die Entleerung des Uterus (etwa 5 kg Gewichtsverlust), sondern auch durch die vermehrte Wasserausscheidung. Im Verlauf des Wochenbetts führt dies nochmals zu einer Gewichtsabnahme von etwa 5 kg.

Gefäßsystem

Das **Gefäßsystem** erhält nur langsam seinen normalen Tonus zurück. Dies erklärt unter anderem die Neigung der Wöchnerin zu Kreislaufstörungen und – vor allem bei bestehenden Varizen – zu Venenentzündungen bzw. Thrombosen und Embolien.

Psyche

Die **psychische Situation** der Wöchnerin ist durch evtl. erhebliche Stimmungsschwankungen charakterisiert. In den ersten Stunden und Tagen stehen nach glücklicher Beendigung der Schwangerschaft positive Empfindungen im Vordergrund. Vor allem der Hormonentzug führt dann aber nicht selten zu einer mehr oder weniger psychischen Labilität, z.B. in Form des sog. „Baby-Blues“.

18.1.2 Physiologische Laktation

Phasen

Beim Einsetzen des Stillens sind die folgenden vier Phasen zu unterscheiden:

- **Mammogenese:** Diese mit der Pubertät einsetzende Phase steht unter dem Einfluss der Ovarialhormone zur Ausbildung des Brustdrüsengewebes mit der Bildung von Drüsengewebe und Milchgängen.
- **Laktogenese:** Diese Phase vollzieht sich im Verlauf der Gravidität. Sie ist an der Volumenzunahme der Brust schon kurz nach der Konzeption erkennbar. Das Ziel ist die Reifung des Drüsengewebes unter dem Einfluss der plazentaren Hormone. Der Drüsenkörper wird deutlich tastbar, während er gleichzeitig Fett und Bindegewebe verdrängt. Die Brust ist jetzt für die Milchbildung vorbereitet.
- **Galaktogenese:** Die Auslösung der Milchbildung geschieht durch den Wegfall der plazentaren Hormone in den ersten 3–4 Tagen nach der Entbindung, da jetzt das in der Hypophyse gebildete, bereits in der Gravidität in 20-facher Menge in Serum vorhandene **Prolaktin** wirksam

werden kann. Die Galaktogenese beginnt dabei mit dem Milcheinschuss, einer starken, oftmals schmerzhaften Anschwellung der Brustdrüse durch die plötzlich einsetzende verstärkte Durchblutung. Während vorher im Wesentlichen die Vormilch, das sog. **Kolostrum**, mit einem relativ hohen Eiweißgehalt abgegeben wird, bewirkt der Milcheinschuss die Synthese der eigentlichen **Frauenmilch.**

- **Galaktopoese:** Die anhaltende Milchbildung ist in erster Linie an den Saugreflex gebunden, durch den die Sekretionsleistung des Drüsengewebes über die Oxytocin-Ausschüttung aus dem Hypophysenhinterlappen der Mutter gesteuert wird. Dies zeigt die Bedeutung des regelmäßigen Anlegens des Kindes für das Erreichen einer ausreichenden Stillfähigkeit. Hiermit wird am besten bereits im Kreißsaal begonnen. Von diesem Tag an wird das Kind 5 mal am Tag für etwa 15 Minuten angelegt.

Merke: Die normalerweise zu erwartende Stillleistung lässt sich mit der **Finkelstein-Regel** berechnen:
Nach ihr beträgt die durchschnittliche tägliche Milchmenge „Lebenstag minus 1 mal 50–70 ml".

Pflegehinweis: Die **Anleitung und Beratung der Wöchnerin** in Bezug auf die **richtige Stilltechnik** ist eine wichtige Aufgabe der Pflegenden. Sie gewährleistet auf der einen Seite am ehesten eine ausreichende Milchbildung, verhütet aber zugleich die Entstehung von Rhagaden der Brustwarzen bzw. Brustentzündungen. Schließlich kann die **psychologische Bedeutung des Stillens** hinsichtlich der frühzeitigen und ausreichenden Kontaktaufnahme zwischen Mutter und Kind (Bonding) unterstrichen werden.

18.2 Pathologisches Wochenbett

18.2.1 Genitale Regelwidrigkeiten

18.2.1.1 Rückbildungsstörungen

Symptome

Störungen der Involution des Uterus manifestieren sich häufig zuerst an einer quantitativen oder qualitativen Veränderung der Lochien, so dass die Pflegende oftmals bereits durch deren Kontrolle auf diese Regelwidrigkeit aufmerksam wird.

Ursachen

Die **mangelhafte Rückbildung** des Uterus (Subinvolutio uteri) ist meist die Folge einer Wehenschwäche mit ungenügenden Nachwehen. Diese Regelwidrigkeit findet sich deshalb gehäuft nach langer Geburtsdauer, bei einer Überdehnung des Uterus (nach Mehrlingen, Hydramnion oder Riesenkindern) oder durch Fehlen der Oxytocin-Produktion bei nicht stillenden Wöchnerinnen. Der Uterus steht höher als erwartet, ist weich, der Zervikalkanal klafft noch am Ende der ersten Woche, und die Lochien sind blutig und verstärkt.

Therapie

Die **Behandlung** besteht in der Verabreichung von Kontraktionsmitteln (z. B. in Form des Oxytocin-Nasensprays, in schweren Fällen durch eine intravenöse oder intramuskuläre Oxytocingabe). Mit der Verabreichung von Sekalepräparaten (Methergin) sollte der Geburtshelfer wegen der Prolaktin hemmenden Wirkung zurückhaltend sein, bei Nichtstillenden sind sie allerdings wirksamer als Oxytocin.

Pflegehinweis: Zugleich sollten die Pflegenden bei der Subinvolutio uteri für eine regelmäßige Blasen- und Darmentleerung sorgen und dies exakt in Form von Miktions-/Stuhlprotokollen dokumentieren.

Definition: Bei einer **Lochialstauung** stauen sich die Lochien in der Gebärmutterhöhle.

Symptome

Sie tritt bei einem Spasmus des inneren Muttermundes oder durch eine Verlegung der Zervix mit Eihautresten auf. Klinisch steht der eher gut kontrahierte und daher feste, etwas druckempfindliche Uterus mit vermindertem Lochialfluss im Vordergrund.

Therapie

Die **Behandlung** besteht in der Gabe von Spasmolytika bzw. Spasmoanalgetika, erst im Anschluss daran sind Kontraktionsmittel indiziert.

Blutungen im Wochenbett

Blutungen im Wochenbett treten bei einer mangelhaften Rückbildung des Uterus in stärkerer Form als Folge eines Plazentarestes bzw. bei retinierten Blutkoageln (wandständige Blutkoagel) auf. Ein Verdacht auf eine mangelhafte Uterusentleerung ist immer gegeben, wenn am Ende der ersten Woche der Zervikalkanal noch deutlich klafft. In diesen Fällen muss eine Sonografie der Uterushöhle erfolgen.

Therapie

Zur **Behandlung** ist bei unzureichender Wirkung von Kontraktionsmittelgaben und bei Verdacht auf einen Plazentarest eine Abrasio erforderlich, die mit einer stumpfen Kürette vorgenommen wird.

18.2.1.2 Puerperalfieber

Definition: Mit dem Begriff des Puerperal- oder Wochenbettfiebers werden alle Infektionen im Wochenbett zusammengefasst, die ihren Ausgang von den Genitalorganen nehmen.

Ursache

Die **Ursache** der auch heute noch auftretenden Infektionen im Wochenbett besteht in der Übertragung pathogener Mikroorganismen z. B. anlässlich diagnostischer oder therapeutischer Maßnahmen während der Schwangerenvorsorge oder unter der Geburt auf die Frau. Zu den wichtigsten Erregern gehören Staphylokokken, Streptokokken, Keime der Koli-Gruppe und auch sog. anaerobe Bakterien. Zu den wichtigsten **prophylaktischen Maßnahmen** gehört die strenge Beachtung der Hygieneregeln und der Asepsis durch Ärzte und Pflegende im Kreißsaal und auf der Wochenstation.

Lokalisationsformen des Puerperalfiebers:

- **Ulcus puerperale:** Hierbei handelt es sich um eine lokale Infektion der Damm- bzw. Scheidenwunde mit schmerzhafter Rötung und Schwellung und zumeist nachfolgender Sekundärheilung.
  Die Behandlung besteht anfangs in Rivanol- oder Kamillenvorlagen, Sitzbädern und der Verabreichung antiphlogistischer Medikamente. Bei einer stärkeren Schwellung müssen die Hautnähte entfernt werden, nach Reinigung der Wunde erfolgt die Sekundärnaht. Ist die Infektion durch lokale Maßnahmen nicht zu beherrschen, so muss rechtzeitig mit einer gezielten antibiotischen Behandlung begonnen werden.
- **Endometritis puerperalis:** Als Folge einer aufsteigenden Infektion gelangen Keime in die Gebärmutterhöhle und führen dort zu einer Infektion der Plazentahaftstelle. Der Uterus ist in diesen Fällen weich, größer als normal und bei Betastung an den Kanten druckschmerzhaft (Funduskantenschmerz). Die Lochien sind vermehrt, gelegentlich übel riechend und oft auch verstärkt blutig. Hoch virulente Keime (z. B. Streptokokken der Gruppe A) führen zu septischen Temperaturen und sind auch heute noch lebensbedrohlich.
  Die Behandlung besteht in der Gabe von Kontraktionsmitteln und Antiphlogistika. Bei schweren Verläufen müssen rechtzeitig Breitspektrumantibiotika (z. B. aus der Gruppe der Penicilline, dann je nach Antibiogramm) zur Anwendung kommen, da hier eine Sepsis droht. Dann kann eine Verlegung auf die Intensivstation erforderlich werden, wo eine Infusionstherapie vorgenommen wird und ggf. kreislaufunterstützende Medikamente gegeben werden.

18.2.2 Extragenitale Regelwidrigkeiten

> **Achtung:** Auch extragenitale Erkrankungen können die Gesundheit und das Leben der Wöchnerin ernsthaft bedrohen!

18.2.2.1 Thrombophlebitis, Thrombose und Embolie

Hintergrundwissen

Im Wochenbett ist durch die Bettruhe, die großen Wundflächen, die während der Geburt freigesetzten, die Gerinnung unterstützenden Stoffe, die schwangerschaftsbedingte Tonusverminderung der Gefäße und insbesondere bei ausgeprägter Varikosis eine Disposition zur Venenerkrankung gegeben. Die Pflegenden haben dieser Tatsache durch die großzügige Anwendung prophylaktischer Maßnahmen Rechnung zu tragen.

Pflegehinweis: Zur Thromboseprophylaxe gehören die postpartale Frühmobilisierung, das Hochlagern der Beine, das Ausstreichen der Venen, die Kompression der Venen durch Wickeln der Beine bzw. Anlegen von Kompressionsstrümpfen bei vorhandener Varikosis, das Vermeiden von langem Stehen, den Rückfluss förderne Gymnastikübungen sowie die Verabreichung von Antikoagulanzien (Heparin) bei erkennbarer hoher Gefährdung (z. B. Adipositas, Varikosis).

Oberflächliche Thrombophlebitis

Die **oberflächliche Thrombophlebitis** tritt in Form derber, druckschmerzhafter Knoten mit Rötung und Überwärmung der Haut im Bereich oberflächlicher (ggf. variköser) Venen auf. Zur Behandlung sind heparinhaltige Salbenverbände, Antiphlogistika, bei abgegrenzten Knoten die Stichinzision mit Expression des Thrombus und anschließender Kompression ausreichend. Die Wöchnerin darf weiter mit gewickelten Beinen aufstehen.

Tiefe Bein-/Beckenvenenthrombose

Tiefe Thrombosen der Bein- und Beckenvenen stellen immer eine ernste Gefährdung der Wöchnerin dar. Klinisch sind subfebrile Temperaturen, der sog. Kletterpuls (Mahlersches Zeichen) sowie oftmals auch der Fußsohlen-Druckschmerz charakteristisch. Bei einer **Beckenvenenthrombose** befindet sich die Schmerzhaftigkeit im Bereich der Leiste. Das entsprechende Bein ist durch den Venenverschluss bläulich verfärbt und schmerzhaft geschwollen (sog. Phlegmasia caerulea dolens). Zur Diagnostik wird eine Doppler-Sonografie durchgeführt. Die Behandlung besteht in der sofortigen Verabreichung von Antikoagulanzien (Heparin) i. v. über einen Perfusor und in strenger Bettruhe zur Vermeidung einer Lungenembolie.

Lungenembolie

Die **Lungenembolie** ist durch einen plötzlich auftretenden thorakalen Schmerz, schwerste Atemnot (flache, schnelle Atmung), Tachykardien, Kreislaufstörungen bis zum Schock und eine Todesangst charakterisiert. Bei einer massiven Embolie kann der eintretende Schock innerhalb von wenigen Minuten zum Tode führen. Die Notfallmaßnahmen bestehen in der Sedierung, Schmerzbekämpfung, Oberkörperhochlagerung, der Sauerstoffgabe über eine Nasensonde (2–4 l/Min.) bzw. über eine frühzeitige Intubation mit künstlicher Beatmung. Die Patientin hat absolute Bettruhe und wird vollheparinisiert. In manchen Fällen kann eine operative Embolektomie im Bereich der Arteria pulmonalis vorgenommen werden.

Pflegehinweis: Schocksymptome (Tachykardie, Hypotonie, Blässe, Kaltschweißigkeit) mit Atemnot und Brustschmerzen erwecken den dringenden Verdacht auf eine Lungenembolie. Aber auch bei plötzlich auftretenden, atemabhängigen thorakalen Schmerzen sollten Pflegende an eine Lungenembolie denken und umgehend den Arzt informieren! In der Akutsituation die Patientin nicht alleine lassen!

18.2.2.2 Erkrankungen der Harnorgane/Harnwegsinfektionen

Zystitis

Eine **Zystitis** entsteht in den meisten Fällen auf der Basis einer unzureichenden Harnentleerung mit nachfolgender Keimaszension. Sie wird durch gehäuftes und unsachgemäßes Katheterisieren begünstigt (Katheterzystitis). Die Symptome bestehen in Schmerzen beim Wasserlassen (Dysurie), Pollakisurie, Blasentenesmen und ggf. blutigem Urin. Im Rahmen der **Behandlung** sollten die Pflegenden darauf achten, dass die Patientinnen ihre Blase ausreichend entleeren. Lokale Wärmeauflagen auf den Unterbauch lindern die Blasentenesmen. Medikamentös erfolgt die Gabe krampflösender Substanzen (Spasmolytika) und ggf. die Gabe von Antibiotika für wenige Tage. Die Patientinnen sollten dazu angehalten werden, ausreichend zu trinken (z. B. Kräutertees, Mineralwasser).

Pflegehinweis: Pflegende sollten beim (Einmal)Katheterisieren auf strengste Einhaltung der Asepsis achten, um einem Harnwegsinfekt vorzubeugen!

Pyelonephritis

Die **Pyelonephritis** wird meist bereits in der Schwangerschaft erworben und hält im Wochenbett an. (Klopf)Schmerzen im Nierenlager (Flankenschmerz), Fieber und Schüttelfrost, Dysurie und Pollakisurie sowie das Vorhandensein von Leukozyten im Urinsediment sowie sonografische Untersuchungen ermöglichen i. d. R. eine schnelle Sicherung der Diagnose. Die **Behandlung** besteht zur Vermeidung bleibender Nierenschäden in der Verabreichung von Antibiotika. Die Patientinnen sollten dazu angehalten werden, ausreichend zu trinken (z. B. Kräutertees, Mineralwasser). Können die Patientinnen oral nicht ausreichend Flüssigkeit aufnehmen, kann die Flüssigkeit auch über Infusionen zugeführt werden.

Pflegehinweis: Zur Eigenkontrolle der Einhaltung der Mindesttrinkmenge kann der Patientin empfohlen werden, die Einfuhr exakt zu dokumentieren.

Harninkontinenz

Eine **Harninkontinenz** im Wochenbett ist meist die Folge einer unzureichenden Sphinkterfunktion. Am häufigsten wird dies bei Mehrgebärenden mit einer Bindegewebsschwäche beobachtet. Zur Behandlung sind intensive Beckenbodenübungen erforderlich.

18.2.2.3 Wochenbettpsychose

Hinweis: Neben den bereits beschriebenen passageren Depressionen kann die hormonelle Umstellung auch zur Manifestation echter Psychosen führen.

Hierbei handelt es sich meist um depressive Formen mit der Gefahr des Suizids, seltener um eine Schizophrenie. Die **Behandlung** erfolgt durch einen Psychiater. Den Pflegenden kommt hier die wichtige Aufgabe zu, Besonderheiten im Verhalten der Wöchnerin diesbezüglich zu deuten, um rechtzeitig reagieren zu können, da die Gefahr für das Leben des Kindes und das der Mutter nicht unterschätzt werden sollte.

18.2.3 Pathologische Laktation

Hinweis: Viele und auch sehr unterschiedliche Störungen können zu einer Beeinträchtigung der natürlichen Ernährung des Neugeborenen in Form des Stillens führen. In diesem Zusammenhang müssen Stillschwierigkeiten und Stillhindernisse unterschieden werden.

18.2.3.1 Stillschwierigkeiten

Bei den Stillschwierigkeiten handelt es sich um Störungen, die die Brusternährung des Kindes beeinträchtigen, diese aber nicht unmöglich machen. Folgende Ursachen kommen in Frage:

Kindliche Stillschwierigkeiten

Stillschwierigkeiten vonseiten des Kindes:

- Infekte der oberen Luftwege
- Spaltbildungen im Bereich des Mundes bzw. Rachens
- Trinkschwäche

Mütterliche Stillschwierigkeiten

Stillschwierigkeiten vonseiten der Mutter:

- verstärkter Milcheinschuss
- verzögerter Milcheinschuss
- erschwerte Brustentleerung
- ungenügende Milchbildung (Hypogalaktie)
- Rhagaden
- flache Brustwarzen

Verstärkter Milcheinschuss

Beim **verstärkten Milcheinschuss** ist die Brust durch eine übermäßige Hyperämie stark geschwollen und schmerzhaft. Die Warze tritt nur wenig hervor, so dass sie vom Kind nur schlecht gefasst werden kann. Zur Behandlung sind lauwarme Umschläge ausreichend. Bei starken Schmerzen ist die kurzfristige Gabe eines Prolaktinhemmers angezeigt. Der **verzögerte Milcheinschuss** und die **Hypogalaktie** sind einer medikamentösen Behandlung nicht zugänglich. Lediglich ein konsequentes Anlegen des Kindes ist geeignet, um über den Saugreiz des Kindes die Milchbildung anzuregen.

Erschwerte Brustentleerung

Bei der **erschwerten Brustentleerung** handelt es sich um die Folge einer unzureichenden Oxytocinwirkung auf die glatte Muskulatur der Milchgänge, so dass die Galaktokinese gestört ist. Zur Behandlung ist die Verwendung von Oxytocin-Nasensprays wenige Minuten vor dem Anlegen des Kindes wirkungsvoll.

Rhagaden

Rhagaden sind häufig Folge einer mangelhaften Stilltechnik. Eine Gefahr ist vor allem durch die Tatsache gegeben, dass die Wunden zur Eintrittspforte für Erreger werden und so zur Mastitis puerperalis führen können. Die Behandlung besteht in einer Begrenzung der Stillzeit, der anschließenden Rotlichtbestrahlung, dem Aufbringen von Heilwolle plus Lanolin, homöopathische Medikamente und ggf. die Verwendung von Stillhütchen in den Stillpausen.

Bei **Stillschwierigkeiten vonseiten des Kindes** sollte der Kinderarzt einbezogen werden. Bei Spaltbildungen ist evtl. die Verwendung einer Magenverweilsonde erforderlich, über die die Nahrung zugeführt werden kann.

18.2.3.2 Stillhindernisse

Weit seltener sind Fälle, in denen das Stillen des Neugeborenen wegen vorhandener Stillhindernisse nicht erfolgen darf.

Mütterliche Stillhindernisse

Stillhindernisse vonseiten der Mutter:

- schwere Allgemeinerkrankungen
- Infektionskrankheiten
- Behandlung der Mutter mit Antikoagulanzien, Zytostatika etc.

Kindliche Stillhindernisse

Stillhindernisse vonseiten des Kindes:

- angeborene Erkrankungen bzw. Fehlbildungen
- hypoxische bzw. traumatische Geburtsschäden
- Frühgeburt, Lebensschwäche

Bei **schweren Allgemeinerkrankungen** der Mutter bedeutet das Stillen eine zusätzliche Belastung der Mutter, die unbedingt vermieden werden sollte. Bei **Infektionen** (z. B. bei einer HIV-Infektion) ist die Gefahr der Keimübertragung auf das Kind gegeben. Weiterhin darf die Mutter bei einer unumgänglichen Behandlung ihrerseits mit Medikamenten, die in die Muttermilch übertreten und das Kind gefährden können, nicht stillen.

Von den **Stillhindernissen vonseiten des Kindes** verbieten vor allem schwere angeborene Erkrankungen, Fehlbildungen oder hypoxische bzw. traumatische Geburtsschäden das Anlegen des Kindes, da diesem das Saugen an der Brust nicht zugemutet werden kann.

18.2.3.3 Mastitis puerperalis

Definition: Die Mastitis puerperalis ist eine Brustdrüsenentzündung im Wochenbett und stellt neben dem Milchstau eine der häufigsten Komplikationen im Wochenbett dar.

Ursachen

Die Mastitis puerperalis entsteht durch eine Übertragung von Mikroorganismen (meist Staphylococcus aureus) vom keimbesiedelten Mund-Rachenraum des Kindes auf die Brustwarze der Mutter oder durch unzureichende Händehygiene. Rhagaden als Eintrittspforten begünstigen die Entstehung einer Mastitis. Auch ein Milchstau kann durch die ungenügende Entleerung der Brust die Entstehung einer Mastitis fördern.

Symptome

Klinisch stehen ein plötzlicher Temperaturanstieg (evtl. mit Schüttelfrost), hohes Fieber mit Kopf- und Gliederschmerzen und ein zunächst eher diffuses, schmerzhaftes **Infiltrat** einer Brust mit Rötung und Überwärmung der Haut im Vordergrund. Oft sind die Lymphknoten in den Achseln geschwollen, und es besteht ein starkes Krankheitsgefühl. Schmilzt das Infiltrat ein, so entsteht (in der Regel nach wenigen Tagen) der mastitische **Abszess**. Die furunkelähnliche Entzündung einer Talgdrüse im Bereich des Warzenhofes (Montgomery-Drüse) wird als **Montgomery-Abszess** bezeichnet.

Therapie

Die **Therapie** der Mastitis puerperalis besteht in frühen Stadien zunächst in körperlicher Schonung, der möglichst frühzeitigen Anwendung von physikalischen Maßnahmen wie das Hochbinden der Brust und in zusätzlicher lokaler Kühlung mit Eiselementen oder Quarkumschlägen. Zur Entleerung der Brust sollte an beiden Brüsten weiter gestillt werden (direkt vor dem Anlegen Wärmeapplikation), eine zusätzliche Entlastung kann durch Massieren der Brust oder Abpumpen der Milch erreicht werden. Mithilfe dieser Maßnahmen kommt es in den meisten Fällen zur Rückbildung der Entzündung. Bei hohem Fieber und ausgedehnten entzündlichen Veränderungen sind eine zusätzliche **Antibiose** sowie die Gabe von **Entzündungshemmern** (Diclofenac, z. B. Voltaren®) notwendig. Manchmal kann der Heilungsprozess durch eine vorübergehende niedrig dosierte Gabe von Prolaktinhemmern gefördert werden, nur selten ist es notwendig abzustillen. Bei eingetretener Abszedierung muss durch eine ausreichende Inzision, Spülung und das Einlegen einer Lasche für den Abfluss des Eiters gesorgt werden.

Pflegehinweis: Die **Prophylaxe der Mastitis** ist eine wichtige Aufgabe im Rahmen der Pflege der Wöchnerinnen. Wirkungsvolle Maßnahmen sind die Schonung der Warze durch die richtige Stillanleitung (richtiges Anlegen des Kindes), sorgfältige Pflege der Brust, die Behandlung von bestehenden Rhagaden mit Salben (z. B. mit Panthogenat-Salbe) und die Vermeidung von Keimübertragungen durch strenge Beachtung der Regeln der Asepsis.

18.2.3.4 Abstillen

Primäres und sekundäres Abstillen

Ein Abstillen, die Unterdrückung der Laktation, kann primär oder sekundär erforderlich werden. Das **primäre Abstillen** ist nach Totgeburten, bei schweren Erkrankungen der Mutter oder bei der Einnahme von Medikamenten, die das Kind gefährden, indiziert. Die Notwendigkeit zum **sekundären Abstillen** ergibt sich z.B. bei einer Mastitis, bei einer erforderlichen medikamentösen Therapie, die ein Stillen des Kindes nicht zulässt, oder bei dem Wunsch der Mutter, das Stillen zu beenden. Als Medikamente sind **Prolaktinhemmer** am wirkungsvollsten. In der Regel werden die Medikamente über 8–10 Tage oral eingenommen. Bei neueren Präparaten (z.B. Cabergolin) genügt die Einmalgabe von 2 Tabletten. Die auch heute noch oftmals empfohlene Einschränkung der Flüssigkeitszufuhr ist indessen ineffektiv.

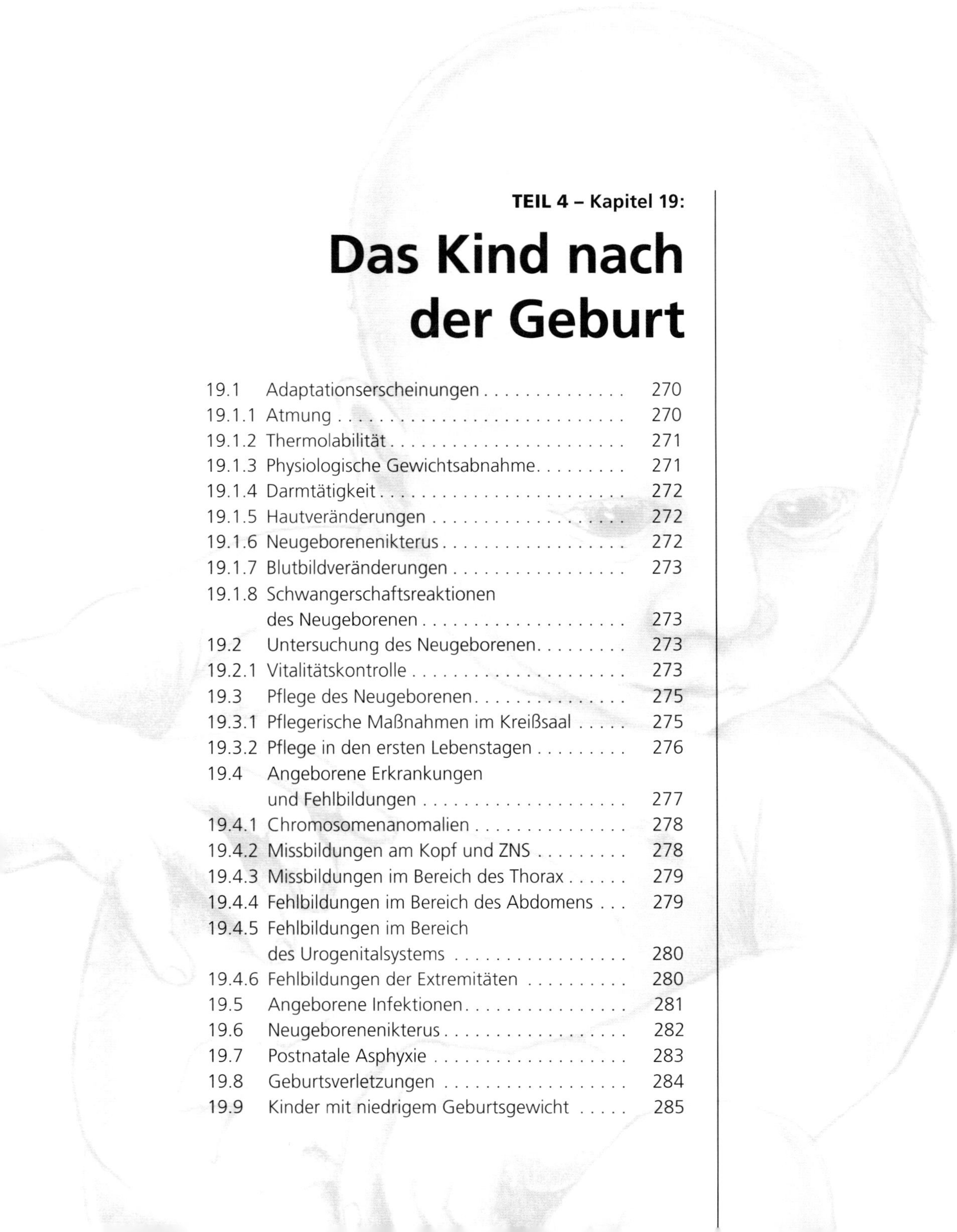

TEIL 4 – Kapitel 19:

Das Kind nach der Geburt

19 Das Kind nach der Geburt

Die Überwachung des Neugeborenen erfolgt in enger Zusammenarbeit von (Gesundheits- und) KinderkrankenpflegerInnen, Geburtshelfer(n) und Kinderarzt.

19.1 Adaptationserscheinungen

[i]

Definition: Unter Adaptationserscheinungen versteht man diejenigen Symptome bzw. Besonderheiten des Neugeborenen, die ursächlich auf den Übergang vom intrauterinen zum extrauterinen Leben zurückzuführen sind.

19.1.1 Atmung

Die Atmung gehört als ungeübte Funktion nach der Geburt des Kindes zu den **labilen Funktionen.** Die Entfaltung der Lungen erfolgt unter dem Einfluss der ersten Atemzüge, wirksam durch das kräftige Schreien des Kindes unterstützt, durch das Einströmen von Luft, aber auch durch das vermehrte Einströmen von Blut in den Lungenkreislauf als Folge der Kreislaufumstellung (Verschluss des Foramen ovale und des Ductus Botalli). Die Entfaltung der Lungen und die Umstellung des Kreislaufs stehen damit in gegenseitiger Abhängigkeit. Für die Aufrechterhaltung der Alveolarentfaltung sind schließlich die von den Pneumozyten gebildeten, phospholipidhaltigen Oberflächensubstanzen (Surfactant) verantwortlich. Ihre unzureichende Bildung in den Lungen frühgeborener Kinder erklärt deren Neigung zur Lungenatelektasen mit nachfolgendem **Atemnotsyndrom.**

Lungenfunktion

Die ausreichende postnatale Lungenentfaltung ist an der gleichmäßigen, ruhigen, abdominalen Atmung des gesunden Neugeborenen zu erkennen. Eine thorakale Atmung mit interkostalen Einziehungen und einem expiratorischen Stöhnen ist ein wichtiger Hinweis auf noch bestehende atelektatische Bezirke.

19.1.2 Thermolabilität

Schutz des Kindes vor Wärmeverlusten

Das Neugeborene weist eine ausgesprochene Thermolabilität auf. Die zeigt sich unter anderem an dem auch bei reifen Kindern nach der Geburt zu beobachtenden Abfall der Temperatur um 1–2 °C. Aus diesem Grund ist bereits im Kreißsaal, und zwar insbesondere bei Wiederbelebungsmaßnahmen, darauf zu achten, dass das Kind vor **Wärmeverlusten** geschützt wird. Aber auch Überhitzungen müssen vermieden werden.

19.1.3 Physiologische Gewichtsabnahme

Gewichtsabnahme

Eine typische Adaptationserscheinung ist die Gewichtsabnahme in den ersten 4–6 Tagen, die in erster Linie auf die noch mangelhafte Nahrungszufuhr zurückzuführen ist. Sie beträgt 8–10 % des Geburtsgewichts (☞ Abb. 96). Danach steigt die Gewichtskurve mit täglichen Zunahmen von 20–30 g stetig an, um gegen Ende der 2. Woche das Geburtsgewicht wieder zu erreichen. Bei Frühgeborenen erreicht die Gewichtskurve typischerweise später, bei dystrophischen Kindern früher das Gewicht bei der Geburt.

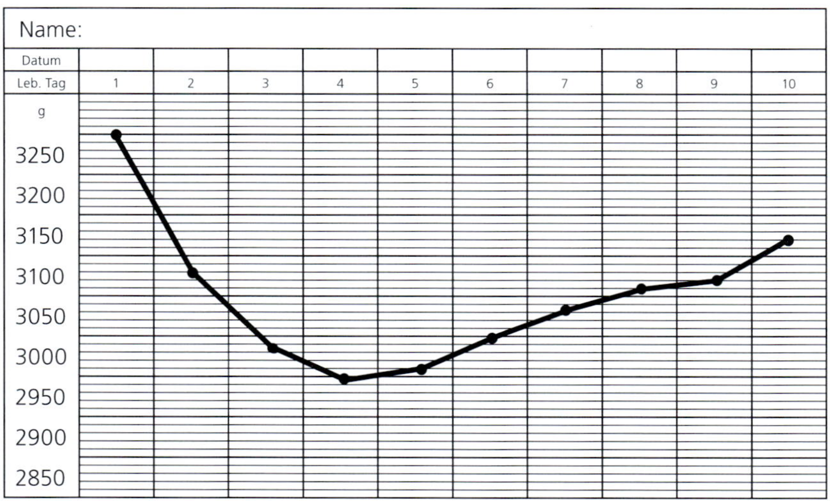

Abb. 96: Physiologische Gewichtskurve des Neugeborenen

Hinweis: Es ist widersinnig, den Versuch zu unternehmen, die physiologische Gewichtsabnahme durch übermäßige Gabe von Flüssigkeit abzufangen, anderseits darf ein übertriebener Stillfanatismus bei gleichzeitiger Hypogalaktie nicht dazu verleiten, auf die erforderliche Flüssigkeitszufuhr zu verzichten.

19.1.4 Darmtätigkeit

Veränderungen des Stuhlgangs

Das gesunde Neugeborene scheidet in den ersten drei Lebenstagen das schwarz-grüne, geruchlose, etwas klebrige **Mekonium** aus. Bei fehlenden Darmentleerungen besteht der Verdacht auf einen Darm- oder auch Analverschluss. Nach dem Ingangkommen der Milchbildung entsteht der zunehmend heller werdende **Übergangsstuhl**, der etwa vom 5. Lebenstag an in den sog. **Brustmilchstuhl** übergeht. Er hat eine breiig-salbige Konsistenz und riecht typischerweise säuerlich. Nicht selten ist der Stuhl bei reiner Brustmilchernährung aber auch zerhackt oder schleimig-dünnflüssig bei deutlich grünlicher Verfärbung.

Nabel

Der **Nabelrest** fällt nach trockener Nekrose (Mumifikation) normalerweise zwischen dem 4. und 8. Lebenstag ab. Die für einige Tage noch offene Nabelwunde bedarf einer sorgfältigen Pflege, damit Infektionen vermieden werden.

19.1.5 Hautveränderungen

In den ersten Lebenstagen zeigt sich an der Haut meist eine deutliche Rötung als Reaktion auf die veränderten Umweltbedingungen in Form des Erythema neonatorum. Die Haut schuppt sich (Desquamatio lamellosa) und weist nicht selten urtikarielle Erscheinungen, oft als Folge einer allergischen Reaktion auf mütterliches Eiweiß, auf (Erythema toxicum).

19.1.6 Neugeborenenikterus

Ursache

Bei 60–80 % aller Neugeborenen findet sich etwa vom 3. Lebenstag an ein mehr oder weniger ausgeprägter **Ikterus** im Bereich der Haut und der Skleren (Icterus neonatorum ☞ Kap. 19.6). Er ist die Folge der noch ungenügenden Bildung eines Ferments in der Leber, das die Aufgabe hat, das anfallende und bisher über die Plazenta ausgeschiedene Bilirubin an Glukuronsäure zu binden und damit ausscheidungsfähig zu machen. Bei einer stärkeren Ausprägung des Ikterus ist es erforderlich, die Bilirubinwerte im Blut zu kontrollieren, um die Entstehung eines **Kernikterus** durch das Eindringen von Bilirubin in die Ganglienzellen des Gehirns mit nachfolgender Hirnschädigung zu vermeiden (☞ S. 192; Abb. 97, S. 283).

19.1.7 Blutbildveränderungen

Trimenonanämie

Unmittelbar nach der Geburt beträgt der Hb-Wert des gesunden Neugeborenen etwa 16,0 g/dl bei Erythrozytenzahlen von 4,5 Millionen. Diese steigen in den ersten Stunden als Folge des Wasserverlustes und der Transfusion aus der Plazenta um weitere 10–20 % an. Im Verlauf der ersten drei Lebensmonate entwickelt sich eine Anämie, die sog. **Trimenonanämie**. Sie ist ebenfalls physiologisch und zwar infolge einer verminderten Erythropoese, aber auch infolge der verkürzten Lebensdauer der mit fetalem Hämoglobin beladenen Erythrozyten.

19.1.8 Schwangerschaftsreaktionen des Neugeborenen

Auswirkungen der Plazentahormone

Der **Übertritt von Plazentahormonen**, insbesondere des Östrogens von der Mutter auf den Feten, lässt beim Neugeborenen erkennbare Veränderungen entstehen, von denen die Milien im Gesicht, vor allem in der Nasolabialfalte, und eine etwa erbsen- bis bohnengroße Proliferation des Brustdrüsengewebes die bekanntesten sind.

Folgen des Hormonabfalls

Der **postnatale Hormonabfall** führt zu Entzugserscheinungen in Form des Auftretens einer Brustdrüsenschwellung mit der Absonderung von Hexenmilch, vergleichbar dem postpartualen Milcheinschuss und bei etwa 3 % der Mädchen zu einer makroskopisch sichtbaren Menstruationsblutung aus dem Zervikalkanal.

Diese hormonabhängigen Veränderungen werden als Schwangerschaftsreaktionen des Neugeborenen bezeichnet. Die Franzosen nennen diese Erscheinungen der ersten Lebenstage und -wochen „la puberté en miniature“, weil zu Beginn der echten Pubertät unter der Wirkung der Geschlechtshormone Ähnliches im Körper abläuft.

19.2 Untersuchung des Neugeborenen

19.2.1 Vitalitätskontrolle

[!]

Merke: Unmittelbar nach der Geburt wird die **Vitalitätskontrolle** vorgenommen. Sie besteht in der **Apgar-Kontrolle** und der **pH-Messung** im Nabelschnurarterienblut.

19.2.1.1 Apgar-Kontrolle

Inhalte

Die **Apgar-Kontrolle** berücksichtigt die Hautfarbe, die Atmung, den Muskeltonus, das Reflexverhalten und die Herzfrequenz (☞ Tab. 2, S. 229). Die Befunde werden nach einer, fünf und zehn Minuten erhoben und registriert. Apgar-Werte von 8 und mehr entsprechen einem lebensfrischen Neugeborenen. Kinder mit Werten unter 8 bedürfen der sorgfältigen Überwachung, unter 4 der Reanimation.

19.2.2.2 Arterielle pH-Messung

Der **pH-Wert** wird am einfachsten aus dem leicht zu entnehmenden Nabelarterienblut bestimmt. Ein pH-Wert von 7,20 und mehr zeigt eine ausreichende Sauerstoffversorgung des Kindes bis zur Geburt an.

19.2.2.3 Erst- und Zweituntersuchung

Erstuntersuchung (U1)

Meist unmittelbar nach der Geburt, spätestens aber im **Laufe des ersten Lebenstages,** erfolgt eine **Basisuntersuchung (U1)** des Neugeborenen entweder durch den Geburtshelfer oder den Pädiater. Die Untersuchungen werden auf einem Wickeltisch unter einer Wärmelampe vorgenommen. Es wird vor allem auf das Vorliegen angeborener Erkrankungen oder Fehlbildungen geachtet. Auf diese Weise ist gewährleistet, dass rechtzeitig therapeutische Maßnahmen wie etwa bei einem angeborenen Herzfehler, einem Speiseröhrenverschluss, einer unzureichenden Lungenentfaltung, bei einer Lippen-Kiefer-Gaumenspalte, aber auch bei einem Analverschluss eingeleitet werden.

Hinweis: Die Feststellung der Reifezeichen erfolgt i.d.R. unmittelbar nach der Geburt durch die Hebamme. Man unterscheidet messbare Reifezeichen und nicht messbare Reifezeichen.

Differenzierung

Als Ergebnis der **Feststellung der Reifezeichen** werden unterschieden:

Neugeborene mit niedrigem Geburtsgewicht:

- Frühgeborene mit einem Gewicht von 2500 g und weniger, das aber der Tragzeit entspricht.
- dystrophe Neugeborene mit einem Geburtsgewicht, das niedriger ist als nach der Tragzeit zu erwarten (Kinder mit intrauteriner Wachstumsretardierung, insbesondere als Folge einer Plazentainsuffizienz).

Reife Neugeborene:

- Kinder mit messbaren und nicht messbaren Reifezeichen.

Überreife Neugeborene:

- fehlende Käseschmiere,
- Mazeration der Haut, insbesondere in den Achselhöhlen, am Skrotum und den Schenkelfalten,
- Waschfrauenhände,
- grünliche Verfärbung der Haut und der Eihäute (Folge eines mekoniumhaltigen Fruchtwassers),
- schnelle postnatale Gewichtszunahme nach nur geringer physiologischer Gewichtsabnahme.

Zweituntersuchung (U2)

Im **Verlauf der ersten vier Lebenstage** – zumeist noch während des Klinikaufenthalts bei nicht ambulanten Geburten oder Hausgeburten – wird das Kind zu zweiten Mal von einem Kinderarzt untersucht. Es ist wünschenswert, dass zu dieser Untersuchung die Mutter zugezogen wird, um ihr die wichtigsten Befunde zu erläutern und sie über weitere notwendige Kontrollen zu informieren.

Hinweis: Die Hebamme bzw. der Entbindungspfleger sollte auch bei Haus- und bei ambulanten Geburten darauf achten, dass die Termine der U1 und U2 eingehalten werden!

19.3 Pflege des Neugeborenen

19.3.1 Pflegerische Maßnahmen im Kreißsaal

Bereits im Kreißsaal müssen von der Hebamme bzw. vom Entbindungspfleger folgende pflegerische Maßnahmen vorgenommen werden:

Bei Ansammlung von Sekret im Nasen-Rachen-Raum und insbesondere bei grünem Fruchtwasser muss das Neugeborene unmittelbar nach der Geburt abgesaugt werden.

Herstellung des frühen Mutter-Kind-Kontakts (Bonding)

Ein lebensfrisch geborenes, gesundes Neugeborenes wird nach dem vorläufigen Abnabeln mit einer Klemme in ein steriles Tuch gewickelt und der Mutter in den Arm gegeben. Dieser frühe Kontakt zwischen Mutter und Kind ist für die spätere Entwicklung der Mutter-Kind-Beziehung von großer Bedeutung und sollte deshalb nicht gestört werden. Dem gleichen Ziel wie auch der Anregung der Milchbildung dient das Anlegen des Kindes an die Brust zu diesem Zeitpunkt.

Erstes Wickeln

Vor der Verlegung von Mutter und Kind auf die Wochenstation wird das Neugeborene angezogen. Beim Wickeln ist darauf zu achten, dass der Thorax zur Sicherstellung ausreichender Atemexkursionen nicht zu stark geschnürt wird.

19.3.2 Pflege in den ersten Lebenstagen

Unterbringung von Mutter und Kind

Die Unterbringung der Neugeborenen erfolgt heute in den meisten geburtshilflichen Kliniken in Form des **Rooming-in-Systems.** Dies bedeutet, dass Mutter und Kind die ersten postnatalen Tage weitgehend zusammen und in engem Kontakt miteinander in gemeinsamen Pflegeeinheiten verbringen. Sofern die Mutter es wünscht oder der Arzt es zur Schonung der Wöchnerin als erforderlich ansieht, kann das Kind während der Nachtstunden in einem gesonderten Neugeborenenzimmer von den Gesundheits- und KinderkrankenpflegerInnen versorgt werden. Die gemeinsame Unterbringung von Mutter und Kind in Form des Rooming-in-Systems hat nicht nur den Vorteil des engen Kontaktes zwischen beiden, sondern es ermöglicht zugleich der Mutter schon frühzeitig, das Kind selbst zu versorgen, es zu wickeln und bei Bedarf an der Brust anzulegen.

Bedeutung des Stillens

Das **Stillen** sollte von Ärzten und Pflegenden gefördert werden, da kein Zweifel daran besteht, dass die Muttermilch (Frauenmilch) die beste Nahrung für das Neugeborene darstellt. Sie bedeutet die geringste Stoffwechselbelastung und schützt gleichzeitig das Kind vor Darminfektionen und Allergien. Nicht zuletzt fördert der Saugreiz an der Brust über die hierdurch angeregte Ausschüttung von Oxytocin aus dem Hypophysenhinterlappen die Rückbildung der Schwangerschaftsveränderungen am Uterus. Säuglinge werden i. d. R. nach dem Bedarfsprinzip gestillt, d. h. das Kind bestimmt den Zeitpunkt und die Menge der Nahrung selbst. Pflegende sollten dennoch die tägliche Bedarfsmenge eines Säuglings kennen. Die bei ausreichender Stillleistung zu erwartenden Milchmengen lassen sich für den jeweiligen Lebenstag nach der Finkelstein-Regel berechnen (☞ S. 260).

Stilldauer

Die **Stilldauer** sollte mindestens drei Monate betragen. Besser ist es, das Kind erst nach 6–8 Monaten unmittelbar im Anschluss an das Stillen auf halbfeste (Brei) oder feste Kost umzustellen.

Gründe für eine künstliche Ernährung

Eine künstliche Ernährung des Neugeborenen kann zusätzlich zur Brusternährung oder auch ausschließlich erforderlich werden, und zwar im Wesentlichen aus zwei Gründen:

- eine in den ersten Lebenstagen noch unzureichende Milchbildung durch die Mutter,
- bei eindeutigen Zeichen des Hungerns oder Dursten des Kindes (z. B. bei dystrophen Kindern, bei Durstfieber usw.).

In diesen Fällen ist es normalerweise ausreichend, das Stillen durch die Gabe von Tee oder Glukoselösung zu ergänzen. Bleibt das Stillen unzureichend oder kann das Kind aus irgendeinem Grund nicht gestillt werden, so werden adaptierte Fertignahrungen auf Kuhmilchbasis angeboten.

19.4 Angeborene Erkrankungen und Fehlbildungen

Mögliche Ursachen der intrauterinen Schädigung

Die wichtigsten **Schädigungsmöglichkeiten** (Noxen), die zu einer Störung der intrauterinen Entwicklung des Kindes führen können, sind (abgesehen von den genbedingten, d. h. vererbbaren Krankheiten):

- **Infektionskrankheiten** der Mutter während der Schwangerschaft, und zwar insbesondere in der Phase der Embryogenese. Dabei bedeuten vor allem Virusinfektionen eine Gefahr für das Kind (z. B. Rötelnembryopathie). Nach der 12. Schwangerschaftswoche kommt es anstelle von Fehlbildungen zu einer intrauterinen Erkrankung des Kindes (z. B. angeborene Lues, Toxoplasmose, Windpocken etc.).
- **Ionisierende Strahlen** führen ebenfalls in der Zeit der Embryogenese eher zu Fehlbildungen, während der Fetalzeit evtl. zur Tumorinduktion (z. B. Leukämie). Jede diagnostische und therapeutische Anwendung von Röntgen- oder Radiumstrahlen muss deshalb in der Schwangerschaft unterbleiben bzw. auf das dringend notwendige Maß beschränkt werden.
- **Medikamente**, die die Mutter in der Schwangerschaft einnimmt, können z. T. schwere Embryo- oder Fetopathien bewirken. Aus diesem Grund ist die Schwangere frühzeitig darauf hinzuweisen, dass sie vor jeder Medikamenteneinnahme den Rat ihres Arztes einholt. Nur so lassen sich **pharmakogene Fruchtschäden** mit ausreichender Sicherheit vermeiden.
- **Stoffwechselstörungen der Mutter** können die intrauterine Entwicklung des Kindes ernsthaft beeinträchtigen. Bekannt ist dies insbesondere bei bestehendem Diabetes mellitus, aber auch bei Schilddrüsenerkrankungen und den im Rahmen einer Hyperemesis auftretenden Stoffwechselveränderungen.
- Eine **Mangelernährung** führt im Allgemeinen über einen Vitaminmangel zu einer Gefährdung der Frucht. Bei einem Jodmangel sind angeborene Schilddrüsenvergrößerungen beim Neugeborenen (Struma connata) typische Folgeerscheinungen. Zu nennen ist hier aber auch das **embryofetale Alkoholsyndrom** bei Alkoholikerinnen. Bei einem **Nikotinabusus** werden insbesondere Gefäßschäden in der Plazenta mit nachfolgender Mangelentwicklung (Dystrophie) des Kindes beobachtet.

Aus der Vielzahl der intrauterinen Erkrankungen und Fehlbildungen werden im Folgenden nur die wichtigsten, in der Geburtshilfe am häufigsten auftretenden Krankheitsbilder dargestellt.

19.4.1 Chromosomenanomalien

Formen

Chromosomenanomalien kommen in Form **numerischer Abweichungen**, in Form von **Strukturanomalien**, aber auch in Form von **Mosaikbildungen** vor. Eine Überzahl der Chromosomen wie die Trisomien gehen häufig mit einer geistigen Retardierung des Trägers einher (Trisomie 13–15, Trisomie 18, Trisomie 21).

Trisomie 21

Die **Trisomie 21** ist die bekannteste Chromosomenanomalie. Sie führt zum **Mongolismus** (Morbus Down, Down-Syndrom). Die wichtigsten, unmittelbar nach der Geburt am Kind erkennbaren Symptome sind

Symptome

- die Schrägstellung der Lidachsen nach außen oben,
- die flache, breite Nasenwurzel,
- die senkrecht verlaufenden Hautfalten am inneren Augenwinkel (Epikanthus),
- die kurzen Finger mit nach außen abgebogenem 5. Finger (Klinodaktylie) und die 4-Finger-Furche,
- die 3. Fontanelle sowie
- der herabgesetzte Muskeltonus mit Überstreckbarkeit der Gelenke.

Achtung: Da die Chromosomenanomalie bevorzugt bei Frauen mit einem Gebäralter von ab 35 Jahren mit steigender Frequenz in Abhängigkeit vom Alter auftritt, ist bei schwangeren Frauen dieser Altersgruppe etwa in der 16. Woche eine Chromosomenanalyse entweder aus plazentarem Gewebe oder aus dem Fruchtwasser angezeigt.

19.4.2 Missbildungen am Kopf und Zentralnervensystem

Spaltbildungen am Kopf und im Bereich der **Wirbelsäule** führen häufig zu Bruchbildungen mit Vorwölbung der Hirnhäute, der sog. **Enzephalozele** bzw. **Meningozele** bzw. zum offenen Rücken (Rachischisis, Spina bifida). Wegen der sie oft begleitenden Lähmungserscheinungen im Bereich der Blase, des Darms und der unteren Extremitäten sowie des gleichzeitig bestehenden **Hydrozephalus** ist ihre Prognose ungünstig. Ihr Nachweis gelingt bereits im Rahmen der pränatalen Diagnostik über die Bestimmung z. B. des Alpha-Fetoproteins im Fruchtwasser.

Lippen-Kiefer-Gaumenspalte

Spaltbildungen im Bereich des Mundes finden sich in sehr unterschiedlicher Ausprägung. Von einer kleinen Einkerbung der Oberlippe paramedian reichen die Veränderungen bis zur gleichzeitigen Kieferspalte und einem Wolfsrachen. Zur Sicherstellung eines guten kosmetischen Ergebnisses ist es wichtig, mit der Behandlung durch einen Kieferorthopäden bereits in den ersten Lebenstagen zu beginnen. Fütterungsschwierigkeiten müssen evtl. durch die Sondenernährung ausgeglichen werden.

19.4.3 Fehlbildungen im Bereich des Thorax

Lungenfehlbildungen

Lungenfehlbildungen (z. B. in Form einer partiellen Aplasie) zeigen sich unmittelbar nach der Geburt an einer therapeutisch schwer beeinflussbaren Zyanose. Eine gleichzeitig bestehende Dextrokardie ist ein wichtiger Hinweis auf eine **Zwerchfellaplasie**.

Herzfehler

Angeborene Herzfehler finden sich bei 0,6–0,8 % aller Neugeborenen. Hinweissymptome sind eine insbesondere beim Schreien auftretende oder sich verstärkende Zyanose sowie Herzgeräusche. Nicht selten manifestieren sie sich erst nach einigen Tagen, und zwar mit einer postnatalen Umstellung des Kreislaufs. Jeglicher Verdacht erfordert ebenso wie bei den Lungenfehlbildungen die sofortige Überweisung des Kindes in kinderärztliche Beobachtung.

19.4.4 Fehlbildungen im Bereich des Abdomens

Bauchwandhernie

Bei einer **Bauchwandhernie** (Gastroschisis) findet sich im Bereich des Nabels eine Spaltbildung der Bauchdecken, die meistens durch eine mit Amnion überzogene Bruchsackbildung gekennzeichnet ist. Im Bruchsack finden sich Anteile des Darmes. Konnte die Diagnose bereits vor der Geburt des Kindes gestellt werden (durch Alpha-Fetoproteinbestimmung, sonografisch), ist eine Sektio indiziert, um eine Ruptur des Bruchsacks bei der Geburt zu vermeiden. Unmittelbar nach der Geburt muss das Kind auf eine kinderchirurgische Abteilung zur weiteren chirurgischen Behandlung verlegt werden.

Ösophagusatresie

Verschlüsse im Bereich des Verdauungstraktes stellen in jedem Fall eine ernste Gefährdung des Kindes dar. Hier entscheidet die frühe Diagnose über das Schicksal des Kindes. Die gilt insbesondere für die **Ösophagusatresie.** Die Kinder zeigen nach der Geburt eine reichliche Entleerung von schaumigem Schleim aus dem Mund. Ein weiteres wichtiges Hinweissymptom ist das Hydramnion, das bereits Veranlassung geben muss, unmittelbar nach der Geburt den Ösophagus zu sondieren. Bei der Sondierung stößt man nach etwa 10–12 cm auf ein unüberwindbares Hindernis. In diesen Fällen muss das Kind ohne Fütterungsversuch unverzüglich einer operativen Behandlung unterzogen werden. Andernfalls muss bei der oftmals gleichzeitig bestehenden Verbindung zwischen Speise- und Luftröhre (**Ösophagotrachealfistel**) mit der Entstehung einer prognostisch ungünstigen **Aspirationspneumonie** gerechnet werden.

Ileus

Angeborene Dünndarmverschlüsse machen sich relativ frühzeitig durch rezidivierendes Erbrechen mit nachfolgenden Ileussymptomen, ein **Dickdarmverschluss** und auch der **Analverschluss** durch das Fehlen der Mekoniumausscheidung bemerkbar. Schließlich ist hier die **zystische Pankreasfibrose** zu nennen, die über eine Eindickung des Mekoniums zum **Mekoniumileus** führen kann.

19.4.5 Fehlbildungen im Bereich des Urogenitalsystems

Definition: Bei der **Nierenagenesie** handelt es sich um das Fehlen einer oder beider Nierenanlagen einschließlich der Ureterknospe.

Nierenagenesie

Während intrauterin die Plazenta die Ausscheidungsfunktion übernimmt, ist eine **Nierenagenesie** mit dem extrauterinen Leben nicht mehr vereinbar. Die Fehlbildung ist bereits intrauterin mithilfe der Sonografie an der fehlenden Blasenfüllung zu diagnostizieren.

Blasenekstrophie

Eine schwere, jedoch sehr seltene Fehlbildung stellt die **Blasenekstrophie** (Spaltblase) dar. Bei gleichzeitiger Beckenspalte liegt die Blasenschleimhaut offen, die Ureteren münden nach außen. Meist bestehen zusätzlich schwere Genitalfehlbildungen. Die Therapie besteht in einer Blasenaufbauplastik mit künstlicher Harnableitung (Urostomaanlage) und Entfernung der Blasenplatte.

19.4.6 Fehlbildungen der Extremitäten

Formen

An den Armen und Beinen werden sowohl Plus- als auch Minusvarianten der normalen Strukturen beobachtet. Die wichtigsten von ihnen sind:

- **Polydaktylie:** Sie tritt meistens in Form eines 6. Fingers oder einer 6. Zehe auf Seite des Kleinfingers auf. Bei einer dünnstieligen, ausschließlich häutigen Verbindung können die überzähligen Finger bzw. Zehen schon im Neugeborenenalter abgebunden werden.
- **Syndaktylie:** Bei dieser Minusvariante ist die Trennung einzelner Finger oder Zehen ausgeblieben. Es findet sich eine Art Schwimmhautbildung.
- **Phoko-, Pero- und Amelie:** Hypoplastische Ausbildungen der Extremitäten erreichen sehr unterschiedliche Ausmaße und können bis zur Stummelbildung führen. Obwohl sie als genetische Fehlbildung seit langem bekannt sind, haben sie in Form der **Thalidomid-Embryopathie** (Wiedemann-Dysmeliesyndrom, Contergan-Syndrom) Bedeutung für die Erforschung der pharmakogenen Fruchtschäden infolge der Einnahme des Schlafmittels mit dem Handelsnamen Contergan® in der Frühschwangerschaft erlangt.
- **Hüftluxation** (Luxatio coxae congenita): Diese vor allem bei neugeborenen Mädchen zu beobachtende Fehlbildung beruht auf einer Dysplasie der Hüftgelenkspfanne. Die wichtige Frühdiagnose wird aufgrund der Asymmetrie der Falten an der Innenseite der Oberschenkel und der Glutealfalte, am Schiefstand der Vulva sowie an der Abduktionshemmung im Hüftgelenk gestellt. Mit dem **Ortolani-Zeichen** wird die Möglichkeit des Ausrenkens des Hüftgelenkkopfs aus der Pfanne nachgewiesen. Bei jedem Verdacht ist unverzüglich eine orthopädische Kontrolle

und Behandlung einzuleiten. In vielen geburtshilflichen Kliniken wird heute routinemäßig jedes Neugeborene sonografisch auf eine **Hüftdysplasie** untersucht.

19.5 Angeborene Infektionen

Definition: Ein intraplazentarer Übertritt von Erregern von der Mutter auf das Kind führt in der 2. Schwangerschaftshälfte zu intrauterinen Infektionen des Kindes, zur **Fetopathia infectiosa.**

Lues

Die **Lues connata** ist die am längsten bekannte intrauterine Infektion. Bei jeder unbehandelten mütterlichen Lues muss mit einem Erregerübertritt auf das Kind und dessen Erkrankung gerechnet werden. Vor allem in Abhängigkeit vom Zeitpunkt der Infektion sind verschiedene Störungen zu erwarten:

Folgen

- Totgeburt als Folge einer fetalen Spirochätensepsis,
- Frühgeburt eines erkrankten Kindes,
- angeborene Rhinitis mit serös-eitrigem Schnupfen,
- therapieresistente Windeldermatitis,
- makulopapulöses Hautexanthem, insbesondere an Händen und Füßen,
- Hepatosplenomegalie,
- zerebrale Symptome.

Zytomegalie

Die **Zytomegalie** (CMV-Infektion) ist eine Folge der intrauterinen Infektion mit dem Zytomegalie-Virus (Speicheldrüsen-Virus) und stellt die häufigste prä- und perinatale Virusinfektion dar. Der hohe Durchseuchungsgrad unserer Bevölkerung lässt sie als angeborene Infektion (0,1–0,5 %) zur Seltenheit werden.

Symptome

Die Symptome beim Neugeborenen sind:

- Anämie mit Erythroblastose,
- Retinitis,
- evtl. Pneumonie, Ösophagitis,
- schwerer Ikterus,
- septische Hautblutungen,
- Hepatosplenomegalie,
- evtl. später hinzutretende zerebrale Symptome.

Toxoplasmose

Die angeborene **Toxoplasmose** wird durch das Toxoplasma gondii hervorgerufen. Die Erregerübertragung auf die Schwangere erfolgt bevorzugt durch rohes Schweinefleisch und durch infizierte Katzen. Nur bei einer Erstinfektion der Mutter in der Schwangerschaft kann das Kind intrauterin infiziert werden.

Symptome

Die charakteristischen Symptome beim Neugeborenen sind:

- Hydrozephalus
- Chorioretinitis
- intrazerebrale Verkalkungen
- Hepatosplenomegalie
- Ikterus

19.6 Neugeborenenikterus

Eine charakteristische Krankheitserscheinung des Neugeborenen ist der Neugeborenenikterus – die so genannte Gelbsucht. In Form des **physiologischen Ikterus** ist sie die Folge der Enzymschwäche der unreifen Leber.

Vorsicht: Jede vor dem 3. Lebenstag auftretende bzw. über das normale Maß hinausgehenden Gelbfärbung der Haut bedarf der sorgfältigen Kontrolle durch den Kinderarzt, da ein Übertritt des Bilirubins in das Gehirn zur Schädigung der Ganglienzellen und damit zum **Kernikterus** mit **bleibenden Hirnschäden** führen kann!

Die Durchlässigkeit der Blut-Liquorschranke für das Bilirubin hängt zum einen vom Bilirubinspiegel im Blut des Kindes und zum anderen vom Alter des Kindes ab. Die Gefährdung des Kindes und damit die Behandlungsnotwendigkeit kann aus der Polacek-Kurve abgelesen werden (☞ Abb. 97). In leichten Fällen kann die Bilirubinausscheidung durch eine **Phototherapie** unter Verwendung spezieller Tageslichtlampen mit Wellenlängen von 425–475 nm gefördert werden. In schweren Fällen ist eine **Blutaustauschtransfusion** erforderlich.

Ursachen

Die wichtigsten **Ursachen** eines vorzeitig auftretenden Ikterus in Form eines Icterus praecox, eines mit hohen Bilirubinwerten einhergehenden Ikterus in Form des Icterus gravis und/oder eines längere Zeit anhaltenden Ikterus in Form des Icterus prolongatus, sind:

- Frühgeborenenikterus infolge der vermehrten Enzymschwäche der unreifen Leber,
- Belastungsikterus bei Kindern nach langer Geburtsdauer sowie nach schweren, insbesondere operativen Entbindungen,
- Blutgruppenunverträglichkeit (Blutgruppeninkompatibilität) infolge einer mütterlichen Antikörperbildung mit bestehender Blutgruppendifferenz zwischen Mutter und Kind, insbesondere im Rh-System (☞ S. 191 f.),
- angeborener Verschluss des Gallengangs,
- angeborene Infektionen.

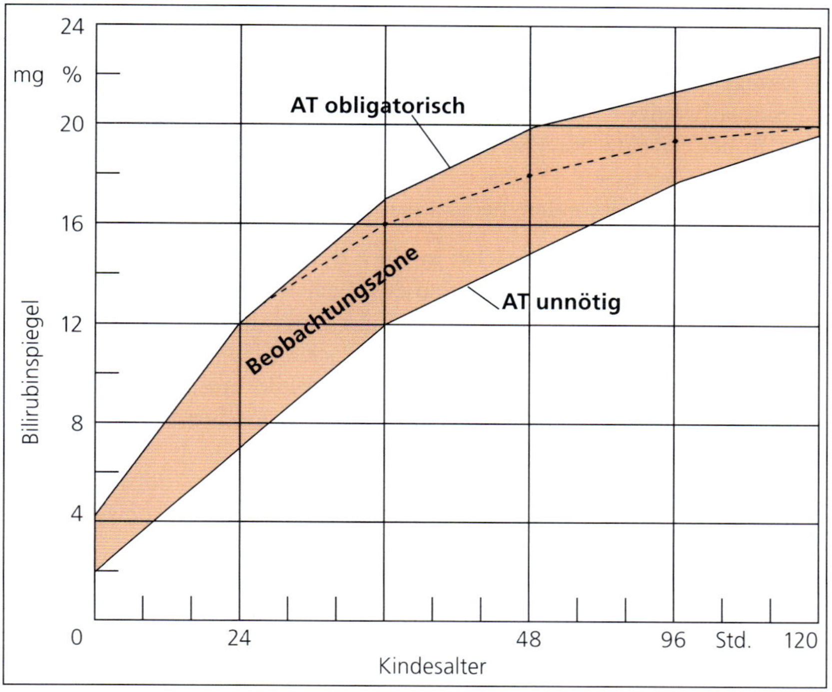

Abb. 97: Behandlungsmöglichkeit beim Neugeborenenikterus (AT = Austauschtransfusion)

19.7 Postnatale Asphyxie

Definition: Eine postnatale Asphyxie liegt vor, wenn beim Neugeborenen nicht innerhalb von 1–2 Minuten nach der Geburt die normale regelmäßige Lungenfunktion in Form einer ruhigen abdominalen Atmung einsetzt.

[i]

Man unterscheidet die folgenden **Schweregrade:**

Schweregrade

- **blaue Asphyxie:** Zyanose bei stabilem Kreislauf und erhaltenem Muskeltonus,
- **weiße Asphyxie:** Bradykardie, kleiner Puls, verminderter Muskeltonus mit fehlenden Reflexen, weiße Hautfarbe, Schockzustand.

Die **Ursache** der Asphyxie ist häufig nicht sofort erkennbar. Als mögliche Ursachen kommen infrage:

Ursachen

- Unreife des Atemzentrums bei Frühgeborenen,
- unter der Geburt verabreichte Medikamente, die eine Atemdepression hervorrufen (insbesondere Narkotika),
- im Verlauf der Schwangerschaft erworbene Hirnschädigungen,

- Hypoxie unter der Geburt,
- Hirnblutungen,
- Lungen-, Zwerchfell- und Herzmissbildungen,
- Blutverlust des Kindes unter der Geburt (posthämorrhagischer Schock, z. B. bei Placenta praevia, Einrissen von Nabelschnur bzw. fetalen Plazentagefäßen usw.),
- Aspiration, insbesondere bei grünem Fruchtwasser.

Therapie

Die **Behandlung** besteht zunächst in einer Reinigung der Luftwege durch Absaugen des Mundes, der Nase und des Rachenraums mit einem Trachealkatheter, anschließender Sauerstoffzufuhr durch die Beatmung mit dem Ambubeutel bzw. Intubation. Symptome eines Kreislaufversagens erfordern die intravenöse Gabe von Serumkonserven, Eiweißlösungen bzw. Bluttransfusionen bei einem anzunehmenden posthämorrhagischen Schock.

19.8 Geburtsverletzungen

[!]

Merke: Geburtsverletzungen in Form von Schädigungen des Kindes unter der Geburt durch mechanische Einflüsse stellen in der modernen Geburtshilfe eher eine Seltenheit dar.

Kephalhämatom

Das **Kephalhämatom** (Kopfblutgeschwulst, subperiostales Hämatom) ist die Folge einer Einblutung unter das Periost des Kindes. Gefäßeinrisse führen zu einem Bluterguss zwischen Periost und Knochen. Im Gegensatz zur Geburtsgeschwulst (Ödem der Kopfhaut) wird das Kephalhämatom durch die Nähte, an denen das Periost ansetzt, begrenzt. Eine Behandlung ist nur bei einem längeren Bestehen durch eine Punktion erforderlich.

Schlüsselbeinfrakturen

Die Klaviculafraktur (**Schlüsselbeinfraktur**) kann bei der Entwicklung der vorderen Schulter, insbesondere bei einer Schulterdystokie (☞ S. 223), entstehen. Bei der Betastung ist die Klavicula schmerzhaft. Ein Knochenreiben (Krepitation), evtl. auch eine Knochenlücke, ist selten zu fühlen. Wegen der guten Heilungstendenz ist eine Therapie nicht erforderlich.

Oberarmfrakturen

Oberarmfrakturen treten bei Armlösungen im Verlauf einer Beckenendlagengeburt, aber auch bei der manuellen Rumpfentwicklung der Schulterdystokie auf. Durch die kinderchirurgische Behandlung sollte eine ausreichende Reposition erreicht werden. Die Prognose ist unter diesen Umständen sehr gut.

Entbindungslähmungen

Entbindungslähmungen in Form einer Schädigung des Plexus brachialis entstehen als Folge von Zerrungen, Quetschungen oder auch durch Hämatome in dessen Umgebung. Wiederum sind schwierige Arm- oder Schulterentwicklungen häufige Ursachen. Neuere Untersuchungsergebnisse haben gezeigt, dass Schädigungen des Plexus brachialis in bis zu 50 % der Fälle nicht während der Geburt, sondern intrauterin entstehen. Bei der **oberen Plexuslähmung** nach Erb-Duchenne hängt der Arm bei leichter Pronationsstellung schlaff herunter, die Finger können bewegt werden. Bei der **unteren Plexuslähmung** nach Klumke besteht die Bewegungseinschränkung im Bereich der Beuger und Strecker sowie im Bereich der Finger. Eine isolierte **Radialislähmung** führt zur Fallhand. **Fazialisparesen** werden als Folge einer Druckschädigung bei der Zangenextraktion beobachtet. Der gleichseitige Mundwinkel hängt herab, und beim Schreien wird der Mund zur gesunden Seite hin verzogen. Besonderer Beachtung bedarf ein zugleich bestehender ungenügender Lidschluss, damit Hornhautschädigungen vermieden werden.

19.9 Kinder mit niedrigem Geburtsgewicht

[i]

Definition: Die Empfehlungen der WHO aus dem Jahr 1961 haben dazu geführt, dass alle Neugeborenen mit einem Geburtsgewicht von 2500 g und weniger unter dem Begriff der Kinder mit niedrigem Geburtsgewicht (Infants of low birth weight) zusammengefasst werden.

Hierin sind damit sowohl die echten Frühgeborenen mit einem Geburtsgewicht enthalten, das ihrer Tragzeit entspricht (= eutrophe Untergewichtige) als auch Kinder mit einer intrauterinen Wachstumsretardierung als Folge einer Plazentainsuffizienz (= hypotrophe Untergewichtige = small for date babies). Nicht selten bestehen indessen Mischformen, da Schwangerschaften mit einer Plazentainsuffizienz zur Frühgeburt neigen.

Entsprechend der dargestellten unterschiedlichen Ursachen des niedrigen Geburtsgewichts bei Neugeborenen zeigen sich bei der Erstuntersuchung auch verschiedenartige anatomische und funktionelle Reifezeichen. Während bei den echten Frühgeborenen die starke Lanugobehaarung, die stark gerötete, ödematöse Haut mit reichlicher Käseschmiere bei gleichzeitiger funktioneller Unreife insbesondere in Form von Atemstörungen auffallend sind, finden sich bei den dystrophen Kindern eher die Symptome der Überreife in Form der Clifford-Zeichen (☞ S. 214).

Symptome

Die **Symptome** sind in Abhängigkeit von der Tragzeitverkürzung nach der Überwindung der postnatalen Asphyxie durch das Auftreten von Atemstörungen bestimmt. Sie sind die Folge einer ungenügenden Lungenentfaltung bzw. von sekundär auftretenden Atelektasen und der Unreife des Atemzentrums. Die unreifen Kinder neigen zu Apnoen, bei Lungenatelektasen zur thorakalen Atmung mit inspiratorischen interkostalen Einziehungen und einer stöhnenden Atmung. Herz- und Kreislaufstörungen treten durch ein zentrales Regulationsversagen aber auch nach einem hypoxischen Myokardschaden auf. Die Thermolabilität erklärt die Neigung der unreifen Kinder zur Unterkühlung.

Therapie

Die **Behandlung** sollte fachärztlich durch den rechtzeitig zur Entbindung zugezogenen Pädiater erfolgen. Die Erstversorgung untergewichtiger Kinder entscheidet oftmals über deren Überlebenschancen. Die wichtigsten therapeutischen Maßnahmen, die zum Wärmeschutz unter einer Wärmelampe bzw. in einem Inkubator vorgenommen werden müssen, sind:

- sorgfältige Säuberung der Luftwege durch Absaugen unter Sicht,
- bei Atemstörungen Maskenbeatmung bzw. rechtzeitige Intubation,
- Anlegen eines intravenösen Zugangs zur erforderlichen Behandlung der respiratorischen Azidose (Pufferbehandlung mit Bikarbonat) sowie zur Infusionstherapie.

Bei **dystrophen Neugeborenen** (Mangelgeborenen) bereitet die Behandlung i. d. R. weniger Probleme. Bei ihnen steht die Sicherstellung einer ausreichenden Flüssigkeits- und Glukosezufuhr im Vordergrund. Häufige kleine Mahlzeiten, anfangs in Form von Glukoselösungen, evtl. auch Aminosäurelösungen zum Ausgleich des intrauterin entstandenen Eiweißmangels, sind erforderlich.

Prognose

Für die **Prognose** der Kinder mit niedrigem Geburtsgewicht, d. h. sowohl für die Frühgeborenen als auch für die dystrophen Kinder, ist die intensive, enge Zusammenarbeit zwischen Geburtshelfern und Kinderärzten von erheblicher Bedeutung. Zumindest sollte das Hinzuziehen eines Pädiaters zur Entbindung sichergestellt sein, damit die fachärztliche Versorgung unmittelbar nach der Geburt beginnen kann. Die besten Ergebnisse werden erzielt, wenn die Entbindung in einem perinatalen Zentrum mit angeschlossener neonatologischer Abteilung erfolgt, d. h. dass die Schwangere mit einer drohenden Frühgeburt bzw. mit einer intrauterinen Mangelversorgung ihres Kindes rechtzeitig verlegt wird. Unter diesen Bedingungen ist eine deutliche Verminderung der Frequenz der bleibenden psychomotorischen Schädigungen, aber auch eine im Vergleich zu den Ergebnissen früherer Jahre deutliche Verringerung der perinatalen Sterblichkeit zu erreichen.

Referenzbereiche der gängigsten Laborbefunde

		Ref.Bereich
Blutbild		
Leukozyten	/nl	4,4–11,3
Erythrozyten	/pl	4,1–5,1
Haemoglobin	g/dl	12,3–15,3
Haematokrit	%	34,7–44,7
Thrombozyten	/nl	201–406
Mixed Cells	%	< 9,0
Neutrophile	%	48,0–74,0
Lymphozyten	%	20,0–40,0
Blutgerinnung		
Gerinnung		
Quick	%	70–120
INR zu Quick		
PTT	sec.	29–45
Klinische Chemie		
(Nieren- und Leberwerte)		
Kalium	mmol/l	3,5–5,5
Natrium	mmol/l	133–145
Calcium	mmol/l	2,00–2,60
Harnstoff	mg/dl	10–50
Kreatinin	mg/dl	0,50–0,90
Ges. Bilirubin	mg/dl	< 1,00
Lactat	mg/dl	< 22,0
CRP	mg/dl	< 0,5
LDH neu	U/l	135–214
GOT neu	U/l	10–35
GPT neu	U/l	10–35
GGT neu	U/l	< 39

		Ref.Bereich
Schilddrüsenhormon		
Tumormarker		
Immunologie		
TSH basal	uU/ml	0,27–4,20
CEA	ng/ml	< 3,4
Urin		
Urinstatus		
PH		5–7
Zucker	mg/dl	< 15 mg/dl
Keton		< 5 mg/dl
Eiweiß	mg/dl	< 10 mg/dl
Urobilinogen	mg/dl	< 1 mg/dl
Bilirubin		< 0,2 mg/dl
Nitrit		nicht nachweisbar
Spez. Gewicht		1.015–1.025 g/ml
Ery in Urin		< 5/Mikroliter
Leuco		< 10/Mikroliter
Urin-Sediment		
Ery		0–1/Gesichtsfeld
Leuko		1–4/Gesichtsfeld
Pl. Epithelien		5–15/Gesichtsfeld
Bakterien		nicht nachweisbar

Weiterführende Literatur

Feiereis, H./Saller, R. (Hrsg.) (1995): Psychosomatische Medizin. Marseille Verlag, München

Feige, A./Rempen, A./Würfel, W./Jawny, J./Caffier, H. (2001): Frauenheilkunde. Urban & Fischer, München

Geisler, L. (2002): Innere Medizin. Lehrbuch für Pflegeberufe. 18. Auflage. Kohlhammer Verlag, Stuttgart

Goerke, K./Bazlen, U. (Hrsg.): Gynäkologie, Geburtshilfe. Lehrbuch und Atlas für Pflegende und Hebammen. 2. Auflage. Urban & Fischer, München

Kellnhauser, E. et al. (Hrsg.), (2004): Thiemes Pflege. Professionalität erleben. Thieme Verlag, Stuttgart

Künzel, W./Wulf, K.H. (Hrsg.) (1997): Frühgeburt. Urban & Schwarzenberg

Martius, G./Heidenreich, W. (1995): Hebammenlehrbuch. Thieme Verlag, Stuttgart

Martius, G./Rath, W. (Hrsg.) (1998): Frühgeburt. Urban & Schwarzenberg, München

Menche, N. (Hrsg.) (2004): Pflege heute. 3. Auflage. Urban & Fischer bei Elsevier GmbH, München

Pfleiderer, A./Breckwoldt, M./Martius, G. (2001): Gynäkologie und Geburtshilfe. Thieme Verlag, Stuttgart

Skibbe, X./Löseke, A. (2001): Gynäkologie und Geburtshilfe für Pflegeberufe. Thieme Verlag, Stuttgart

Internetadressen

Deutsche Gesellschaft für Gynäkologie und Geburtshilfe

www.dggg.de

Aktuelle Pflegemagazine

www.pflegen-online.de

www.pflegewissen.de

www.pflegenet.com

www.medi-netz.com

www.mediinfo.com

www.medizin-forum.de

Stichwortverzeichnis